AF347175

Dr E. RAVON

MÉDECIN DE L'ASSISTANCE PUBLIQUE A SAINT-ÉTIENNE

GUIDE

DU

MÉDECIN EXAMINATEUR

DE L'ASSISTANCE AUX VIEILLARDS, INFIRMES ET INCURABLES

ET DU

MÉDECIN INSPECTEUR

DES ENFANTS PROTÉGÉS ET ASSISTÉS

ET DES ÉCOLES

Préface de M. le Dr Émile REYMOND, sénateur

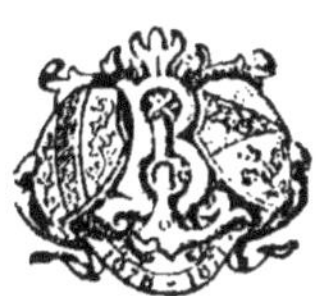

BERGER-LEVRAULT, ÉDITEURS

PARIS | **NANCY**

RUE DES BEAUX-ARTS, 5-7 | RUE DES GLACIS, 18

· 1911

BERGER-LEVRAULT, LIBRAIRES-ÉDITEURS

PARIS, 5 - 7, rue des Beaux-Arts — rue des Glacis, 18, NANCY

Les Retraites ouvrières et paysannes. *Commentaire de la loi du 5 avril 1910,* par Gaston Salaün, lauréat de l'École des sciences politiques, receveur des finances. 1911. Un volume in-8 de 607 pages, broché . . . . . . **7 fr. 50**
Relié en percaline . . . . **9 fr.**

Recueil des lois, décrets, instructions, circulaires et arrêts relatifs au service de l'Assistance aux vieillards, aux infirmes et aux incurables, complété par des tables chronologique, alphabetique et analytique. 4ᵉ édition. 1910. Un volume in-8 de 366 pages, broché . . . . . **2 fr.**
Cartonné . . . . **2 fr. 50**

Recueil de lois, décrets, instructions et circulaires relatifs à la Protection de la Santé publique (Loi du 15 février 1902). Avec Table méthodique des matières. 1910. Un volume in-8 de 347 pages, broché. **2 fr.**
Cartonné . . . . **2 fr. 50**

Réglementation du Travail dans l'industrie. Lois, Décrets, Arrêtés (Avril 1911). Volume in-8 de 186 pages. **1 fr. 25.** — Franco . . **1 fr. 40**

Le Concours pour l'emploi d'Inspecteur et d'Inspectrice du travail dans l'industrie. *Documents officiels et programmes. Avantages de la carrière. Compositions de tous les concours précédents. Comptes rendus des derniers concours.* 3ᵉ édition, mise à jour au 1ᵉʳ juillet 1910. Brochure in-12 de 56 pages . . . . **75 c.**

Les Intoxications professionnelles. — **Le Saturnisme** (Empoisonnement par le plomb). Ses origines. — Sa prophylaxie. — Législation française. — Législation comparée, par A. Orliac, ingénieur-chimiste, inspecteur du travail, et E. Calmettes, rédacteur à l'Assistance publique à Paris. Un volume in-8.
(Sous presse.)

Les Intoxications professionnelles. — **Le Charbon professionnel,** par J. Cavaillé, inspecteur du travail. Un volume in-8. . . . . . *(Sous presse.)*

Maladies professionnelles. — **Rapport préparatoire au Comité consultatif des Assurances contre les accidents du travail.** 1904. (Publication de l'Office du Travail.) Brochure in-8 de 48 pages. Prix. **20** c. — Franco. **30** c.

L'Hygiène de l'ouvrier aux États-Unis, considéré au double point de vue du milieu professionnel et de l'assistance administrative, par le Dʳ Frank Gallard, secrétaire de la Commission d'hygiène industrielle. Rapport au Ministre du Commerce. 1905. Un vol. gr. in-8, avec 40 figures, br. **7 fr. 50**

Législation du Travail et Lois ouvrières. *Classification, Commentaire, Jurisprudence, Législation comparée, Projets et propositions de lois,* par Daniel Massé, conseiller de préfecture honoraire, juge de paix. 1904. Un volume grand in-8 de 986 pages, avec un *Appendice 1904-1909,* broché. **15 fr.**
Relié en demi-maroquin . . . . **18 fr.**

Revue pratique d'Hygiène municipale, urbaine et rurale, consacrée aux *questions d'hygiène et de salubrité publiques,* intéressant les municipalités des villes et des communes rurales, les administrations départementales et les services départementaux d'hygiène, les conseils départementaux d'hygiène, les commissions sanitaires, les bureaux d'hygiène, etc. Paraissant par livraisons mensuelles de 3 feuilles grand in-8. 7ᵉ année. 1911. Prix de l'abonnement par an pour la France . . . . **10 fr.**

Revue pratique des Questions d'Assurance-Retraite (Vieillesse et Invalidité) et de Prévoyance sociale. *Législation. Jurisprudence. Administration.* Recueil paraissant à partir d'octobre 1911 par livraisons mensuelles in-8, brochées sous couverture. Prix de l'abonnement annuel (12 livraisons). Union postale . . . . **10 fr.**

GUIDE

DU

MÉDECIN EXAMINATEUR

DE L'ASSISTANCE AUX VIEILLARDS, INFIRMES ET INCURABLES

ET DU

MÉDECIN INSPECTEUR

DES ENFANTS PROTÉGÉS ET ASSISTÉS

ET DES ÉCOLES

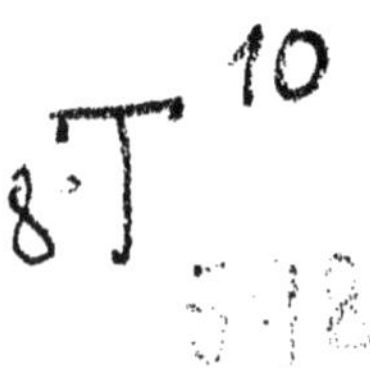

Dr E. RAVON

MÉDECIN DE L'ASSISTANCE PUBLIQUE A SAINT-ÉTIENNE

GUIDE

DU

MÉDECIN EXAMINATEUR

DE L'ASSISTANCE AUX VIEILLARDS, INFIRMES ET INCURABLES

ET DU

MÉDECIN INSPECTEUR

DES ENFANTS PROTÉGÉS ET ASSISTÉS

ET DES ÉCOLES

Préface de M. le Dr Émile REYMOND, sénateur

BERGER-LEVRAULT, ÉDITEURS

PARIS | NANCY

RUE DES BEAUX-ARTS, 5-7 | RUE DES GLACIS, 18

1911

PRÉFACE

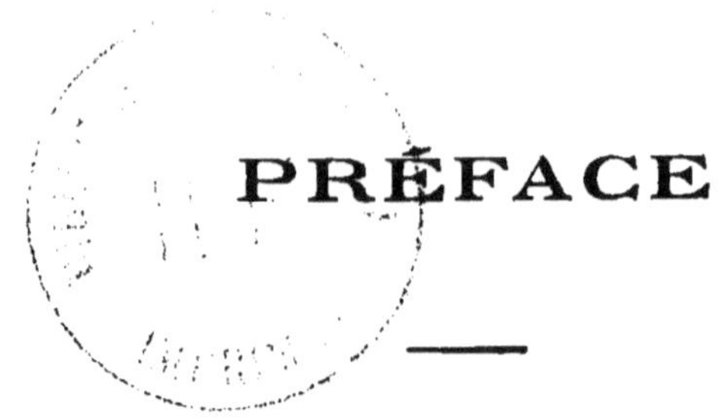

L'étendue des connaissances médicales croît
chaque jour et, pour remplir les fonctions qui lui
sont confiées, le praticien isolé devrait, en principe,
être un savant encyclopédique. Qu'il soit du moins
un homme de métier, un *bon médecin*.

Mais, pour cela, il ne suffit pas au praticien de
donner aux malades des soins utiles : il peut être
appelé à juger sur des questions d'hygiène publique
ou privée, à fixer les limites de la responsabilité
humaine, à apprécier des conditions de travail, à
jouer un rôle d'arbitre entre patrons et ouvriers
à la suite d'accidents.

Et voici que les nouvelles lois sociales concernant les enfants du premier âge, les enfants arriérés, l'inspection des écoles, l'assistance obligatoire aux vieillards, aux infirmes, aux incurables,
sont venues élargir encore l'étendue des devoirs
qu'a le médecin à l'égard de la société.

Les candidats à ces fonctions ne manquent
certes pas. Mais où ont-ils appris ce qui leur permet

de les bien remplir? A coup sûr, ce n'est pas sur les bancs des facultés. Une lacune subsiste, que doit combler l'initiative privée.

Et voici pourquoi, en terminant la lecture de ce volume, j'estime que le Dr Ravon a fait œuvre intéressante et utile.

Ce livre a sa place marquée, non seulement dans la bibliothèque de tout médecin ayant accepté une des fonctions officielles que nous avons indiquées, mais encore dans celle de tous les praticiens que la vaccination, l'inspection des écoles, la consultation des nourrissons ou le certificat demandé par la nourrice, ne peuvent laisser indifférents.

Sa place n'est pas seulement entre les mains médicales : l'instituteur et le secrétaire de mairie, la commission d'assistance et l'administration préfectorale peuvent y apprendre beaucoup.

Dire que je m'y suis moi-même fort intéressé, non seulement comme médecin mais aussi en tant que parlementaire, n'est-ce pas reconnaître comme heureuse tentative celle qui consiste à étudier dans leurs applications une série de lois sociales qui voisinent, tantôt se complétant, et tantôt se gênant quelque peu?

L'application de la loi sur l'assistance aux vieillards, infirmes et incurables, est utile à étudier aujourd'hui pour apprendre à appliquer demain la loi des retraites ouvrières.

C'est à l'usage que les grandes lois sociales peuvent être jugées quant à leur mérite et modifiées dans leur texte ou leur application.

La première dont s'occupe l'auteur en donne un exemple : la loi Roussel (protection des enfants du premier âge) date de 1874; mais, depuis lors, que de règlements, d'instructions, de circulaires, sont venus compléter la loi, parfois l'expliquer !

L'auteur trace son histoire, marque son but, précise le rôle qui revient au médecin-inspecteur dans son application : surveillance du nourrisson, surveillance de la nourrice, tuberculose, syphilis, autant de questions à bien connaître avant de se trouver aux prises avec la réalité.

Ayant instruit le médecin-inspecteur de tout ce qui pouvait lui permettre d'appliquer consciencieusement la loi Roussel, l'auteur envisage celle-ci d'une façon générale et il dit ce qui lui manque avec l'autorité que lui donne une longue et intelligente pratique.

Ces desiderata, nous les retrouvons à la fin de chacune des lois que nous étudions avec lui : nous regrettons presque de ne pas les voir groupés. C'eût été là un chapitre de critiques ne convenant pas au caractère et au titre de l'ouvrage.

Voici les consultations de nourrissons créées par une circulaire de M. Clemenceau, voici les *enfants assistés* que la société prend à sa charge, assumant ainsi une inquiétante responsabilité, dont le médecin a sa large part.

Plus grand encore, croissant chaque jour, est le rôle accordé à celui-ci vis-à-vis de l'école.

Rien ne doit le laisser indifférent : bâtiment scolaire, choix du mobilier, hygiène des locaux, exercices physiques, santé des maîtres, des élèves munis d'un livret sanitaire. Les *maladies transmissibles* sont à elles seules une question dont le Dr Ravon nous fait comprendre la délicate interprétation.

Je passe le chapitre de la vaccination, celui du travail des enfants dans l'industrie, dont les titres disent assez l'intérêt et je m'arrête à l'*assistance obligatoire aux vieillards, aux infirmes et aux incurables*.

C'est là une nouvelle loi, qui n'a pas cinq ans d'application et qui a déjà coûté au pays 100 millions par an. Ce chiffre irait en augmentant rapidement si l'admissibilité à l'assistance n'était surveillée de très près.

On crut d'abord que le rôle du médecin serait secondaire, son certificat généralement inutile.

Aujourd'hui, il est admis que le dossier de tout candidat à l'assistance — infirme ou incurable — doit contenir un certificat médical.

Allons plus loin et disons que pour faire œuvre utile, le médecin doit apporter à la rédaction du certificat un soin tout spécial et qu'un heureux résultat ne peut être obtenu que par l'entente et la bonne volonté réciproques des bureaux d'assistance et des médecins.

La facilité avec laquelle ceux-ci ont parfois accordé des certificats doit être jugée sévèrement.

Le diagnostic formulé doit éclairer une commission étrangère à la médecine ; se servir de termes scientifiques réservés aux initiés, quand il en est de plus usuels, est au moins inutile.

Faut-il se contenter toujours d'une simple épithète pour formuler le diagnostic? On le croirait à voir l'espace que leur réservent les formules de certificats délivrés par l'administration de certains départements.

En réalité, le médecin ne doit pas se contenter de déterminer le diagnostic par un mot, mais le plus souvent l'expliquer en une phrase qui permette aux membres du bureau de se rendre compte de ce dont il s'agit.

Sera-ce suffisant pour qu'ils puissent approximativement juger du degré d'incapacité? La façon différente dont la même infirmité est appréciée dans chaque département prouve le contraire.

Envisager successivement toutes les affections et, pour chacune d'elles, évaluer en tant pour cent l'invalidité partielle, permanente, qui y correspond, telle est la tentative hardie du Dr Ravon. Si on ne peut considérer ce travail comme définitif, il est toutefois d'une initiative d'autant plus heureuse que l'auteur souligne les caractères de chaque affection susceptible de modifier le taux de l'invalidité du sujet.

Mais n'oublions pas que l'infirme ou l'incurable, privé de secours, est le seul qui ait droit à l'assistance.

La perte d'un membre à la suite d'accident du travail entraîne une infirmité dont le taux est fixé à 75 %. Il n'en sera généralement pas de même pour le candidat à l'assistance : s'il est jeune et capable de gagner sa vie, l'assistance n'a pas à lui venir en aide : en revanche, s'il est âgé, la *diathèse sénile* peut lui faire accorder un taux d'appréciation plus considérable que 75 %.

Mais voici que je me laisse entraîner à discuter tel cas particulier que le lecteur trouve résolu dans le texte de l'ouvrage mieux que dans la préface.

Mon rôle doit se borner à apprécier l'œuvre entreprise : elle est assez vaste pour qu'il fût difficile de la mener à bien ; l'auteur a su le faire, grâce à sa grande expérience et à l'art de savoir ne dire que ce qui est utile.

Dr Émile REYMOND,

Sénateur.

INTRODUCTION

Ce livre, au titre interminable bien qu'incomplet, est, d'abord, le recueil des lois, décrets, règlements, instructions ou circulaires ministérielles, qui se rapportent à la partie médicale *des services d'assistance publique suivants :*

1º Protection des enfants du premier âge ;

2º Consultations de nourrissons ;

3º Enfants assistés ;

4º Vaccinations publiques ;

5º Inspection médicale des écoles et écoliers anormaux ;

6º Travail des enfants de douze à treize ans dans l'industrie ;

7º Assistance obligatoire aux vieillards, infirmes et incurables.

Mais c'est surtout un guide, *comme son nom l'indique, qui cherche à donner des conseils pratiques et* les explications *et précisions nécessaires au fonctionnement régulier de ces diverses lois, en ce qui regarde le médecin. Il réussira peut-être à créer* un lien entre les médecins de l'administration, médecins départementaux ou municipaux, en leur faisant mieux voir l'étendue des services qu'ils rendent tous les jours à l'État ; mais il a pour but primordial de simplifier leur tâche en spécifiant les points sur lesquels ils doivent porter leur attention afin que leur mandat soit complètement et rapidement exécuté ; en résumant les signes principaux qui permettent un diagnostic rapide des affections qu'ils sont appelés à rencontrer le plus fréquemment ; en signalant les écueils et les difficultés médicales ou administratives qui peuvent se présenter ; en insistant particulièrement sur la partie administrative et sur la « paperasserie », qu'ils ignorent le plus souvent, à juste titre d'ailleurs, pour ne l'avoir apprise nulle part ; en rappelant, avec les honoraires afférents à chaque service, la forme et les délais dans lesquels ces honoraires doivent être réclamés ; en énumérant, enfin, les desiderata que formule le corps médical sur ces diverses questions pour l'application meilleure et plus juste des lois qui les régissent.

Ce Guide est un livre sans prétention, exclusivement pratique, et le premier qui paraisse dans cet ordre d'idées. Modeste praticien, j'aurai atteint le but que je me suis proposé, si je peux faciliter la tâche de mes confrères et leur donner, à propos, le renseignement utile. Peut-être, comme l'indique M. le sénateur Reymond, dans sa trop indulgente préface, ce livre rendra-t-il quelques services aux *pouvoirs publics, aux fonctionnaires des préfectures et des mairies, aux commissions d'assistance, etc., mes espérances seront alors dépassées.*

En terminant, qu'il me soit permis d'adresser mes remerciements les plus vifs à M. le Dr Reymond, sénateur, pour le grand honneur qu'il m'a fait en acceptant d'être le parrain de ce livre, ainsi qu'aux nombreux confrères et amis, qui ont bien voulu m'aider de leurs conseils compétents et de leurs encouragements ; c'est à eux que sont dues les pages intéressantes de ce Guide — s'il en est.

E. R.

Saint-Étienne, le 15 janvier 1911.

ABRÉVIATIONS

On nous excusera d'avoir introduit dans le texte de ce *Guide* quelques abréviations usuelles :

Assistance médicale gratuite	A. M. G.
Circulaire ministérielle	C. M.
Incapacité permanente partielle	I. P. P.
Incapacité permanente totale.	I. P. T.
Instruction ministérielle	I. M.

GUIDE

DU

MÉDECIN EXAMINATEUR

DE L'ASSISTANCE AUX VIEILLARDS, INFIRMES ET INCURABLES

ET DU

MÉDECIN INSPECTEUR

DES ENFANTS PROTÉGÉS ET ASSISTÉS

ET DES ÉCOLES

LE MÉDECIN-INSPECTEUR

L'État — dont la tutelle s'étend à tous les citoyens, mais plus spécialement à ceux qui, par leur âge, leur état de santé ou leur absence de famille, ont besoin d'aide et de secours pour se défendre, en particulier, contre la maladie — l'État a délégué une petite partie de ses pouvoirs à des médecins qui, dans toutes les communes de France, ont pour mission, dans certains cas, de reconnaître ces pupilles de l'État, dans d'autres cas, de les surveiller au point de vue de l'hygiène et de la prophylaxie des maladies; quelquefois encore, de les soigner s'ils sont malades : ce sont les médecins de l'assistance publique.

Leur rôle est multiple, mais il comprend deux catégories d'interventions bien tranchées : les services qui ne comportent que des actes ordinaires de praticiens : opérations ou soins, comme l'*Assistance médicale gratuite* (A. M. G.); et les services où la fonction du médecin se réduit à veiller à ce que les enfants — de leur naissance à leur adolescence, lorsqu'ils sont hors de la surveillance paternelle : en nourrice, à l'école, à l'atelier — reçoivent les soins que comporte leur âge, soient soumis à une hygiène favorable à leur bon développement et soient protégés contre les maladies transmissibles.

Les médecins chargés de cette dernière catégorie de services sont appelés *médecins-inspecteurs* et cette dénomination définit bien le caractère primordial de leur fonction d'où est exclu, en principe, tout acte de médecine pratique, et qui ne consiste qu'en surveillance, inspection, prophylaxie, hygiène, certificats, rapports, etc. Ils sont le rouage essentiel des lois sur : la *protection des enfants du premier âge*, les *enfants assistés*, l'*inspection médicale des écoles*, l'*examen des enfants de douze à treize ans qui se destinent au travail dans l'industrie ;* sur l'*assistance obligatoire aux vieillards, infirmes et incurables* aussi, autres pupilles de l'État dont ils ne sont pas les inspecteurs, mais les examinateurs chargés d'éliminer la foule de simulateurs et de faux incurables qui se présentent. Et cette énumération suffit à indiquer l'importance de leurs fonctions.

Le libre choix du médecin-inspecteur. — Le médecin-inspecteur est, en général, à la campagne, chargé des deux catégories d'intervention dont nous venons de parler, soit qu'il n'y ait pas d'autre médecin dans la circonscription, soit que l'administration qui le connaît lui confie tous ses services. Les deux fonctions ne doivent cependant pas se confondre et nous pensons que, de plus en plus, elles se sépareront : l'une tendant à se répartir entre tous les praticiens, par le libre choix du médecin accordé pour l'A. M. G. ; l'autre ne pouvant que rester ce qu'elle est : un service d'inspection à titulaires limités et choisis.

Le droit qu'ont les indigents dont le seul capital : la vie, est en danger, de choisir le médecin auquel va être confiée leur santé — droit incontestable, reconnu et sanctionné par la loi sur les accidents du travail —, la « liberté de confiance », qui est une condition parfois essentielle de la guérison, le *libre choix*, en un mot, ne peut plus aujourd'hui être discuté, en matière d'A. M. G. ; il existe déjà en fait dans un certain nombre de départements, à la satisfaction d'ailleurs des médecins et des malades, ce n'est qu'une question de temps pour qu'il soit adopté dans toute la France : la routine et le respect des situations acquises ne sont pas des obstacles invincibles, et les arguments budgétaires le sont encore moins à une époque où tant de réformes sociales ont pour but le relèvement moral des malheureux.

Il en va tout autrement en ce qui concerne le libre choix du médecin-inspecteur ou examinateur, dans les autres services, car on ne peut pas plus dénier à l'administration, qui représente l'État, le droit de désigner des médecins en qui elle a confiance pour surveiller ou choisir ses pupilles et à qui elle peut donner des instructions sur la façon d'interpréter les lois et les règlements qui les concernent, qu'on ne discute ce droit au patron ou à la compagnie d'assurances, en matière d'accident du travail, la question du médecin traitant mise à part. Le médecin pourra-t-il provoquer une sanction contre une nourrice en défaut ou refuser le certificat d'invalidité à un chronique non incurable, aussi facilement si, étant ses clients habituels, ils l'ont choisi, en quelque sorte, pour les défendre contre l'administration — que s'il agit avec l'autorité que donne un mandat officiel? Ce n'est pas discutable, pas plus que ne le serait une proposition tendant à laisser au seul accidenté du travail, la faculté de désigner son médecin expert — sans suspecter d'ailleurs, le moins du monde, l'équité de ces médecins.

Mais le libre choix du médecin par les nourrices ou les incurables reconnu impossible, on a proposé une autre solution de la question : tous les médecins qui en feraient la demande seraient nommés médecins-inspecteurs et pourvus d'une circonscription. C'est une solution élégante, appliquée, dans certains départements, aux vaccinations, mais qui est tout aussi peu pratique que l'autre, car, sans compter la complication formidable de paperasse administrative et l'augmentation correspondante d'employés qu'entraînerait cette réforme, a-t-on pensé aux changements continuels qui se produiraient dans ces services et à combien peu se réduirait l'action de chaque médecin inspecteur, dans les villes surtout, où les enfants assistés sont très rares et les enfants protégés peu nombreux? Ce ne serait intéressant ni suffisamment rémunérateur, même en admettant une augmentation des honoraires actuels, pour aucun de ces médecins et ces services qui, actuellement, fonctionnent bien, seraient, par le libre choix aussi bien que par le morcellement, très vite désorganisés.

Cela encore nous permet d'affirmer que si les services d'assistance publique qui comportent des soins à donner sont, dans un avenir proche, destinés à être exercés par tous les médecins, les fonctions de médecin-inspecteur et examinateur ne peuvent que devenir plus importantes; c'est pourquoi nous leur consacrons aujourd'hui ce livre, laissant complètement de côté les interventions qui ne regardent que le praticien.

Nomination. — C'est la loi Roussel (23 décembre 1874) qui, la première, a créé les médecins inspecteurs et qui détermine encore aujourd'hui les conditions générales qui règlent le fonctionnement de ce rouage important : le médecin-inspecteur est nommé par arrêté préfectoral et mis pour une période de trois années renouvelable à la tête d'une *circonscription,* c'est-à-dire d'un noyau de cinq à six communes, plus parfois, ou d'une portion de ville, dans lesquelles il exerce les fonctions pour lesquelles il est désigné. Les nominations, revisions ou renouvellements de mandat ne se font, en général, à la préfecture, que tous les trois ans; mais le préfet a toujours le droit de révoquer un médecin-inspecteur pour négligence ou faute commise dans son service. Les médecins-inspecteurs des enfants assistés de la Seine, dans les départements, sont cependant nommés par le préfet de la Seine ou le directeur de l'assistance publique, et ils sont, le plus souvent, chargés des autres services d'inspection de leur circonscription.

En ce qui touche le service de la vaccination, il est actuellement réparti entre la plupart des médecins dans un grand nombre de départements, soit que tous les praticiens qui en font la demande se voient désigner une circonscription vaccinale, soit que tous les médecins participent aux vaccinations par le moyen d'un roulement qui les fait se succéder d'année en année à la tête des circonscriptions vaccinales. Nous reviendrons, au chapitre IV, sur cette organisation qui ne semble pas avoir les faveurs de l'administration.

Est-il fonctionnaire? — Le médecin-inspecteur est-il un fonctionnaire public? Nous ne le pensons pas, car le médecin-inspecteur, dont le concours n'est que partiel et intermittent, n'est soumis à aucune des règles d'autorité, de préséance, d'émoluments fixes, de retenues, de retraite, d'avancement, etc., auxquelles sont soumis les vrais fonctionnaires.

Au point de vue judiciaire cependant, et pour les actes qui regardent ses fonctions, il existe un arrêt de la Cour de cassation criminelle (1) du 8 juin 1888 qui, à propos d'une prévention de concussion, dit :

Attendu que ces inspecteurs ont été créés par la loi du 23 décembre 1874; que s'ils sont nommés par le préfet, ils tiennent leurs attributions, non d'une délégation de ce fonctionnaire, mais des dispositions mêmes de la loi; que leurs fonctions sont déterminées tant par la loi précitée que par le décret du 27 février 1877, rendu pour son exécution; qu'ils sont des agents actifs de surveillance légale organisée pour la protection des enfants du premier âge; qu'ils visitent les enfants, etc.; qu'enfin, le refus de se soumettre à leur surveillance, en refusant leurs visites, est érigé par la loi en un acte punissable, constituant selon le cas, un délit ou une simple contravention;

Attendu qu'étant, par l'ensemble de ces dispositions, revêtus d'un mandat public par suite d'une délégation légale et personnelle de fonctions, les médecins-inspecteurs ne sauraient être considérés comme les préposés particuliers du préfet ni d'aucun autre fonctionnaire, dans le sens de l'article 174 du Code pénal...

Et M. GARRAUD, dans son *Traité théorique et pratique de droit pénal français*, commentant cet arrêt, ajoute :

Le prévenu devra être considéré comme fonctionnaire s'il exerce une autorité personnelle qui lui est déléguée

---

(1) SIREY, 1889, p. 91.

directement par la loi. Il sera considéré comme commis ou préposé s'il ne perçoit qu'au nom d'un fonctionnaire ou officier public dont il est le délégué.

Au point de vue judiciaire, le médecin-inspecteur est donc, dans l'exercice de ses fonctions, assimilé à un fonctionnaire public ; mais, administrativement, il est plutôt considéré comme un auxiliaire, un préposé technique ou un expert, selon le cas — mais il n'est pas un fonctionnaire au sens ordinaire du mot.

Mandats électifs. — Au point de vue électif, le médecin-inspecteur est également dans une situation spéciale : rémunéré sur le budget départemental, il est inéligible, dans le département où siège la circonscription qu'il inspecte, aux fonctions départementales : conseiller général ou conseiller d'arrondissement ; ou, du moins, s'il est élu, il doit opter entre son mandat de conseiller et sa fonction de médecin-inspecteur. Il ne peut être maire que s'il n'est pas rémunéré sur le budget municipal, c'est-à-dire s'il n'est pas médecin de l'assistance médicale gratuite (A. M. G.) ; mais le mandat de conseiller municipal n'est pas incompatible avec les fonctions de médecin-inspecteur. Dans les cantons où il n'y il a pas d'autre praticien, le médecin élu conseiller général ou d'arrondissement peut être chargé des fonctions de médecin-inspecteur. Enfin la loi proposée sur l'inspection médicale des écoles dit (art. 5) que les médecins de ce service, bien que rétribués sur le budget départemental, pourront être éligibles au conseil général et au conseil d'arrondissement.

Association des médecins-inspecteurs. — Nous avons dit tout à l'heure que le médecin-inspecteur n'est pas un fonctionnaire public ; une nouvelle preuve réside dans ce fait qu'en 1907 les médecins-inspecteurs du département de la Nièvre ont pu se réunir en une *Association syndicale* sous la présidence d'honneur de M. Mesureur, directeur de l'assistance publique, pour la défense de leurs intérêts communs et l'étude des modifications d'ordre médical qu'il serait nécessaire d'apporter, pour le bien des services dont ils sont chargés. Ils ont été, depuis, imités par quelques autres départements, et il est à souhaiter que dans toute la France les médecins-inspecteurs se groupent de la sorte en une association syndicale départementale.

Ils apprendront à mieux se connaître, ils pourront étudier et réclamer avec plus de poids les améliorations qui leur paraissent désirables et qu'ils auront discutées en commun. Au cours des chapitres qui suivent, nous exposons, pour chaque service, les *desiderata* principaux que le corps médical réclame : il en est d'urgents, d'absolument nécessaires. Isolé, le médecin-inspecteur ne peut rien pour les faire aboutir; isolé, le médecin-inspecteur est à la merci de la mauvaise foi des nourriciers ou des parents, comme ce confrère des environs de Lyon traduit, l'an passé, en correctionnelle sous l'accusation d' « homicide par imprudence » et qui fut heureusement acquitté.

Il ne faudrait pas, évidemment, que ces syndicats fussent des associations de combat, mais, simplement, des associations de défense des intérêts communs et aussi d'organisation médicale administrative, ayant une autorité morale suffisante pour que leurs indications et leurs conseils médicaux fussent écoutés de l'administration départementale. Établie sur ces bases, l'association syndicale des médecins-inspecteurs de chaque département ne peut porter ombrage à personne et sera d'une grande utilité à tous.

CHAPITRE I

PROTECTION DES ENFANTS DU PREMIER AGE

A) Loi relative à la protection des enfants du premier âge et, en particulier, des nourrissons, *du 23 décembre 1874* **(Loi Roussel)**

L'Assemblée nationale a adopté la loi dont la teneur suit :

Art. 1. — *Tout enfant, âgé de moins de deux ans, qui est placé, moyennant salaire, en nourrice, en sevrage ou en garde hors du domicile de ses parents, devient, par ce fait, l'objet d'une surveillance de l'autorité publique, ayant pour but de protéger sa vie et sa santé.*

Art. 2. — *La surveillance instituée par la présente loi est confiée, dans le département de la Seine, au préfet de police, et, dans les autres départements, aux préfets.*

Ces fonctionnaires sont assistés d'un comité ayant pour mission d'étudier et de proposer les mesures à prendre, et composé comme il suit :

Deux membres du conseil général, désignés par ce conseil ;

Dans le département de la Seine, le directeur de l'assistance publique, et, dans les autres départements, l'inspecteur du service des enfants assistés.

Six autres membres nommés par le préfet, dont un pris parmi les médecins membres du conseil départemental d'hygiène publique et trois pris parmi les admi-

nistrateurs des sociétés légalement reconnues qui s'occupent de l'enfance, notamment des sociétés protectrices de l'enfance, des sociétés de charité maternelle, des crèches ou des sociétés des crèches, ou, à leur défaut, parmi les membres des commissions administratives des hospices et des bureaux de bienfaisance.

Des commissions locales sont instituées par un arrêté du préfet, après avis du comité départemental, dans les parties du département où l'utilité en sera reconnue, pour concourir à l'application des mesures de protection des enfants et de surveillance des nourrices et gardeuses d'enfants.

Deux mères de famille font partie de chaque commission locale.

Les fonctions instituées par le présent article sont gratuites.

Art. 3. — *Il est institué près le ministère de l'intérieur un comité supérieur de protection des enfants du premier âge, qui a pour mission de réunir et coordonner les documents transmis par les comités départementaux, d'adresser chaque année au ministre un rapport sur les travaux de ces comités, sur la mortalité des enfants et sur les mesures les plus propres à assurer et étendre les bienfaits de la loi, et de proposer, s'il y a lieu, d'accorder des récompenses honorifiques aux personnes qui se sont distinguées par leur dévouement et leurs services.*

Un membre de l'Académie de médecine, désigné par cette académie, les présidents de la Société protectrice de l'enfance de Paris, de la Société de charité maternelle et de la Société des crèches, font partie de ce comité.

Les autres membres, au nombre de sept, sont nommés par décret du président de la République.

Les fonctions de membre du comité supérieur sont gratuites.

Art. 4. — *Il est publié, chaque année, par les soins*

du ministre de l'intérieur, une statistique détaillée de la mortalité des enfants du premier âge et, spécialement, des enfants placés en nourrice, en sevrage ou en garde.

Le ministre adresse, en outre, chaque année, au président de la République, un rapport officiel sur l'exécution de la présente loi.

Art. 5. — *Dans les départements où l'utilité d'établir une inspection médicale des enfants en nourrice, en sevrage ou en garde est reconnue par le ministre de l'intérieur, le comité supérieur consulté, un ou plusieurs médecins sont chargés de cette inspection.*

La nomination de ces inspecteurs appartient aux préfets.

Art. 6. — *Sont soumis à la surveillance instituée par la présente loi : toute personne ayant un nourrisson ou un ou plusieurs enfants en sevrage ou en garde, placés chez elle moyennant salaire ; les bureaux de placement et tous les intermédiaires qui s'emploient au placement des enfants en nourrice, en sevrage ou en garde.*

Le refus de recevoir la visite du médecin-inspecteur, du maire de la commune ou de toutes autres personnes déléguées ou autorisées en vertu de la présente loi, est puni d'une amende de cinq à quinze francs (5 à 15ᶠ).

Un emprisonnement de un à cinq jours peut être prononcé si le refus dont il s'agit est accompagné d'injures ou de violences.

Art. 7. — *Toute personne qui place un enfant en nourrice, en sevrage ou en garde, moyennant salaire, est tenue, sous les peines portées par l'article 346 du Code pénal, d'en faire la déclaration à la mairie de la commune où a été faite la déclaration de naissance de l'enfant, ou à la mairie de la résidence actuelle du déclarant, en indiquant, dans ce cas, le lieu de la naissance de l'enfant, et de remettre à la nourrice ou à la gardeuse un bulletin contenant un extrait de l'acte de naissance de l'enfant qui lui est confié.*

Art. 8. — *Toute personne qui veut se procurer un nourrisson ou un ou plusieurs enfants en sevrage ou en garde, est tenue de se munir préalablement des certificats exigés par les règlements pour indiquer son état civil et justifier de son aptitude à nourrir ou à recevoir des enfants en sevrage ou en garde.*

Toute personne qui veut se placer comme nourrice sur lieu est tenue de se munir d'un certificat du maire de sa résidence, indiquant si son dernier enfant est vivant et constatant qu'il est âgé de sept mois révolus, ou, s'il n'a pas atteint cet âge, qu'il est allaité par une autre femme remplissant les conditions qui seront déterminées par le règlement d'administration publique prescrit par l'article 12 de la présente loi.

Toute déclaration ou énonciation reconnue fausse dans lesdits certificats entraîne l'application au certificateur des peines portées au paragraphe 1 de l'article 15 du Code pénal.

Art. 9. — *Toute personne qui a reçu chez elle, moyennant salaire, un nourrisson ou un enfant en sevrage ou en garde, est tenue sous les peines portées à l'article 346 du Code pénal (1) :*

1º D'en faire la déclaration à la mairie de la commune de son domicile dans les trois jours de l'arrivée de l'enfant, et de remettre le bulletin mentionné en l'article 7 ;

2º De faire, en cas de changement de résidence, la même déclaration à la mairie de sa nouvelle résidence ;

---

(1) *Code pénal.* — Art. 346. — Toute personne qui, ayant assisté à un accouchement, n'aura pas fait la déclaration à elle prescrite par l'article 56 du Code civil, et dans les délais fixés par l'article 55 du même Code, sera punie d'un emprisonnement de six jours à six mois et d'une amende de seize francs à trois cents francs (16 à 300ᶠ).

3° De déclarer, dans le même délai, le retrait de l'enfant par ses parents ou la remise de cet enfant à une autre personne, pour quelque cause que cette remise ait lieu ;

4° En cas de décès de l'enfant, de déclarer ce décès dans les vingt-quatre heures.

Après avoir inscrit ces déclarations au registre mentionné à l'article suivant, le maire en donne avis, dans le délai de trois jours, au maire de la commune où a été faite la déclaration prescrite par l'article 7.

Le maire de cette dernière commune donne avis, dans le même délai, des déclarations prescrites par les n°ˢ 2, 3, 4 ci-dessus, aux auteurs de la déclaration de mise en nourrice, en sevrage ou en garde.

. . . .

ART. 12. — *Un règlement d'administration publique déterminero :*

1° Les modes d'organisation du service de surveillance institué par la présente loi ; l'organisation de l'inspection médicale, les attributions et les devoirs des médecins inspecteurs, le traitement de ces inspecteurs, les attributions et devoirs de toutes les personnes chargées des visites ;

2° Les obligations imposées aux nourrices, aux directeurs des bureaux de placement et à tous les intermédiaires du placement des enfants ;

3° La forme des déclarations, registres, certificats des maires et des médecins, et autres pièces exigées par les règlements.

Le préfet peut, après avis du comité départemental, prescrire, par un règlement particulier, des dispositions en rapport avec les circonstances et les besoins locaux.

B) Règlement d'administration publique
du 27 février 1877

TITRE I

Organisation du service

ART. 1. — *La surveillance instituée par la loi du 23 décembre 1874 en faveur des enfants au-dessous de deux ans placés, moyennant salaire, en nourrice, en sevrage ou en garde, hors du domicile de leurs parents, est exercée, sous l'autorité du préfet, assisté du comité départemental, par des commissions locales, par les maires, par des médecins-inspecteurs et par l'inspecteur des enfants assistés du département.*

. . . .

2e SECTION

Médecins-inspecteurs

ART. 9. — *Des médecins-inspecteurs, institués conformément à l'article 5 de la loi, sont chargés de visiter les enfants placés en nourrice, en sevrage ou en garde dans leur circonscription.*

ART. 10. — *Le médecin-inspecteur doit se transporter au domicile de la nourrice, sevreuse ou gardeuse pour y voir l'enfant, dans la huitaine du jour où, en exécution de l'article 24 ci-après, il est prévenu par le maire de l'arrivée de l'enfant dans la commune.*

Il doit ensuite visiter l'enfant au moins une fois par mois et à toute réquisition du maire.

ART. 11. — *Après chaque visite, le médecin-inspecteur vise le carnet délivré à la nourrice, sevreuse ou gardeuse, en exécution de l'article 30 ci-après, et il y inscrit ses observations ; il transmet au maire un bulletin indiquant la date et les résultats de sa visite. Ce bulletin est communiqué à la commission locale.*

En cas de décès de l'enfant, il mentionne sur le bulletin la date et les causes du décès.

ART. 12. — *Le médecin-inspecteur rend compte immédiatement au maire et au préfet des faits qu'il aurait constatés dans ses visites, et qui mériteraient leur attention.*

Chaque année, il adresse un rapport sur l'état général de sa circonscription au préfet, qui le communique à l'inspecteur départemental du service des enfants assistés et au comité départemental.

ART. 13. — *Si le médecin reconnaît, soit chez la nourrice, soit chez l'enfant, les symptômes d'une maladie contagieuse, il constate l'état de l'enfant et celui de la nourrice, et il peut faire cesser l'allaitement maternel.*

Dans ce cas, ainsi que lorsqu'il constate une grossesse, il informe le maire, qui doit aviser les parents, sans préjudice, s'il y a lieu, des mesures autorisées par l'article 7.

ART. 14. — *Dès que le maire apprend qu'un enfant placé en nourrice ou en garde dans la commune est malade et manque de soins médicaux, il prévient le médecin-inspecteur de la circonscription, et si celui-ci est empêché, il requiert le médecin le moins éloigné de la résidence de l'enfant. Ce dernier doit, si l'enfant succombe, mentionner les causes du décès dans un bulletin spécial, ainsi qu'il est prescrit à l'article 11 pour le médecin inspecteur.*

ART. 15. — *Les médecins-inspecteurs reçoivent, à titre d'honoraires, des émoluments qui sont fixés par le ministre, sur la proposition du préfet après avis du conseil général.*

. . . .

TITRE II

Placements

1ʳᵉ SECTION

. . . .

ART. 24. — Le maire, averti par suite d'une déclaration faite, soit par les parents en exécution de l'article 7 de la loi, soit par la nourrice en exécution de l'article 9, qu'un enfant est placé dans sa commune, en nourrice, en sevrage ou en garde, moyennant salaire, doit, dans les trois jours, transmettre une copie de la déclaration au médecin-inspecteur de la circonscription.

2ᵉ SECTION

Des obligations imposées aux nourrices, sevreuses et gardeuses qui prennent des enfants chez elles moyennant salaire.

ART. 25. — Il est interdit à toute nourrice d'allaiter un autre enfant que son nourrisson, à moins d'une autorisation spéciale et écrite donnée par le médecin inspecteur, ou, s'il n'existe pas de médecin-inspecteur dans le canton, par un docteur en médecine ou un officier de santé.

ART. 26. — Nulle sevreuse ou gardeuse ne peut se charger de plus de deux enfants à la fois, à moins d'une autorisation spéciale et écrite donnée par la commission locale ou, à défaut de commission locale, par le maire.

Art. 27. — Toute femme qui veut prendre chez elle un enfant en nourrice doit préalablement obtenir un certificat du maire de sa commune et un certificat médical. Elle doit, en outre, se munir du carnet spécifié à l'article 30.

. . . .

Art. 29. — Le certificat médical est délivré par le médecin-inspecteur habitant la commune où réside la nourrice, par un docteur en médecine ou par un officier de santé ; il peut également être délivré dans la commune où la nourrice vient prendre l'enfant ; il est dûment légalisé et visé par le maire ; il doit attester :

1º Que la nourrice remplit les conditions désirables pour élever un nourrisson ;

2º Qu'elle n'a ni infirmités, ni maladie contagieuse ; qu'elle est vaccinée.

Art. 30. — Le carnet est délivré gratuitement, à Paris, par le préfet de police ; à Lyon, par le préfet du Rhône ; dans les autres communes, par le maire.

La nourrice peut l'obtenir soit dans la commune où elle réside, soit dans celle où elle vient chercher un enfant ; dans ce dernier cas, elle doit produire le certificat du maire de sa commune.

Elle doit se pourvoir d'un carnet nouveau chaque fois qu'elle prend un nouveau nourrisson.

Le certificat délivré à la nourrice par le maire de sa commune et le certificat médical sont inscrits sur le carnet. S'ils ont été délivrés à part, ils y sont textuellement transcrits.

Le carnet est disposé de manière à recevoir en outre les mentions suivantes :

1º L'extrait de l'acte de naissance de l'enfant, la date et le lieu de son baptême, les noms, profession et demeure des parents ou des ayants droit à défaut de parents connus, la date et le lieu de la déclaration faite en exécution de l'article 7 de la loi;

2° La composition de la layette remise à la nourrice;

3° Les dates des paiements des salaires;

4° Le certificat de vaccine;

5° Les dates des visites du médecin-inspecteur et des membres de la commission locale avec leurs observations;

6° Les déclarations prescrites par l'article 9 de la loi.

Le carnet reproduit le texte des articles du Code pénal, du règlement d'administration publique et du règlement particulier fait par le préfet en exécution de l'article 12 de la loi, qui intéressent directement les nourrices, sevreuses ou gardeuses, les intermédiaires et les directeurs de bureaux de placement.

Il contient en outre des notions élémentaires sur l'hygiène du premier âge.

Art. 31. — *Les conditions concernant les certificats, l'inscription et le carnet sont applicables aux femmes qui veulent se charger d'enfants en sevrage ou en garde, à l'exception de la condition d'aptitude à l'allaitement au sein.*

Art. 32. — *Si l'enfant n'a pas été vacciné, la nourrice doit le faire vacciner dans les trois mois du jour où il lui a été confié.*

Art. 33. — *La nourrice, sevreuse ou gardeuse ne peut, sous aucun prétexte, se décharger, même temporairement, du soin d'élever l'enfant qui lui a été confié, en le remettant à une autre nourrice, sevreuse ou gardeuse, à moins d'une autorisation écrite donnée par les parents ou par le maire après avis du médecin-inspecteur.*

Art. 34. — *La nourrice, sevreuse ou gardeuse, qui veut rendre l'enfant confié à ses soins avant qu'il lui ait été réclamé, doit en prévenir le maire.*

TITRE III

Registres

. . . .

2e SECTION

Registres des médecins-inspecteurs

Art. 40. — *Le médecin-inspecteur tient à jour un livre sur lequel il inscrit les nourrices, sevreuses ou gardeuses, et les enfants qui leur sont confiés.*

Ce livre mentionne dans des colonnes spéciales :

1o Les noms, prénoms, professions et adresses des nourrices, sevreuses ou gardeuses ;

2o La date des deux certificats et du carnet mentionnés à l'article 27 du présent règlement :

3o Les nom, prénoms, sexe, état civil de l'enfant, ainsi que la date et le lieu de sa naissance ;

4o La date de son placement ;

5o La date et le motif des visites du médecin étranger au service, qui aurait été appelé par la nourrice, ainsi que la date et le résultat de ses visites personnelles ;

6o La date et les causes du retrait de l'enfant ou du décès, s'il a eu lieu, chez la nourrice ;

7o Les observations concernant l'enfant et la nourrice, sevreuse ou gardeuse.

———

C) Instruction générale du 15 juin 1877

Monsieur le Préfet, pour faciliter votre tâche, j'ai jugé opportun de joindre au décret du 28 février 1877 les éclaircissements de détail qui ressortent tant des travaux préparatoires du comité supérieur que de la discussion du projet au sein du Conseil d'État...

TITRE I

. . . .

2e SECTION

Médecins-inspecteurs. — Organisation

Comme pour les commissions locales, la loi laisse l'administration juge de l'opportunité de créer une inspection médicale dans telle ou telle partie du département (art. 5). Vous aurez donc à m'adresser vos propositions sur ce point. Alors même que certaines communes n'auraient pas de commissions locales, il pourra être utile de s'assurer le concours d'un médecin, car l'action de celui-ci s'étendra sur toute une circonscription, et quel que soit le petit nombre des enfants qui y seront placés, les garanties doivent rester les mêmes. Vous choisirez de préférence les praticiens que leurs études antérieures et les fonctions qu'ils auraient déjà remplies vous paraîtraient rendre plus particulièrement aptes à la mission protectrice que leur confierait l'administration.

Attributions

Dès qu'un enfant sera placé en nourrice, en sevrage ou en garde dans la commune, et que le maire l'en aura avisé, le médecin-inspecteur devra se rendre au domicile de la nourrice. Le délai de huitaine indiqué dans l'article 10 n'est qu'un délai maximum, et il n'échappera pas au médecin que de cette première visite peut dépendre la vie ou la santé, soit de l'enfant, soit de la femme qui vient de le recevoir. Si, en effet, le médecin reconnaît chez la nourrice ou chez l'enfant des symptômes d'une maladie contagieuse, syphilitique ou autre, il peut et doit faire cesser l'allaitement (art. 13); dans certains cas, il devra provoquer le retrait de l'enfant. Après chaque visite, ses prescriptions devront être indiquées sur le carnet de la nourrice et consignées sur un bulletin qui sera communiqué au maire et à la commission (art. 11).

Lorsque le médecin le jugera nécessaire, il adressera, soit verbalement, soit par écrit, au membre de la commission chargé de surveiller l'enfant, les observations spéciales que la première visite lui aura suggérées. Dans les cas graves, il devra vous faire immédiatement parvenir copie du bulletin remis au maire, en y joignant, s'il y a lieu, un rapport spécial. Les autres bulletins remplis par lui, conformément à la règle générale de l'article 11, feront l'objet d'un rapport trimestriel qui vous sera adressé, et dont vous pourrez transmettre des extraits aux parents qui en feraient la demande. A la fin de chaque année, le médecin-inspecteur résumera dans un rapport d'ensemble l'état général de sa circonscription, en insistant, pour les premières années du moins, sur les résultats obtenus par l'application de la loi nouvelle. Aux termes de l'article 10, le médecin-inspecteur doit visiter chaque enfant une fois par mois. Le règlement ne pouvait fixer qu'un minimum, mais le médecin trouvera, dans le sentiment de ses devoirs et dans les nécessités du service, la seule règle qui puisse le guider en pareille matière; il devra, d'ailleurs, visiter l'enfant à toute réquisition du maire (art. 10 *in fine*).

Les soins immédiats à donner aux enfants ne seront pas non plus la seule préoccupation du médecin-inspecteur dans ses tournées de visites; il se rappellera qu'il peut être appelé à provoquer le retrait de l'enfant dans les conditions réglées par l'article 7 et dans les cas prévus par l'article 13. Pour parer à toutes les éventualités, le médecin devra dresser, par commune, une liste des femmes les plus aptes à recevoir un enfant en nourrice, en sevrage ou en garde. Cette liste sera communiquée au maire, afin qu'il puisse au besoin effectuer les déplacements qu'il prescrirait d'office.

Le règlement devait prévoir le cas où le médecin-inspecteur de la circonscription appelé auprès d'un enfant en danger serait empêché, par une raison de force majeure, de se rendre à la réquisition du maire : l'article 14 autorise en effet le maire à réclamer alors le concours d'un autre médecin. Celui-ci se fera présenter le carnet de la nourrice. Les prescriptions qu'il y consignera porteront, avec sa signature, la mention suivante : « en l'absence du médecin-inspecteur et sur la réquisition du maire ».

L'article 15 s'occupe des émoluments que recevront les médecins-inspecteurs; le règlement me laisse le soin d'en fixer le taux d'après les bases arrêtées par le conseil général sur votre proposition. La plupart du temps, le mode de rémunération le plus équitable consistera à allouer aux médecins-inspecteurs une somme annuelle et fixe par enfant. Dans les circonscriptions où l'industrie nourricière est développée, ce système assurera aux médecins une rémunération suffisante. Pour les circonscriptions renfermant peu d'enfants soumis à la surveillance, il sera nécessaire d'accorder aux médecins-inspecteurs un traitement fixe et indépendant du nombre de nourrissons à visiter.

Je vous rappellerai enfin, monsieur le Préfet, que, placés hiérarchiquement sous votre direction immédiate, les médecins-inspecteurs ne dépendent que de vous; que leur rôle, exclusivement médical, doit se borner à provoquer les décisions administratives; qu'ils ne doivent jamais en prendre personnellement; que les mesures ayant un caractère obligatoire doivent en effet toujours émaner soit de votre autorité, soit de celle du maire avec ou sans avis de la commission locale, suivant qu'il y a ou non péril imminent.

. . . .

TITRE II

Placements

. . . .

2e SECTION

. . . .

Certificat médical

La nourrice doit être, en outre, munie d'un certificat médical (art. 27) attestant qu'elle remplit les conditions désirables pour élever un nourrisson, qu'elle n'a ni infirmités, ni maladie contagieuse, qu'elle est vaccinée (art. 29).

Ce certificat doit être délivré par un médecin ou un officier de santé, soit au lieu de résidence de la nourrice, soit dans la commune où elle vient chercher l'enfant. Si le médecin croyait ne pas devoir délivrer le certificat, il vous en référerait aussitôt.

Carnet

Munie des deux certificats ci-dessus indiqués, la nourrice devra obtenir le carnet spécifié à l'article 30 du règlement, qui lui sera délivré gratuitement, à Paris par le préfet de police, à Lyon par le préfet du Rhône, et dans les autres communes par le maire (art. 30). Je joins à ma circulaire un modèle de carnet.

Le décret laisse à la nourrice la faculté d'obtenir le carnet soit à la mairie de sa résidence, soit dans la commune où elle reçoit l'enfant (art. 30-§ 2). Dans ce dernier cas, le carnet ne lui sera délivré que sur le vu du certificat du maire de sa commune. Le règlement a voulu lui éviter ainsi les retards et les frais qu'aurait entraînés l'obligation de retourner, en cas d'oubli, à la commune d'origine. Mais les maires devront veiller autant que possible à ce que les femmes qui quitteront leur commune pour aller chercher un enfant se munissent par avance du carnet. En leur délivrant le certificat exigé par l'article 28, ils s'efforceront de leur faire comprendre qu'il est de leur propre intérêt de ne se présenter, soit au bureau de placement, soit chez les parents eux-mêmes, que munies de toutes les pièces exigées par la loi et le règlement.

Les conditions auxquelles sont soumises les nourrices au point de vue des certificats et du carnet s'appliquent aussi aux sevreuses et gardeuses, sauf, bien entendu, la condition d'aptitude à l'allaitement au sein (art. 31).

Une nourrice ne peut allaiter d'autre enfant que son nourrisson; tel est le principe général posé par l'article 25.

Le maire devra donc, lorsqu'il aura reçu la déclaration prescrite par l'article 9 de la loi, s'assurer que l'enfant de la déclarante est lui-même pourvu d'une nourrice, ou bien qu'il est sevré. Si la nourrice contrevenait aux prescriptions réglementaires de l'article 25, le maire préviendrait aussitôt les parents et pourrait, en cas de silence de ceux-ci, provoquer ou prononcer, suivant les circonstances, le retrait du nourrisson.

Le règlement admet cependant la possibilité d'une exception à ce principe. Mais il faudra, pour qu'une femme puisse se charger de deux nourrissons, qu'elle obtienne une autorisation spéciale délivrée par le médecin-inspecteur, ou, s'il n'en existe pas dans le canton, par un docteur ou par un officier de santé. L'autorisation ne devra être accordée par le médecin que sur le vu du consentement écrit des parents de l'un et de l'autre enfant.

Pour les sevreuses et gardeuses, la règle devait être moins sévère. Les conditions d'hygiène et de salubrité sont les seules considérations qui doivent alors préoccuper l'autorité publique; on comprend aisément qu'une même femme puisse, lorsque le lieu d'habitation le permettra, prendre en garde ou en sevrage plusieurs enfants. Cependant, au delà de deux enfants, une autorisation spéciale devient nécessaire. Elle doit être délivrée, après examen préalable, par la commission locale, et, à défaut de commission, par le maire (art. 26).

Lorsqu'une nourrice, sevreuse ou gardeuse reçoit chez elle un enfant, elle est tenue d'en faire la déclaration à la mairie de son domicile, dans les trois jours de l'arrivée, et de remettre le bulletin mentionné à l'article 7 de la loi.

Elle devra, en cas de changement de résidence, renouveler la déclaration à la mairie de son nouveau domicile (art. 9 de la loi).

Une des premières obligations de la nourrice sera de faire vacciner l'enfant s'il ne l'a pas encore été (art. 32 du décret). Les maires veilleront à ce que cette prescription formelle du règlement reçoive son application. Certains préjugés subsistent parfois dans les campagnes contre la vaccine; l'administration devra s'efforcer de les dissiper. Les maires rappelleront aux nourrices que, faute par elles de se conformer aux prescriptions de l'article 32, elles engageraient gravement leur responsabilité.

Au moment où les travaux des champs obligent les femmes à des déplacements qui durent quelquefois plusieurs jours, il arrive qu'elles confient leur nourrisson à une voisine ou à une parente. Ce fait peut avoir des conséquences fâcheuses pour la santé de l'enfant; de plus, il suspend momentanément l'exécution du contrat intervenu entre les parents et la nourrice. A ce double titre, l'intervention de l'autorité publique est nécessaire. Le maire doit être averti, et s'il juge que le placement projeté, bien que provisoire, n'offre pas des garanties suffisantes, il pourra s'opposer à ce que la nourrice l'effectue.

Enfin, lorsqu'une femme voudra rendre l'enfant avant qu'il lui ait été réclamé, elle devra informer le maire de son intention (art. 34). Généralement, le motif qui la déterminera sera le non-paiement du salaire convenu, l'apparition ou le développement d'une maladie grave. Dans l'un ou l'autre cas, le maire en instruira les parents et le maire de leur domicile; en cas d'abandon, il suivra la procédure ordinaire pour faire admettre l'enfant au nombre des enfants assistés.

. . . .

Les études auxquelles se sont livrés mes prédécesseurs, les enquêtes dont la protection du premier âge a été l'objet, ont démontré qu'une surveillance de chaque jour sur les nourrices est le seul remède efficace contre la mortalité des nourrissons. C'est cette surveillance que la loi a voulu organiser, mais il est un principe que le législateur a entendu respecter, c'est le principe de l'autorité paternelle. Si l'administration publique a le droit d'intervenir, ce n'est qu'en cas de négligence coupable de la part de la famille, ou lorsque les parents, éloignés de leur enfant, ne pourraient en temps utile le protéger dans sa santé ou dans sa vie. Cette pensée fondamentale ressort de la lettre comme de l'esprit de la loi. Elle devra servir de ligne de conduite aux agents placés sous vos ordres et vous inspirer dans les instructions que vous aurez à leur transmettre.

Recevez, monsieur le Préfet, l'assurance de ma considération très distinguée.

Le Ministre de l'intérieur,
DE FOURTOU.

D) Circulaire de M. le directeur de l'assistance publique *du 5 août 1890*

Monsieur le Préfet..., la diminution en France de la natalité rend plus impérieux que jamais le devoir de combattre la mortalité infantile. Le fonctionnement régulier, sur tous les points du territoire, de l'inspection médicale des enfants protégés par la loi du 23 décembre 1874, serait très efficace pour atteindre ce résultat. Ces enfants sont ceux qui... sont particulièrement exposés, puisqu'ils sont éloignés de leur mère et ne sont élevés qu'en vue d'un profit.

Laissant de côté beaucoup de questions intéressantes, mais d'une importance secondaire, je vous rappelle que ce sont les maladies des voies digestives qui déterminent, pendant la période du premier âge, le plus grand nombre de décès. Chez les nourrissons, ces maladies ont pour cause à peu près exclusive une alimentation mauvaise, et sont, par conséquent, des maladies *évitables*.

Puisque la loi a confié à l'administration le soin de protéger ces enfants, c'est à l'administration à rechercher les moyens d'éviter ces maladies. Comment y arriver? Comment empêcher le nourrisson d'être, soit empoisonné par un lait altéré dans un récipient malpropre, et pour cela supprimer l'usage du biberon à tube, soit emporté par l'entérite, et pour cela proscrire l'alimentation solide prématurée?

La réforme de l'alimentation des enfants soumis à l'allaitement artificiel ne peut être réalisée que par l'action persévérante des médecins-inspecteurs. Seuls, ils ont l'autorité nécessaire pour inculquer aux nourrices les préceptes alimentaires de l'hygiène infantile, pour se livrer utilement à cette propagande individuelle dont aucune recommandation collective ne saurait tenir lieu, pour faire abandonner ces pratiques meurtrières d'alimentation qui, chaque année, coûtent des milliers d'existences au pays.

Mais l'on ne peut légitimement espérer un fonctionnement régulier, intensif de l'inspection médicale qu'autant que l'on donne au médecin-inspecteur une rémunération convenable. Quand l'allocation est insuffisante, la surveillance est défectueuse, généralement du moins; les tournées sont rapides, les constatations superficielles, les observations sommaires. Or, ce n'est qu'en prolongeant des visites, en examinant l'enfant avec attention, en répétant les conseils, que l'on détermine la nourrice à améliorer l'hygiène et, avant tout, l'hygiène alimentaire du nourrisson. La protection sanitaire de l'enfant ne consiste pas en mesures d'ensemble qui puissent s'improviser; elle exige du médecin beaucoup de temps et lui occasionne beaucoup de fatigue. Il est juste qu'elle soit pour lui la source d'un profit.

Le paiement par visite est le mode de rémunération à la fois le plus équitable et le plus judicieux. Sous le régime de l'abonnement, deux médecins ayant un effectif égal de nourrissons, dont l'un fait ses visites chaque mois et l'autre chaque trimestre, reçoivent le même chiffre d'honoraires; et l'administration départementale est à peu près désarmée pour amener le second à suivre l'exemple du premier.

Je ne saurais trop insister sur l'utilité des visites fréquentes. Le règlement d'administration publique du 27 février 1877, prescrit la visite mensuelle; à l'égard des nourrissons âgés de moins d'un an, c'est une exigence *minima*. Lorsque les visites sont plus espacées, la surveillance perd beaucoup de son efficacité; d'une inspection à l'autre, la nourrice oublie les recommandations; elle n'est pas tenue en haleine; elle ne change rien ou presque rien aux soins inintelligents, à l'alimentation défectueuse qu'elle donne à l'enfant; le rôle du médecin se réduit à des consultations stériles.

En résumé, c'est l'inspection médicale qui constitue la protection effective des nourrissons; un taux d'honoraires qui indemnise convenablement le médecin est la condition du bon fonctionnement de cette inspection; le paiement par visite est le seul qui proportionne la rémunération aux services rendus et permette d'assurer aux visites la fréquence indispensable.

J'espère donc que le conseil général de votre département votera, dans la session qui va s'ouvrir, un crédit suffisant pour organiser ou développer l'inspection médicale des enfants du premier âge; il n'est pas aujourd'hui de dépenses plus urgentes; il n'en est pas de plus productives.....

Le Directeur de l'assistance publique,

MONOD.

E) Instruction sommaire sur l'hygiène de l'alimentation des enfants du premier âge rédigée par l'Académie de médecine (*séance du 7 juin 1904*) [1]

1º L'allaitement maternel est le seul mode d'alimentation naturelle. Aucun mode d'alimentation ne peut lui être comparé ;

2º Toute mère a le devoir d'allaiter son enfant. L'enfant a droit au lait de sa mère ;

3º L'enfant séparé de sa mère court les plus grands risques. Il doit donc autant que possible être soigné par elle ;

4º La régularité des fonctions digestives et de la croissance de l'enfant doit être l'objet d'une surveillance très active. L'augmentation excessive ou insuffisante de son poids résulte ordinairement d'un allaitement excessif ou insuffisant ;

5º Lorsque la santé de l'enfant est troublée, il doit être soumis à l'examen d'un médecin aussitôt que possible, car il peut être atteint d'une affection grave qui ne se révèle au début que par des symptômes légers.

ALLAITEMENT MATERNEL

6º Les tétées seront espacées de deux heures au moins pendant le jour et, pendant la nuit, le repos étant aussi nécessaire pour la mère que pour l'enfant, on ne donnera le sein qu'une ou deux fois. L'enfant ne recevra rien dans l'intervalle des tétées, même s'il crie ;

7º La durée de l'allaitement doit être aussi prolongée que possible ;

8º On ne devra pas supprimer l'allaitement d'une façon définitive pendant les mois de juin, de *juillet*, d'*août*, de *septembre* et d'octobre. On ne le supprimera pas non plus lorsqu'évolue une éruption dentaire ou lorsque l'enfant présente quelque indisposition ;

9º Toute femme qui ne veut pas faire de mal à son enfant

---

(1) Cette *Instruction* est portée sur le *Carnet de nourrice* de quelques départements, elle devrait l'être dans tous.

doit s'abstenir de liqueurs alcooliques; elle doit même éviter de prendre en quantité trop considérable toute boisson contenant de l'alcool : vin, bière, cidre, etc...

ALLAITEMENT MIXTE

10° Dans le cas où la mère n'a qu'une quantité manifestement insuffisante de lait, soit d'une façon temporaire, soit d'une façon définitive, au début ou au cours de l'allaitement, elle doit suppléer au lait qui lui manque en y ajoutant une quantité suffisante de lait animal. C'est ce qui constitue l'allaitement mixte;

11° Les règles de l'allaitement mixte réunissent les conditions de l'allaitement maternel indiquées aux paragraphes 6 et suivants; elles seront, en outre, indiquées à propos des règles de l'allaitement artificiel aux paragraphes 14 et suivants.

ALLAITEMENT ARTIFICIEL

12° L'allaitement artificiel est celui qui est assuré, à défaut du lait de femme, par le lait animal : ânesse, chèvre, vache, etc.;

13° Le lait de vache est généralement employé dans l'allaitement artificiel, en raison de son abondance et de la facilité à se le procurer;

14° On s'entourera de toutes les garanties nécessaires pour employer du lait pur, c'est-à-dire ni écrémé, ni frelaté, ni contaminé, ni altéré;

15° Le médecin dira si le lait doit être donné à l'enfant pur ou s'il doit être coupé ou sucré; il devra d'ailleurs toujours être pris tiède;

16° On peut détruire dans le lait les germes accidentels et malfaisants qui pourraient amener des maladies (gastro-entérite, tuberculose, fièvre typhoïde, etc.), par l'ébullition, par la pasteurisation, par le chauffage au bain-marie à 100°, par la stérilisation au-dessus de 100°;

17° Le lait bouilli ou le lait chauffé au bain-marie à 100° doivent être consommés dans les vingt-quatre heures;

18° Le lait stérilisé au-dessus de 100° peut se conserver plus longtemps, mais il est d'autant moins bon qu'il est plus ancien;

19° L'ébullition, la pasteurisation, le chauffage au bain-marie à 100°, la stérilisation à plus de 100° doivent être mises en pratique le plus tôt possible après la traite;

20° Pour donner du lait à l'enfant, on peut employer la cuiller, le verre, la timbale (petit pot). De cette façon, les repas sont toujours surveillés et ces instruments ont l'avantage d'être facilement maintenus propres;

21° On peut aussi employer le biberon à la condition formelle qu'il soit constitué uniquement par une bouteille surmontée d'une tétine. *Tous les biberons à tube sont très dangereux ; ils doivent être proscrits ;*

22° Le coupage du lait, quand il est nécessaire, doit être pratiqué avec de l'eau récemment bouillie;

23° Avant de donner le lait animal, il convient de le goûter et de s'assurer qu'il n'a ni mauvais goût, ni mauvaise odeur;

24° Les prescriptions concernant la durée (voy. § 7), la suspension de l'allaitement (voy. § 8), sont les mêmes que pour l'allaitement maternel;

25° Dans l'allaitement artificiel, la surveillance de l'enfant doit être plus rigoureuse encore que dans l'allaitement maternel et que dans l'allaitement mixte.

SEVRAGE

26° Le sevrage consiste à donner à l'enfant d'autres aliments que le lait. Il est progressif lorsque cette alimentation se substitue graduellement à l'allaitement; il est brusque lorsqu'elle remplace tout d'un coup l'allaitement. Le sevrage progressif doit être préféré au sevrage brusque;

27° Le sevrage fait courir d'autant plus de risques à l'enfant que celui-ci est plus jeune;

28° Comme il a été dit au paragraphe 8, le sevrage ne devra pas avoir lieu pendant les mois de grande chaleur;

29° L'alimentation solide prématurée est extrêmement dangereuse.

SOINS HYGIÉNIQUES ET VÊTEMENTS

1° Dès les premiers moments qui suivent la naissance de l'enfant, la sage-femme doit lui laver tout *spécialement* les yeux avec de l'eau que l'on a fait bouillir pour la purifier et que l'on emploiera tiède;

2º L'enfant sera élevé dans une chambre, autant que possible bien aérée et suffisamment chauffée en hiver;

3º L'enfant, même né à terme et bien portant, ne doit pas être sorti avant le quinzième jour, à moins que la température extérieure ne soit très douce et très sèche. Ne pas oublier que souvent c'est par la respiration d'un air froid ou trop vif que l'enfant contracte une bronchite;

4º Chaque matin, la toilette de l'enfant doit être faite avant la mise au sein ou le repas.

Cette toilette se compose : d'un bain de quelques minutes, ou du lavage du corps, surtout des organes génitaux et du siège, qui doivent toujours être tenus très propres; 2º du nettoyage de la tête, sur laquelle il ne faut jamais laisser accumuler la crasse ou les croûtes; 3º du changement du linge; la bande enroulée autour du ventre pour maintenir l'ombilic (nombril) doit être conservée pendant le premier mois;

5º Il faut rejeter absolument le maillot complet, c'est-à-dire celui qui enveloppe et serre ensemble, à l'aide de bandes, etc., les quatre membres et le corps, car plus l'enfant a de liberté dans ses mouvements, plus il devient robuste et bien conformé. Rejeter aussi tout bandage qui comprime la tête;

6º L'enfant doit être vêtu plus ou moins chaudement, selon le pays qu'il habite et selon les saisons. Mais il faut toujours le préserver avec soin du froid comme de l'excès de chaleur, soit au dehors, soit dans l'intérieur des habitations, dans lesquelles cependant l'air doit être suffisamment renouvelé, comme nous l'avons dit plus haut;

7º Il ne faut pas se hâter de faire marcher l'enfant; on doit le laisser avec ses propres forces se traîner à terre et se relever; il faut donc rejeter l'usage des chariots et paniers;

8º On ne doit jamais laisser sans soins chez l'enfant les moindres indispositions (toux, coliques, diarrhée, vomissements fréquents); il faut appeler le médecin dès le début;

9º Il est indispensable de faire vacciner l'enfant dans les trois premiers mois qui suivent sa naissance, ou même plus tôt s'il règne une épidémie de petite vérole; le vaccin est le seul préservatif certain de cette maladie.

But de la loi. — La loi, à laquelle le Dr Roussel, sénateur, qui en fut le promoteur, a attaché son nom, fut créée au lendemain de la guerre, en même temps que d'autres lois de rénovation sociale, morale, intellectuelle ou militaire, dans le but de combler les vides, en réduisant la mortalité infantile énorme, et de préparer une génération saine et robuste en la soustrayant dès la naissance aux maladies *évitables :* diarrhées et contaminations qui guettent le nouveau-né.

Cette loi plus que toute autre eut à lutter contre la routine, l'ignorance et l'indifférence des nourriciers, des mairies et même des parents, aussi est-elle une des lois sociales qui demande le plus au médecin-inspecteur, sans l'aide duquel il ne peut exister de protection infantile efficace; c'est elle aussi qui, la première, a consacré le rôle social du médecin, rôle qui a pris, depuis, l'importance que l'on sait; il importe donc de la bien connaître et d'apporter dans son application tout le zèle, toute la vigilance que son importance mérite et auxquels les résultats féconds déjà obtenus nous encouragent, encore que des modifications sérieuses demandent à être apportées.

Nous étudierons surtout cette loi, comme les suivantes, au point de vue des attributions d'ordre médical du médecin-inspecteur, indiquant nettement ce qu'on attend de lui, mais passant rapidement sur la partie administrative qui lui incombe et qui est largement développée dans les documents que nous avons cités — partie que nous voudrions voir réduite à son strict minimum.

Attributions du médecin-inspecteur. — Ce que la loi demande au médecin-inspecteur en vue de protéger tous les enfants de moins de deux ans placés en nourrice, c'est d'abord d'empêcher qu'une nourrice ou gar-

deuse malade n'arrive à contaminer l'enfant qu'elle
élève ou inversement qu'un nourrisson malade ne con-
tamine sa nourrice et, par elle, sa famille; c'est ensuite
de veiller à ce que tout nourrisson reçoive l'alimentation et les soins hygiéniques les plus propres à en faire
un enfant fort et sain et à lui éviter les maladies de son
âge, les diarrhées en particulier; c'est enfin, s'il est
malade, de veiller à ce que ses parents, tuteurs ou
nourriciers lui fassent donner les soins que réclame
son état.

Ce rôle, tout de surveillance, de prophylaxie et d'hygiène, qui fait du médecin-inspecteur l'agent principal
de cette loi dans la circonscription qui lui est attribuée,
s'exerce par des interventions diverses :

1º Examen physique préalable de toute personne
qui désire élever chez elle, moyennant salaire, un enfant de moins de deux ans, avec délivrance d'un certificat si elle remplit les conditions nécessaires et si
elle n'est atteinte d'aucune infirmité ou maladie contagieuse (certificat de nourrice, gardeuse ou sevreuse);

2º Visite à domicile, chaque mois environ, de tous
les enfants âgés de moins de deux ans, placés en nourrice ou en garde : examen de leur état de santé, surveillance de leur alimentation et de leur hygiène;
enfin surveillance de l'état physique de la nourrice
en ce qu'il peut présenter intéressant le nourrisson;

3º Établissement de quelques certificats ou rapports dans les cas que nous signalerons plus loin —
c'est la partie administrative.

I — EXAMEN PRÉALABLE ET CERTIFICAT
DES NOURRICES ET GARDEUSES

Conditions de l'examen. — La loi dit : « *Toute personne...* », en conséquence non seulement les nourrices au sein, mais les nourrices au biberon, les gardeuses et les sevreuses, doivent être examinées en vue de rechercher si elles sont en état d'élever un enfant et si elles ne sont atteintes d'aucune infirmité grave ou maladie contagieuse.

L'examen se pratique au cabinet du médecin-inspecteur de la circonscription où habite la nourrice qui s'y rend sur l'indication de la mairie. Lui seul a qualité pour délivrer officiellement le certificat d'aptitude à la nourrice. Et cependant l'article 29 du décret du 27 février 1877 dit qu'à défaut du médecin-inspecteur, un docteur en médecine quelconque de la commune où réside la nourrice ou même de la commune où la nourrice prend l'enfant, peut délivrer ce certificat. C'est là une des erreurs de la loi Roussel, heureusement corrigée par la plupart des règlements départementaux.

Le médecin-inspecteur de la circonscription où habite la nourrice est seul qualifié pour connaître et vérifier l'exactitude des renseignements que celle-ci fournit sur sa moralité, ses antécédents, l'état de santé de ses enfants et de ses proches; lui seul, dans ses visites ultérieures au domicile de la nourrice peut, au besoin, surveiller tel point particulier qui a éveillé son attention lors de l'examen préalable et intervenir à temps, si c'est nécessaire. Permettre aux nourrices d'aller au loin subir l'examen médical, c'est fournir un échappatoire aux mauvaises nourrices, c'est donner à celles qui ont des antécédents fâcheux à cacher, la possibilité d'obtenir, à la faveur de faux renseignements, pendant une période d'accalmie du mal, un certificat de bonne santé qu'elles se verraient refuser dans leur circonscription. Il est donc indispensable que, seul, le médecin-inspecteur ait le droit d'examiner officiellement les nourrices et gardeuses de sa circonscription et de leur délivrer, le cas échéant, le certificat médical exigé ; c'est d'ailleurs ce qui se passe dans la pratique, où l'article 29 est resté lettre morte.

L'examen préalable et la délivrance du certificat doivent être renouvelés chaque fois que la nourrice prend un nouveau nourrisson, quel que soit le mode d'alimentation, car les conditions de lactation et de santé, du côté de la nourrice, peuvent ne plus être les mêmes que précédemment.

Nourrices au sein. — Pour les nourrices au sein l'examen doit être plus sévère et mérite plus d'attention que pour les autres nourrices ou gardeuses ; l'action, bonne ou mauvaise, de l'allaitement étant plus directe et les chances d'infection beaucoup plus grandes.

Il porte d'abord sur l'aptitude à l'allaitement, d'où examen des seins et du lait, la poitrine complètement découverte ; ensuite sur l'état de santé de la nourrice en vue de dépister une grossesse, une infirmité ou une maladie organique grave qui aient une influence sur l'allaitement ; ou une affection contagieuse, tuberculose ou syphilis en particulier, qui risque de contaminer le nourrisson ; d'où nécessité d'examiner, dans tous les cas, la bouche, la peau, les organes génitaux, les poumons et même de faire un examen complet si l'état général ne paraît pas très satisfaisant.

a) *Seins et lait.* — Il n'est pas nécessaire, pour être excellente, qu'une nourrice présente de gros *seins,* pourvu qu'ils soient « veinés », et possèdent une glande mammaire bien développée et ferme, au moment des tétées, avec un mamelon souple, bien détaché, érectile et facilement perméable au lait qui doit jaillir à la pression profonde du mamelon entre les doigts. Ce *lait* doit être, au moins au moment de la tétée, abondant et épais, sucré et de saveur agréable; ni trop vieux, et l'on sait que le lait diminue ordinairement en quantité et en qualité, à partir du quinzième mois; ni trop jeune, pas moins de deux mois, car il ne possède pas toutes ses propriétés nutritives (1).

On refusera le certificat d'aptitude à toute nourrice qui présente de trop nombreuses crevasses ou de la rétraction des mamelons qui nécessite chez le nourrisson des efforts souvent infructueux et l'épuisent; de même si la pression des mamelons, au moment des tétées, n'amène pas de lait ou si ce lait est notoirement insuffisant, ce que l'on pourra constater en faisant téter l'enfant de la nourrice : s'il se montre rassasié avec un sein, c'est que la quantité de lait que présente la nourrice est suffisante. Il ne faut pas oublier non plus, au point de vue de la qualité du lait, qu'un lait qui séjourne dans les conduits galactophores, par défaut d'allaitement, devient clair et aqueux et peut reprendre ses qualités dès que les tétées recommencent.

b) *État de santé.* — L'examen, au point de vue lactation, terminé et satisfaisant, on examine la nourrice au point de vue de sa santé.

____

(1) D'ailleurs la loi Roussel ne permet pas aux nourrices au sein de prendre un nourrisson avant d'avoir allaité leur enfant pendant sept mois : *art. 8,* trop souvent violé.

Son *état général* d'abord : elle ne doit pas être vieille (1) (quarante ans doit être un maximum) ni trop jeune ; elle doit être « fraîche » d'aspect, robuste et ne pas présenter d'infirmité sérieuse qui puisse l'empêcher de s'occuper activement de son nourrisson : impotence complète d'un membre, par exemple, ou faiblesse intellectuelle accentuée.

Elle doit présenter une bonne *dentition :* les belles dents, les molaires surtout, témoignent de bonnes digestions et d'un état général satisfaisant. En examinant la *bouche* on recherche s'il n'y a pas une haleine fétide, signe d'un état maladif, et surtout s'il n'existe pas de plaques muqueuses.

La *peau* doit être fraîche et saine, sans dermatose, cicatrices douteuses, scrofuloses ou syphilides ; et c'est une bonne habitude à prendre pour faire un examen rapide et complet que d'examiner à nu complètement le thorax de la nourrice, comme le conseille le Dr Variot. Cela permet de mieux juger du volume des seins et de la glande mammaire, et surtout de dépister une éruption localisée ou une cicatrice suspecte. Les traces de *vaccination* et même de revaccination seront recherchées sur les bras.

Les *organes génitaux* et les *poumons* seront toujours inspectés, car deux maladies doivent hanter l'esprit du médecin qui examine une nourrice : la syphilis et la tuberculose. Il importe de les dépister même si elles ne sont qu'à leur début ou en période de latence, il y va de la vie du nourrisson qu'on va confier à cette nourrice ; c'est pourquoi nous pensons bien faire en rappelant plus loin, avec quelques détails, les signes de

____

(1) Le service des enfants assistés de la Seine n'admet pas de nourrice de moins de vingt ans et de plus de quarante ans, et pas de lait de plus d'un an.

début et les caractères cliniques de ces deux affections, le diagnostic basé sur la recherche du treponème pâle de Schaudinn ou du bacille de Koch, ou sur d'autres réactions bactériologiques n'étant pas encore passé dans la pratique courante.

Une autre question se pose encore : la nourrice a-t-elle ses *règles?* Si elle dit les avoir, doit-on l'accepter? Une nourrice réglée est assurément inférieure car c'est là souvent l'indice d'une secrétion lactée peu abondante qui, d'autre part, risque de fatiguer l'enfant. Si on a le choix il est préférable de rejeter cette nourrice; si on n'a pas le choix on peut lui délivrer le certificat d'aptitude qu'elle demande, en prévenant toutefois les parents, *s'ils sont présents*, de ce qui peut arriver.

Dernière question : la nourrice n'est-elle pas enceinte? Ici pas d'hésitation possible : la grossesse est absolument incompatible avec l'allaitement et le certificat doit être refusé à toute femme enceinte. Nous reviendrons plus loin sur les moyens de diagnostic précoce de la grossesse d'une nourrice.

c) *Diagnostic précoce de la tuberculose pulmonaire.* — Il n'est pas difficile de diagnostiquer une tuberculose pulmonaire à la période de ramollissement ou même d'induration où les signes sont nets et précis, nous n'insisterons donc pas sur ce point; mais il est très intéressant de dépister tôt, chez une nourrice, une tuberculose qui commence et qui, bien que latente, n'en est pas moins grave pour le nourrisson. Le diagnostic n'est pas, certes, facile; il peut néanmoins se faire en tenant compte de certains stigmates, mais surtout des résultats d'une auscultation minutieuse, au niveau des sommets, en particulier la constatation de modifications dans l'intensité et le timbre du murmure respiratoire pendant l'inspiration. Nous renvoyons à la page 244 de ce livre où cette question est traitée en détail.

Si la nourrice est indemne de tuberculose pulmonaire,

mais que l'un de ses proches, habitant sous son toit, en soit atteint, la nourrice doit être impitoyablement rejetée.

d) *Diagnostic de la syphilis.* — Ce diagnostic est simple lorsqu'il existe des lésions externes : l'examen de la vulve et du vagin qu'on doit toujours pratiquer chez la nourrice fait découvrir un *chancre* ou des *plaques muqueuses,* s'il en existe ; l'examen de la bouche révèle des plaques muqueuses qui siègent de préférence sur la face interne des joues, la langue, les lèvres, la luette, les amygdales. L'examen à nu du thorax révèle sur la peau des *syphilides :* roséole, plaques, papules, vésicules, pustules, ulcérations, etc., variées de forme, mais qui présentent des caractères communs permettant d'affirmer le diagnostic : de teinte cuivre ou jambon, sans prurit, les syphilides se groupent souvent en cercle ou demi-cercle, avec, parfois, à leur périphérie, un léger soulèvement de l'épiderme (*collerette de Biett*).

Mais l'affection peut être dans une de ces périodes de calme qui succèdent aux éruptions, à la période secondaire ; est-il possible, néanmoins, de diagnostiquer cliniquement la syphilis à ce moment, ou tout au moins de la suspecter ? Oui, si l'on constate la présence de certains *stigmates* persistants, qui ont d'autant plus de valeur qu'ils sont plus nombreux chez la même personne.

C'est la *cicatrice du chancre* dont l'induration diffuse persiste pendant plusieurs mois ; la *pléïade ganglionnaire* correspondante, formée de petits ganglions multiples et du « ganglion satellite » plus gros, que l'on perçoit pendant longtemps durs, indolores, sans tendance à la suppuration ; l'*adénite rétro-cervicale* formée de ganglions en chapelet autour de la nuque, mobiles, rénitents et indolores ; le *ganglion épitrochléen,* gros comme un haricot, qui présente les mêmes caractères que les autres ganglions syphilitiques, et qu'on découvre facilement dans sa gouttière, l'avant-bras étant à demi fléchi et en pronation. C'est encore la *pigmentation du cou* sur les deux côtés antéro-latéraux et sur la nuque, pigmentation qui ressemble à du vitiligo atténué et persiste longtemps ; l'*alopécie en clairière* des régions temporo-pariétales et des sourcils, comme si de petites touffes de cheveux avaient été enlevées dans ces régions à coups de ciseaux brusques et maladroits ; l'*alopécie de la queue des sourcils,* baptisée par le professeur Fournier : « signe de l'omnibus ».

Enfin l'interrogatoire de la nourrice portant sur les antécédents, la *céphalée nocturne*, les *fausses-couches* ou *les accouchements prématurés* répétés antérieurs, peut donner des indications complémentaires et permettre, en l'absence de signes certains, de suspecter la syphilis de la nourrice et de lui refuser le certificat qu'elle demande, si l'on ne peut examiner son propre enfant.

EXAMEN DE L'ENFANT DE LA NOURRICE. — C'est là, en effet, un excellent moyen de dépister la syphilis « éventuelle » d'une nourrice suspecte, que d'examiner son nouveau-né et, au besoin, les autres enfants, s'il en existe. Une femme syphilitique donne fatalement naissance à un enfant syphilitique et accouche souvent prématurément; la recherche des signes de syphilis héréditaire chez cet enfant s'impose donc comme moyen de diagnostic de la syphilis maternelle. L'examen de ce bébé est d'ailleurs nécessaire à un autre point de vue : nourri pendant plusieurs semaines ou mois par sa mère, il est le seul garant des qualités nourricières de cette femme, la pierre de touche idéale de l'allaitement qu'elle va entreprendre. Si cet enfant est pâle, ridé, les chairs flasques, le ventre gros, les fesses rouges, etc., il est inutile d'insister : la nourrice n'est pas bonne; à plus forte raison s'il présente des signes d'athrepsie, ou d'hérédo-syphilis.

Hérédo-syphilis. — L'*hérédo-syphilis du nouveau né* ne se manifeste pas, en général, de suite après la naissance; c'est le plus souvent, du deuxième au quatrième mois que paraissent les symptômes cutanés et autres qui la dévoilent, exception faite cependant pour le *pemphigus syphilitique* qui est contemporain de la naissance. Ses phlyctènes, d'abord remplies d'un liquide louche, localisées à la paume des mains et à la plante des pieds, et qui se transforment ensuite en croûtes noirâtres, puis en ulcérations, sont pathognomoniques de la syphilis héréditaire du nouveau-né; mais c'est un symptôme bien inconstant.

Le *coryza tenace*, purulent et sanieux (dû à des plaques muqueuses pituitaires) qui érode et fissure les narines et peut s'accompagner de dépression nasale qui plus tard deviendra de l'effondrement avec écrasement de la base du nez; les *fissures labiales commissurales*, avec parfois des croûtes; les *plaques muqueuses* simples ou ulcéreuses de la bouche et du pharynx; les *syphilides papuleuses polymorphes*, épythème cuivré ou plaques plus ou moins infectées de la peau et surtout de la région ano-génitale; parfois la *pseudo-paralysie syphilitique de Parrot* qui est en réalité un décollement juxta-épiphysaire sans déplacement, et qui se présente, le plus souvent, aux membres supérieurs, sous forme d'un gonflement douloureux des extrémités de ces membres qui restent inertes dans le lit, douloureux, mais sans déformation; d'autres fois, l'*hypertrophie des testicules* indurés et accompagnée souvent d'hydrocèle vaginale; l'*hypertrophie de la rate et du foie*, avec *ictère persistant*, — tels sont les signes les plus fréquents de la syphilis héréditaire du nourrisson.

D'autres symptômes qui n'ont rien de spécifique, mais que Gailleton appelait les *petits signes de l'heredo-syphilis* peuvent aider au diagnostic de cette affection, lorsqu'on peut les constater — ce qui est rare chez les sujets dont nous nous occupons en ce moment; c'est le front olympien et l'aspect vieillot, la peau ridée et terreuse du nouveau-né; c'est le poids de naissance, bien inférieur à la moyenne (3 kilos); c'est un rapport plus élevé que normalement entre le poids du placenta et le poids de naissance. Ce rapport est de $\frac{500}{3.000}$ ou $\frac{1}{6}$ normalement; dans la syphilis héréditaire, il atteint un quart ou même un tiers (Pinard). C'est encore une athrepsie et un dépérissement que l'on ne peut expliquer par des vices de l'alimentation.

Nourrices sèches, gardeuses et sevreuses. — Lorsqu'il s'agit d'une femme qui désire élever un nourrisson au biberon, en sevrage ou en garde, l'examen demande évidemment moins de recherches et de sévérité; il doit néanmoins avoir pour but de dépister toute maladie contagieuse, notamment la tuberculose et la syphilis. Il comporte donc, dans tous les cas, l'examen de la bouche, de la peau, l'auscultation du poumon selon les indications que nous avons rappelées, et parfois aussi, l'examen des parties génitales.

CERTIFICAT DE NOURRICE, GARDEUSE OU SEVREUSE. — L'examen de la nourrice, gardeuse ou sevreuse ayant été satisfaisant — ce qui est, il faut le reconnaître, le cas de beaucoup le plus fréquent, car le principe même de l'examen médical entraîne une auto-élimination importante : les femmes qui *se savent* malades ne voulant pas s'exposer à l'humiliation d'un refus de certificat — le médecin-inspecteur lui délivre le certificat exigé par la loi.

Dans la pratique, ce certificat, qui est exempt de timbre, est libellé d'avance soit sur le carnet même que la préfecture ou la mairie a remis à la nourrice, soit sur les feuilles d'un carnet à triples souches que possède le médecin-inspecteur et dont il détache la première souche, la remplit et la remet à la nourrice. Le libellé du certificat est à peu près le même dans tous les départements; nous en donnons un modèle page 43, que nous recommandons à l'administration.

Le certificat est lu à la nourrice afin qu'elle ait bien connaissance des divers engagements qu'elle prend, notamment celui de ne pas faire usage du biberon à tube et de ne pas donner d'aliments solides avant un an.

Refus de certificat. — Lorsque, pour une des causes rappelées plus haut touchant l'allaitement ou la santé même de la nourrice ou de la gardeuse ou de l'un de ses proches, le médecin-inspecteur refuse de délivrer le certificat d'aptitude, il doit en référer aussitôt à l'administration préfectorale (I. M. 15 juin 1877).

Dans la pratique, le médecin ne prévient la préfecture de ce refus qu'en adressant, à la fin du mois, le

Nº D'ORDRE DU CERTIFICAT	Nº D'ORDRE DU CERTIFICAT	RÉPUBLIQUE FRANÇAISE	PROTECTION DES ENFANTS DU PREMIER AGE

Colonne 1

Nº D'ORDRE

DU CERTIFICAT

Date de la délivrance ou du refus de dé-livrance du certifi-cat :

Nom
et prénoms
de
la nourrice,
sevreuse
ou gardeuse

Domicile

(Cette souche ne doit pas être détachée du carnet).

Colonne 2

Nº D'ORDRE

DU CERTIFICAT

Date de la délivrance ou du refus de dé-livrance du certifi-cat : (1)

Nom
et prénoms
de
la nourrice,
sevreuse
ou gardeuse

Domicile

Le Médecin-Inspecteur de la ___ circonscription.

(1) Le certificat devra être refusé si, dans la famille de la nourrice, il est des personnes atteintes de la tuberculose ou de toute autre maladie conta-gieuse.

Dans tous les cas, même en cas de refus de délivrance du certificat, cette partie du bul-letin doit être adressée men-suellement à la préfecture.

Colonne 3

RÉPUBLIQUE FRANÇAISE

DÉPARTEMENT

d ______

ARRONDISSEMENT

d ______

COMMUNE

d ______

Nº d'Ordre ______

(1) Au sein, bibe-ron, petit pot, allaite-ment mixte, en se-vrage ou en garde.

Colonne 4

PROTECTION DES ENFANTS DU PREMIER AGE

(*Exécution de la loi du 23 décembre 1874*)

CERTIFICAT MÉDICAL

délivré à une nourrice, sevreuse ou gardeuse

Je soussigné ______
Médecin-Inspecteur de la ______ e Circonscription, demeurant à ______,
certifie que la nommée ______,
domiciliée à ______,
remplit les conditions désirables pour élever un en-fant (1) ______ qu'elle est vaccinée ; que le dernier enfant élevé par elle n'était, au moment de la séparation, atteint d'au-cune maladie contagieuse ; qu'elle ne paraît avoir elle-même ni infirmités ni maladies contagieuses ; qu'elle prend l'engagement de ne pas donner d'alimentation solide avant la première année accomplie de l'enfant, à moins d'une prescription médicale formelle donnée par écrit ; qu'elle prend également l'engagement de ne jamais se servir de biberon à tube ; qu'à ma connais-sance personne chez elle ou chez ses plus proches voisins n'est atteint de maladies contagieuses.

Fait à ______, le ______ 19 .

Le Médecin-Inspecteur,

relevé des nourrices examinées dans le mois. C'est suffisant dans la plupart des départements, où seul le médecin-inspecteur délivre les certificats aux nourrices. Mais dans les départements où subsiste la liberté laissée aux nourrices par l'article 29 du décret, de se faire délivrer un certificat par un docteur en médecine quelconque de leur commune ou de la commune où réside l'enfant — des « fuites » se sont produites : des nourrices ayant été acceptées par des médecins qui ne connaissaient pas leurs antécédents — il est nécessaire d'informer sans retard l'administration du refus de délivrance du certificat, afin d'éviter le retour de ces faits regrettables.

Il va sans dire que la nourrice a le droit absolu de réclamer auprès du préfet la revision de la décision du médecin-inspecteur. Dans ce cas le médecin est, en général, appelé à fournir, en un rapport, des explications sur les motifs de son refus ; et il doit le faire complètement, sans que la question du secret médical le paralyse puisque son intervention est celle de tout inspecteur et n'implique, vis-à-vis de l'administration dont il est le représentant, aucune restriction. Le préfet tranche la difficulté en dernier ressort, en faisant procéder, au besoin, à un nouvel examen de la nourrice.

Double allaitement. — L'article 25 du décret interdit à juste titre le double allaitement, sauf autorisation spéciale *écrite* du médecin-inspecteur.

Cette autorisation ne doit être accordée que très rarement ; dans le cas, par exemple, d'une forte nourrice qui peut allaiter deux jumeaux débiles, dès leur naissance.

Blot, de l'Académie de médecine, a dit à ce sujet, lors de la discussion de la loi Roussel : « Une femme, bonne laitière, peut nourrir deux enfants mais *suc-*

cessivement, l'un pendant six à sept mois, l'autre pendant douze à quatorze mois. C'est ainsi que les bonnes nourrices peuvent nourrir *l'un après l'autre* leur enfant et un nourrisson étranger. Quant à l'allaitement simultané de deux enfants, sa possibilité doit être considérée comme tout à fait exceptionnelle. En règle générale, il ne pourra avoir lieu qu'à la condition de sacrifier l'un des deux enfants, ou de les faire souffrir tous les deux : aussi doit-il être proscrit. » (Travaux préparatoires de la commission, 15 déc. 1873.)

Pour les sevreuses et gardeuses point n'est besoin d'être aussi sévère à cet égard, à condition que la femme jouisse d'une très bonne santé et que son logis soit suffisamment grand (C. M. 15 juin 1877).

II — VISITES PÉRIODIQUES DE SURVEILLANCE

Nombre. — Les visites du nourrisson doivent avoir lieu, en général, une fois par mois, au domicile de la nourrice ou de la gardeuse, jusqu'à ce que l'enfant ait atteint l'âge de deux ans. Certains départements, cependant, exigent deux visites par mois en juillet, août et septembre; et la Seine, pour ses Enfants assistés soumis à la protection, fait faire trois visites par mois pendant les quatre premiers mois, une par mois, ensuite, jusqu'à un an, puis une tous les deux mois de un à deux ans. Mais, dans la majorité des départements la visite des nourrissons est mensuelle.

La première visite doit se faire dans un délai *maximum* de huit jours, à partir du moment où le médecin reçoit, de la mairie ou de la préfecture, l'avis officiel de l'arrivée de l'enfant dans sa circonscription — et non pas à partir de la délivrance du certificat à la nourrice.

Les autres visites se font dans le courant des mois

suivants, leur date étant laissée à la convenance du médecin-inspecteur (sauf pour les Enfants assistés de la Seine) qui les fait, en général, par tournées ou à l'occasion d'une visite à un malade voisin. Exceptionnellement, il est *toléré* que le médecin fasse deux visites à un nourrisson dans un même mois, pourvu que ces deux visites soient espacées d'au moins trois semaines et que le nombre total des visites, pour cet enfant, ne soit que de trois par trimestre.

Les consultations de nourrissons, dont nous nous occuperons dans le chapitre suivant, peuvent tenir lieu de visites domiciliaires dans une certaine mesure, mais non les remplacer complètement : nous reviendrons plus loin sur cette question.

Enfin, en dehors de ces visites, mensuelles ou plus fréquentes, il est d'autres visites qui peuvent avoir lieu, sur réquisition du maire, lorsqu'un nourrisson *malade* ne reçoit pas les soins qu'exige son état, mais ce ne sont plus des visites de surveillance.

Les visites périodiques, qu'on a pris l'habitude, fort blâmable, de ne pas considérer comme obligatoires, ont pour but de permettre au médecin-inspecteur de surveiller l'alimentation, l'hygiène et la santé des nourrissons, de donner les conseils que nécessite leur état, et de surveiller la nourrice en ce qui peut intéresser le nourrisson, notamment les règles, la grossesse, une maladie, etc. Là se termine le rôle du médecin-inspecteur, *même en cas de maladie* — sauf toutefois s'il intervient sur réquisition du maire ou s'il s'agit des pupilles de l'Assistance qui, tout en étant protégés par la loi Roussel, sont soignés, en cas de maladie, aux frais de leur tuteur commun : l'administration.

SURVEILLANCE DU NOURRISSON. — *Première visite.* — La première visite du nourrisson, qui se fait dans les huit jours du placement, est des plus importantes, tant au point de vue de l'enfant pour lequel il peut être bon de fixer certains détails de l'allaitement et de l'hygiène, qu'envers la nourrice qu'il faut protéger contre une maladie contagieuse possible du nourrisson, une syphilis héréditaire surtout.

Le nourrisson est toujours examiné nu. Le médecin doit s'attacher, au moins à cette première visite, à rechercher les différents signes d'*hérédo-syphilis* que nous avons rappelés plus haut; il doit également voir s'il n'existe pas d'anomalie ou de malformation congénitales : un *bec de lièvre*, en particulier, qui, s'il est simple et peu prononcé, gêne peu la tétée; mais, profond et compliqué, constitue une entrave sérieuse à la succion et demande l'adjonction d'une tétine longue ou même, parfois, du moins pendant les premières semaines, l'allaitement à la cuiller en portant de petites quantités de lait sur la base de la langue. Il doit rechercher encore s'il n'existe pas d'*éruption*, une *ophtalmie purulente*, une *hernie ombilicale* ou autre, une affection aiguë quelconque, etc.

Il serait à désirer que chaque médecin-inspecteur, muni d'un pèse-bébé portatif pût, dès cette première visite, *peser* exactement chaque nourrisson si c'est un nouveau-né : le poids de naissance ou celui de la première semaine (3 kilos environ, normalement) étant des plus utiles à connaître comme point de comparaison pour les pesées ultérieures.

Si le nourrisson a belle apparence (Voir p. 48), s'il ne présente aucun symptôme d'affection contagieuse ou organique, l'examen est rapide. Mais il s'agit parfois d'un bébé malade, âgé de quelques semaines ou mois; d'autrefois, d'un enfant prématuré (ce qui doit faire penser à de la syphilis maternelle) ou d'un enfant qui a souffert pendant la grossesse et qui présente de la *débilité congénitale* accusée par un poids très réduit, une peau ridée et duvetée, des ongles minces, la face plissée et simiesque, des fonctions imparfaites, etc. A ces malades ou débiles, il faut un régime approprié, des soins particuliers que le médecin-inspecteur indique minutieusement dès cette première visite, car la vie de ces enfants est entre les mains de mercenaires trop souvent imbues de routine, et dont l'éducation, quant à la puériculture, est tout à faire et demande au médecin un zèle et un dévouement trop peu secondés.

La visite se poursuit par l'examen du berceau et des conditions *d'hygiène de l'habitation*. Si le logis est par trop petit ou malpropre, mal aéré et insalubre, ce point doit être signalé d'urgence à l'administration.

Visites mensuelles. — Ces visites, parce qu'elles sont inopinées, obligent la nourrice à se tenir continuellement sur ses gardes et c'est là un de leurs modes d'action, si le médecin-inspecteur sait se montrer clairvoyant et de bon conseil. Sans perdre de vue la possibilité de découvrir des lésions *d'hérédo-syphilis*, il doit porter toute son attention sur les résultats de l'*alimentation*, sur l'*hygiène* et l'état de santé du nourrisson, surtout s'il s'agit d'allaitement artificiel.

Pour faire vite et bien, dans toutes ses visites mensuelles, le médecin-inspecteur doit d'abord faire délanger devant lui l'enfant et l'examiner nu, puis se faire présenter ses couches et voir le berceau. Si c'est nécessaire, d'autres investigations pourront se faire ensuite.

L'*aspect du bébé* renseigne, le plus souvent, d'emblée sur son état de santé : s'il a un air de prospérité, le teint frais et les joues pleines, le corps bien développé, la poitrine bombée et le ventre non saillant, si ses fesses et ses jambes sont fermes et marbrées, sa peau saine et sans rougeurs, s'il est lourd pour son âge — on peut être assuré que cet enfant se porte bien, est bien soigné et que son alimentation est bonne; la visite n'a pas besoin d'être bien approfondie : pesée si l'on peut, examen des couches afin de constater l'état des selles et leur couleur jaune d'or, visite du berceau pour s'assurer de la propreté du linge et c'est suffisant.

Mais si l'enfant est chétif, les chairs flasques, s'il ne « se fait pas » ou, plus : s'il a les fesses rouges d'intertrigo ou le ventre gros et étalé, s'il présente d'autres malaises, si son poids ne s'accroît pas normalement — c'est que son hygiène et son alimentation sont défectueuses ou qu'il est malade, et il entre dans les attributions du médecin-inspecteur de rechercher les causes de cet état afin de pouvoir donner à la nourrice les indications nécessaires pour y remédier et de prévenir l'administration si c'est une affection sérieuse. La visite doit être, dans ce cas, complète et minutieuse : examen du bébé et des conditions d'alimentation et, si c'est le cas, examen de la nourrice.

On peut alors constater chez les nourrissons des *hernies* (ombilicale, inguinale) dues à un développement insuffisant et que l'entourage attribue aux cris de l'enfant; de l'*eczéma impetigineux* (*croûtes de lait*) sec ou humide, du cuir chevelu et de la face qui tient en général à l'alimentation; des *érythèmes* variés, surtout dans la région ano-génitale (*intertrigo*) avec, parfois, des ulcérations et de l'infection du derme, qu'il faut se garder de prendre pour des lésions spécifiques, mais qui témoignent, souvent, de troubles gastro-intestinaux et, toujours, du manque de soins.

Il peut exister des *vomissements* peu sérieux, de la *diarrhée* simple, de la *constipation* (qui peut être signe d'un manque de lait); mais trop souvent on constate des troubles gastro-intestinaux plus graves : *gastro-entérites*, aiguës ou chroniques (vomissements, diarrhée verte, etc.) qui sont, de beaucoup, la cause de mortalité infantile la plus fréquente. Voici une statistique, due à MM. Balestre et Gilletta de Saint-Joseph (de Nice), qui donne, pour toutes les villes de France, la cause de la mortalité des enfants de zéro à un an :

Diarrhées	385	sur 1.000 décès
Affections pulmonaires	147	—
Débilité congénitale	170	—
Maladies contagieuses	50	—
Tuberculose	25	—
Divers	223	—

C'est donc la diarrhée, la gastro-entérite, qui est le plus grand ennemi des nourrissons, c'est aussi le plus facilement évitable : l'effort principal de la Protection doit se porter contre lui et doit arriver à supprimer cette maladie du cadre des affections mortelles.

En présence d'une diarrhée ou d'une gastro-entérite chez un de ses nourrissons, le médecin-inspecteur peut penser à la dentition qui est parfois responsable, mais bien plus souvent à un vice de l'alimentation, un excès surtout, qu'il faut découvrir et éviter. Si l'enfant est au sein : les tétées trop longues ou surtout trop rapprochées, une alimentation autre que le lait, du côté du nourrisson ; l'inobservance du régime, les règles, une grossesse ou une maladie de la nourrice, peuvent être incriminées. Si, comme c'est le cas le plus fréquent, il s'agit d'allaitement artificiel, il faut penser de suite 1º à un *excès d'alimentation* dû à la quantité de lait donnée (un litre de lait, par jour, est un maximum après six mois, par biberons toutes les deux heures) ou à l'absorption d'aliments non appropriés à l'âge de l'enfant; ou 2º à une *altération de qualité* du lait provenant

soit des vaches qui sont malades ou nourries de tour-
teaux, de drèches, soit d'un défaut dans le mode de
préparation (ébullition, stérilisation, pasteurisation,
humanisation, etc.), soit surtout dans les conditions de
présentation : biberons mal nettoyés, biberons à tube
(dont la vente est formellement interdite par la loi du
6 avril 1910), biberons inachevés qu'on redonne à l'enfant, etc., — toutes causes de fermentations du lait qui
prennent une importance extraordinaire pendant les
chaleurs, en juillet, août et septembre surtout, époque
du *choléra infantile* mortel.

Si la *gastro-entérite chronique* date de quelques semaines, elle s'accompagne souvent *d'athrepsie*, cachexie spéciale qui se traduit par un amaigrissement
et un affaiblissement rapides, de la diarrhée à selles
muqueuses et sanguinolentes, intertrigo, muguet, etc.,
pour aboutir, plus tard, à des troubles dystrophiques
inquiétants : le ventre est ballonné avec éventration,
les poignets sont « noués », les côtes aussi à leur attache
sternale; le thorax est amaigri et les jambes sont
rapidement arquées si l'enfant s'essaie à marcher; la
fontanelle antérieure tarde à s'oblitérer et les bosses
frontales sont proéminentes : c'est le *rachitisme* dont il
faut rendre presque toujours responsable la surali-
mentation des nourrissons.

Le *scorbut infantile* ou *maladie de Barlow*, qui ressemble à une poussée aiguë de rhumatisme avec ecchymoses gingivales chez les enfants qui en sont atteints après l'éruption des dents, et qui est dû aux
laits préparés est enfin à signaler parmi les affections
que le médecin-inspecteur peut rencontrer chez les
nourrissons, en dehors des maladies aiguës diverses :
des *fièvres éruptives* en particulier, des traumatismes,
des grippes, angines, bronchites, etc.

Au cours de ses visites le médecin doit se préoccuper

de la *vaccination* de l'enfant et indiquer à la nourrice l'époque où elle devra se pratiquer; cette question est traitée dans un des chapitres suivants.

SURVEILLANCE DE LA NOURRICE. — Si l'enfant prospère et se porte bien, si ses pesées indiquent une augmentation régulière du poids, point n'est besoin de s'occuper de la nourrice; mais si l'enfant ne va pas bien, ne « se fait » pas, perd du poids ou présente des troubles gastro-intestinaux ou autres, l'examen de la nourrice est nécessaire à chaque visite de surveillance.

C'est peut être un défaut d'hygiène de la nourrice, ou des écarts de régime qui en sont cause, ou peut être le lait qui est trop vieux ou qui « passe »; d'autrefois c'est l'apparition des règles qu'il faut incriminer ou une grossesse qui commence ou encore un mauvais état de santé : le médecin-inspecteur doit élucider ces divers points dans l'intérêt du nourrisson.

Nous n'insisterons pas sur l'hygiène et le régime des nourrices qui leur sont, d'ailleurs, indiqués dans l'instruction académique (Voir p. 28) que reproduisent certains livrets de nourrice. On sait, d'autre part, qu'au delà de quinze mois, le lait, normalement, diminue en quantité et qualité et peut devenir doublement insuffisant; il peut aussi diminuer avant l'âge, sous l'influence d'une maladie ou d'une grossesse, à laquelle il faut toujours penser dans ce cas.

Lorsque la nourrice a *peu de lait*, ses seins sont flasques et la glande, surtout, est peu dure; on fait difficilement jaillir du lait par la pression, même au moment des tétées, et ce lait est aqueux, bleuâtre. L'enfant est obligé de faire de nombreuses succions avant de déglutir et il s'endort au sein, sans avoir dégluti souvent; les tétées sont longues : vingt minutes et plus; il existe fréquemment de la constipation du bébé. Enfin les pesées, avant et après chaque tétée, peuvent renseigner sur la quantité de lait absorbée chaque fois, mais surtout les pesées hebdomadaires indiquent une déperdition régulière du poids du nourrisson qui confirme le dépérissement et le mauvais état général de cet enfant.

a) *Règles*. — L'*apparition des règles* chez la nourrice est un phénomène des plus fâcheux car, outre qu'il indique une lactation médiocre, il provoque au moment des règles un changement de qualité du lait qui devient séreux, bleuâtre et fatigue parfois sérieusement l'enfant pendant deux à trois jours (cris, fièvre, coliques, selles verdâtres, etc.). Ces troubles ne nécessitent pas, en général, la cessation totale de l'allaitement; il suffit, le plus souvent, de faire les tétées courtes et espacées pendant cette période, remplacées même, si l'enfant a plus de six mois, par quelques bouillies légères, pour que l'enfant ne se ressente pas trop de l'indisposition de sa nourrice. Cependant, si la fatigue éprouvée chaque fois par le bébé est trop grave, si des troubles gastro-intestinaux persistent avec mauvais état général et dépérissement; même, s'il y a des croûtes de lait persistantes, il est bon de conseiller aux parents, par l'intermédiaire de l'administration, un changement de nourrice;

b) *Grossesse*. — La *grossesse* de la nourrice exige la cessation immédiate de l'allaitement, bien que cet état n'entraîne parfois de modifications sérieuses du lait que vers la fin; mais le plus souvent, dès le début, la nourrice éprouve des malaises et l'enfant est malade, prend la diarrhée, cesse de prospérer : il faut absolument changer la nourrice.

Le diagnostic est facile lorsque la nourrice qui avait

ses règles, ne les a plus; mais on sait qu'une nourrice peut parfaitement devenir enceinte sans avoir repris ses règles et alors le *diagnostic précoce de la grossesse* est assez difficile, surtout si la nourrice dissimule son état et fournit des renseignements erronés. La diarrhée verte, les coliques, le dépérissement de l'enfant, la diminution de la secrétion lactée chez la nourrice et la présence des malaises habituels mettent un peu sur la voie, mais le diagnostic ne s'établit que par l'examen direct de la femme : la coloration violacée de la muqueuse vulvo-vaginale; au toucher : le ramollissement du col , les battements artériels vifs de chaque côté du col (signe de Chopart); au toucher et palper combinés : à partir du second mois, l'augmentation de volume de l'utérus dans ses dimensions transversale et antéro-postérieure; l'élasticité du corps utérin qui permet aux doigts placés dans le cul-de-sac postérieur du vagin de percevoir, proche, à travers la paroi abdominale, la main qui palpe au-dessus du pubis (signe d'Eghart) — sont des signes qui permettront le diagnostic précoce de la grossesse. A une période plus avancée, le volume du ventre et l'apparition des « signes de certitude » rendent le diagnostic simple;

c) *Maladies.* — Les *maladies graves* ou douloureuses de la nourrice exigent également la cessation de l'allaitement, ou quelquefois seulement un arrêt momentané, en particulier : les grosses crevasses, les abcès du sein, un amaigrissement progressif et continu, l'anémie, les métrorrhagies persistantes, une dyspepsie grave, les troubles nerveux intenses, etc., affections assez fréquentes chez les nourrices. D'autre part la tuberculose, la syphilis, une tumeur maligne, un grand traumatisme, etc., toutes les affections aiguës graves qui peuvent survenir, surtout si elles sont contagieuses, entraînent le changement immédiat de la nourrice ou de la gardeuse malade.

Même, la présence au foyer de la nourrice ou de la gardeuse d'un malade atteint de maladie contagieuse : tuberculose, syphilis, fièvre éruptive ou autre, doit entraîner ou l'éloignement définitif du malade avec désinfection soigneuse du logement, ou l'éloignement du nourrisson.

Visite des garderies. — Certains départements qui possèdent, dans les villes et les cités ouvrières, des *garderies* où sont surveillés les jeunes enfants pendant que les parents travaillent, ont soumis ces garderies aux visites mensuelles des médecins-inspecteurs.

Cette inspection se rapproche plus de celle qui se fait dans les écoles que de l'inspection des nourrissons, et l'aération, l'éclairage, la ventilation, le cube d'air, la propreté et l'hygiène du local, d'une part; l'examen rapide des enfants au point de vue de la propreté et des maladies transmissibles, d'autre part, constituent les points principaux sur lesquels le médecin-inspecteur doit porter son attention. Ces diverses questions sont rappelées, en détail, au chapitre qui a trait à l'inspection médicale des écoles, nous ne nous y attarderons pas.

Ces visites donnent lieu aux mêmes honoraires que celles du service de la protection.

CONTROLE ET SANCTION DES VISITES. — Dans le but de contrôler les visites médicales et, aussi, d'être renseignée sur l'état de chaque nourrisson, l'administration, — par l'intermédiaire de la préfecture à Paris et à Lyon, de la mairie dans les autres communes — remet à chaque nourrice, sevreuse ou gardeuse qui prend un nourrisson, un livret dit *carnet de nourrice*, qu'elle doit

conserver pendant tout le temps qu'elle garde cet enfant.

Carnet de nourrice. — Le carnet de nourrice porte
diverses mentions (art. 30 du décret), entre autres : la
copie ou la minute même des divers certificats délivrés
à la nourrice et au nourrisson par les médecins, le maire,
l'inspecteur départemental; le texte de la loi et des
règlements départementaux sur la protection des enfants du premier âge, en ce qui regarde la nourrice;
parfois, et c'est une excellente chose, le relevé de l'instruction sommaire de l'Académie de médecine sur
l'hygiène et l'alimentation des enfants, document que
nous reproduisons page 28. Le carnet de nourrice porte
encore : soit quelques pages blanches, avec colonnes,
sur lesquelles le médecin-inspecteur date, signe à chacune de ses visites et note ses observations qu'il reproduit sur un des bulletins de visite, d'un carnet à
souche qu'il a entre les mains, bulletins qui sont
adressés à l'inspection départementale; soit, le plus
souvent, vingt-quatre *bulletins de visite détachables*
(Voir p. 57); le médecin détache un de ces bulletins à
chaque visite, et l'envoie à l'inspection départementale
soit après chaque visite, soit à la fin du mois, selon les
départements, après avoir noté dessus l'état de santé
du nourrisson et les observations qu'il peut avoir à
faire touchant l'enfant ou la nourrice.

En cas de *maladie grave* de l'un des deux, ou s'il y a
lieu, pour une raison quelconque, de retirer d'urgence
le nourrisson de chez la nourrice, le bulletin de visite
ou même un rapport spécial doit être adressé le *jour
même* à l'inspecteur départemental, en franchise postale, signalant le fait constaté et indiquant les mesures
à prendre.

Car le médecin-inspecteur a un rôle exclusivement

ASSISTANCE PUBLIQUE DU DÉPARTEMENT

d..

PROTECTION DU PREMIER AGE

Carnet N°

BULLETIN DE VISITE

Commune d..

Visite ou consultation du...19

Nom de l'enfant..

État de santé..

OBSERVATIONS :

....

....

....

Signature du Médecin-Inspecteur,

Feuille à renvoyer à l'Inspecteur de l'Assistance publique **dans le délai réglementaire,** et à transmettre **le jour même** si l'état de l'enfant présente un **danger quelconque.**

médical et non administratif, il n'a donc pas à prendre lui-même de mesures, même urgentes, vis-à-vis des nourrissons ou des nourrices, il doit simplement les provoquer. Et l'avertissement aux parents que l'enfant a besoin de soins médicaux ou qu'il y a lieu de le retirer de chez la nourrice, le retrait de l'autorisation accordée à une nourrice d'élever un enfant de moins de deux ans, émanent de la préfecture; à plus forte raison les sanctions judiciaires prévues à l'article 9 de la loi Roussel et aux articles 319, 320 et 352 du Code pénal (1).

Le médecin-inspecteur n'a même pas à donner spontanément ses soins à un nourrisson ou à une nourrice malades : les parents prévenus directement par l'administration ou les nourriciers, doivent faire le nécessaire et appeler, *à leurs frais*, le médecin de leur choix.

En aucun cas le médecin-inspecteur ne doit se faire envoyer le carnet de nourrice, ni inscrire sur le carnet plusieurs visites ou détacher plusieurs bulletins le même jour.

Soins en cas de maladie. — Nous venons de voir que lorsqu'un nourrisson est malade, il appartient à la nourrice ou aux parents de le faire soigner par leur médecin et à *leurs frais;* et la responsabilité de la nour-

---

(1) *Code pénal.* — ART. 319. — Quiconque, par maladresse, imprudence, négligence ou inobservation des règlements, aura commis involontairement un homicide, ou en aura involontairement été la cause, sera puni d'un emprisonnement de trois mois à deux ans et d'une amende de cinquante francs à six cents francs (50 à 600ᶠ).

ART. 320. — S'il n'est résulté, du défaut d'adresse ou de précaution, que des blessures ou coups, le coupable sera puni de six jours à deux mois d'emprisonnement et d'une amende de seize à cent francs (16 à 100ᶠ), ou de l'une de ces deux peines seulement.

ART. 352. — Ceux qui auront exposé et délaissé en un lieu non solitaire un enfant au-dessous de l'âge de sept ans accomplis seront punis d'un emprisonnement de trois mois à un an et d'une amende de seize francs à cent francs (16 à 100ᶠ).

rice est engagée et l'expose à des poursuites judiciaires (C. pén., art. 319) lorsque son nourrisson étant décédé, il est prouvé qu'elle n'a pas fait appeler un médecin pour soigner l'enfant malade et que sa négligence a causé la mort de cet enfant.

Si c'est le médecin-inspecteur qui est appelé auprès du petit malade il intervient alors comme praticien et les honoraires lui sont dus, par les parents, comme à tout autre médecin. C'est là, parfois, l'origine de petites discussions, plutôt désagréables, entre le médecin et les parents mal renseignés qui croyaient que cette visite médicale faisait partie du service de la protection. Fort heureusement, le carnet de nourrice porte une mention spéciale à ce sujet et il suffit, le plus souvent, au médecin de faire lire cette note aux récalcitrants pour les convaincre et recevoir les honoraires dus. Mais il arrive trop fréquemment que ce soient des parents ou des nourriciers indigents qui, de bonne foi — du moins le disent-ils — ont, directement, appelé le médecin-inspecteur pour soigner un nourrisson malade; dans ce cas, les honoraires ne sont jamais payés et le médecin en est pour sa perte de temps et ses frais de transport.

Lorsque, au contraire, il s'agit de parents *indigents* qui s'adressent à la mairie, ou lorsque le maire prend sur lui de faire visiter un nourrisson malade, la loi reconnaît au maire le droit de requérir le médecin-inspecteur ou, à son défaut, le médecin dont le domicile est le plus rapproché de celui du petit malade, pour le soigner. Dans ce cas, les honoraires médicaux sont portés sur le budget du service de la protection, mais non la fourniture des médicaments dont ne parle pas la loi de 1874.

Or, imposer cette dépense à la nourrice ou aux parents indigents, c'est s'exposer, souvent, à ne voir le traitement qu'imparfaitement suivi par négligence ou défaut de ressources. Il est donc préférable, à tous les points de vue, que le maire, du moment qu'il juge nécessaire la visite du médecin, donne également à ce petit indigent, les médicaments prescrits et, dans ce but, inscrive d'urgence cet enfant sur la liste d'assistance médicale gratuite (A. M. G.) de la commune.

Si l'enfant n'appartient pas, par son domicile de secours, à la commune dans laquelle il est soigné, cette commune a un droit de recours contre le département pour le remboursement, au moins partiel, des frais de maladie. S'il est reconnu, après enquête, que la situation des parents leur permet de supporter les frais de traitement de leur enfant, un recours devra être dirigé contre eux par le préfet, à l'effet d'obtenir le remboursement de ces frais. Le maire ne doit donc pas hésiter à inscrire à l'A. M. G. les nourrissons de sa commune qui sont malades et indigents.

Les enfants assistés, soumis eux aussi aux visites de protection, ont droit aux soins médicaux payés par l'administration au tarif de l'A. M. G., lorsqu'ils sont malades ; ceux du département de la Seine sont soignés par les médecins-inspecteurs du service : nous reviendrons sur leur cas, au chapitre III.

Décès d'un nourrisson. — Les articles 11 et 14 du décret rendent obligatoire la constatation du décès, par le médecin-inspecteur, de tout enfant soumis à la protection. Le maire prévient directement le médecin-inspecteur de la circonscription ou, à son défaut, requiert le médecin le moins éloigné de la résidence de l'enfant. Le médecin doit remettre à la nourrice ou à la famille un bulletin mentionnant la date et les causes du décès ; et le permis d'inhumer doit être rigoureusement refusé si ce bulletin médical de décès n'est pas produit.

Dans les communes où fonctionne un service municipal de constatation des décès, la constatation, par le médecin du service de la protection, n'est en général pas demandée.

Cessation des visites périodiques. — Dès qu'un enfant protégé est retiré de chez sa nourrice, ou s'il meurt ou lorsqu'il a atteint l'âge de deux ans, époque à laquelle cesse la protection légale, la nourrice doit rendre immédiatement son carnet à la mairie qui, aussitôt, prévient l'inspection départementale, laquelle, à son tour, informe, sans retard, le médecin-inspecteur que l'enfant X... n'appartient plus au service de la protection et qu'il n'a plus à être visité périodiquement.

Malheureusement les mairies mettent parfois peu d'empressement à prévenir la préfecture de la rentrée d'un carnet, quand ce n'est pas la nourrice qui a oublié de le rendre — et il arrive, assez fréquemment, lorsque le médecin se présente chez une nourrice, pour visiter son nourrisson, d'apprendre que celle-ci a changé d'adresse ou que l'enfant a été retiré depuis quelques jours par ses parents, ou que, pour une autre raison, il n'est plus là ; et c'est une déconvenue et une perte de temps fort désagréables, encore que la visite soit comptée comme effective, au point de vue des honoraires.

III — PARTIE ADMINISTRATIVE

La partie administrative du service de la protection, en ce qui concerne le médecin-inspecteur, a été déjà indiquée au cours des explications qui précèdent, ce qui nous permettra d'être plus bref. Elle consiste en la réception, la délivrance ou l'envoi d'avis, de certificats, de bulletins et de rapports de tous ordres, qui s'échangent le plus souvent entre l'inspection départementale et le médecin-inspecteur; et en l'assistance aux réunions de la commission locale.

Pièces et rapports. — Les pièces reçues de l'inspection, sont les *avis de placement* ou de changement d'adresse d'un enfant en nourrice dans la circonscription, avec invitation d'avoir à lui faire les visites réglementaires; ou les *avis de retrait* du service, d'un enfant pour cause de mutation, retrait, limite d'âge ou décès, afin de cesser les visites. Il est bon de conserver ces avis, ou, du moins, d'en prendre note immédiatement si l'on ne veut pas s'exposer à oublier certaines visites nouvelles ou à en faire d'inutiles, lors de la prochaine tournée.

Plus nombreuses sont les formalités qu'a à remplir le médecin-inspecteur et pour lesquelles il jouit de la franchise postale, s'il y a lieu :

1º *Délivrance des certificats de nourrice,* sevreuse ou gardeuse, dont nous avons déjà parlé. Ces certificats, selon les départements, se libellent directement sur le carnet de la nourrice et c'est préférable, ou se détachent d'un carnet à triples souches (Voir p. 43) que la préfecture fournit aux médecins-inspecteurs. L'une des souches est remise immédiatement à la nourrice si l'examen est satisfaisant; la seconde est adressée, *dans tous les cas* (acceptation ou rejet de la nourrice), à la préfecture soit de suite, soit à la fin du mois selon les départements; la troisième reste attachée au carnet;

2º *Tenue d'un registre* où sont inscrits les noms des nourrices, sevreuses ou gardeuses de la circonscription avec le nom de leur nourrisson et les renseignements et observations qui leur sont relatifs (art. 40 du décret);

3º *Notation des visites périodiques* sur le carnet de nourrice en datant, signant et indiquant les observations dans les colonnes spéciales; ou bien, plus souvent, en détachant de ce carnet un des 24 *bulletins de visite* (Voir p. 57) sur lequel on date, signe et inscrit les observations;

4º *Envoi après chaque visite* ou dans les trois jours qui suivent, à l'inspection départementale, dans certains départements :

a) Des bulletins de visite détachés du carnet de nourrice ou du carnet spécial qu'a le médecin-inspecteur dans quelques départements;

b) Et des souches de certificats de nourrice.

5º *Rapport d'urgence* adressé à l'inspection départementale lorsqu'un enfant est en danger, de son propre fait ou du fait de la nourrice, avec indication de ce qu'il convient de faire;

6º *Envoi mensuel* à la préfecture (dans les départements où cet envoi ne se fait pas après chaque visite) des :

a) Bulletins de visite détachés, pendant lᵉ mois écoulé, des carnets de nourrice (Voir p. 57) ou des carnets à souche du médecin (selon les départements);

b) Bulletins spéciaux aux cas où des nourrissons n'ont pu être visités (Voir p. 64), pour une raison quelconque : absence, retrait dont le médecin n'est pas encore prévenu; ou pour le cas où, le carnet de la nourrice étant égaré, le bulletin de visite ne peut être détaché, l'enfant ayant été visité. Ces bulletins sont mis à la disposition du médecin par l'Administration; ils doivent mentionner la cause pour laquelle on les emploie. Ils donnent droit aux mêmes honoraires que les visites effectives;

c) Soit la liste des nourrices examinées dans le mois, soit la deuxième souche de chacun des certificats de

RÉPUBLIQUE FRANÇAISE

DÉPARTEMENT

d

—

PROTECTION

DES

ENFANTS DU PREMIER AGE

BULLETIN

*à produire en exécution du Règlement départemental
du Service de la Protection des Enfants du premier âge*

Nom et prénoms de l'enfant :

Noms de la nourrice :

Résidence :

Causes pour lesquelles l'enfant n'a pu être visité :

, le 19

Le Médecin-Inspecteur,

nourrices (Voir p. 43) détachée du carnet spécial que possède le médecin; cette deuxième souche étant adressée à la préfecture même si le certificat a été refusé à la nourrice;

d) Ces bulletins divers sont classés par commune, et sont, en général, résumés dans un *bordereau d'envoi* récapitulatif (Voir p. 66) indiquant le nombre de bulletins et le nombre de certificats par commune de la circonscription; ensuite le total pour toute la circonscription. Le tout est adressé, en franchise, à la préfecture (service de l'inspection départementale d'assistance publique) dans les cinq premiers jours du mois suivant;

7° *Rapport annuel* ordonné par la loi, qui doit être rédigé dans les premiers jours de janvier et transmis à la préfecture, où il sert à l'établissement du rapport annuel que l'inspecteur départemental présente au conseil général, sur la marche de son service.

Ce rapport, qui se rédige sur un imprimé adressé en décembre, par la préfecture à chaque médecin-inspecteur, comporte d'abord la réponse à un certain nombre de questions :

Le médecin-inspecteur est-il généralement avisé dans le délai prescrit par l'article 24 du décret, du placement des enfants dans sa circonscription?

Combien d'avis de placement a-t-il reçus?

Est-il régulièrement averti des changements de domicile des nourrices, des retraits et décès de nourrissons?

Combien de visites réglementaires mensuelles ont été effectuées dans l'année?

Combien d'enfants ont été l'objet de ces visites?

Combien de visites médicales ont été faites sur réquisition du maire?

Combien d'enfants ont été l'objet de visites sur réquisition?

RÉPUBLIQUE FRANÇAISE

Service de M. le Docteur..

médecin à..

———— ◦◦❌◦◦ ————

DÉPARTEMENT

d..

[PROTECTION

DES

ENFANTS DU PREMIER AGE

BORDEREAU D'ENVOI

des Bulletins de visite

et des Souches de Certificats médicaux

du mois d..*19*

COMMUNES	NOMBRE de certificats	NOMBRE de bulletins
Total		
Total général		

MM. les Médecins sont priés de classer les bulletins de visite et les certificats par commune et de les encarter dans le présent bordereau d'envoi.

Afin de permettre de distinguer plus facilement les bulletins de chaque commune de ceux de la commune suivante, ils sont priés, soit de plier en deux le premier bulletin de chaque commune et d'y placer (sans les plier) les autres bulletins de la même commune, soit de séparer par une bande les bulletins de chaque commune de ceux de la suivante,

Combien de décès d'enfants protégés le médecin-inspecteur a-t-il constatés?

Quel est le mode d'alimentation le plus généralement employé?

Combien d'enfants sont soumis à chaque mode d'alimentation : au sein? Au biberon? Au petit pot? A l'allaitement mixte? Combien d'enfants sevrés?

Combien d'enfants étaient déjà vaccinés avant la première visite du médecin-inspecteur?

Combien d'enfants ont été vaccinés après cette première visite?

Les nourrices montrent-elles de la résistance à faire vacciner l'enfant?

Combien de nourrices se sont plaintes au médecin-inspecteur de ne pas recevoir le salaire promis par les parents?

En dehors de ces questions, le rapport comporte les observations générales que le médecin-inspecteur peut avoir à faire au sujet de son service, sur : les maladies régnantes, les épidémies, les causes générales de la mortalité infantile, les vœux et améliorations qu'il propose, l'indication des nourrices en contravention et celles qu'il propose pour une récompense, les résultats de l'application de la loi Roussel dans sa circonscription; sur ses consultations de nourrissons, s'il en a : leur marche, leur population, leurs résultats, etc.

8° *Propositions de récompense pécuniaire en faveur des bonnes nourrices,* qui se font à la fin de chaque année et sont présentées au Comité départemental de la Protection des enfants du premier âge qui accorde les récompenses. Ces récompenses consistent en une somme variant de 10 à 30 francs, allouée aux quinze ou vingt nourrices, dans chaque département, qui se sont distinguées par leur désintéressement, leur dévouement ou leurs bons soins à des nourrissons malades ou non.

Les propositions se font sur des imprimés spéciaux et doivent signaler, outre les services particuliers de la nourrice proposée : le nombre d'enfants élevés antérieurement et le mode d'alimentation, le nombre d'enfants décédés chez la nourrice (toute nourrice qui a eu, antérieurement, deux nourrissons décédés chez elle ne devra jamais être proposée pour une récompense), le montant de la récompense pécuniaire proposée, et enfin l'assurance que la nourrice ne fait pas usage du biberon à tube;

9° *Assistance aux réunions de la commission locale de protection*, de la circonscription; c'est, en général, la moins ardue des formalités qu'a à remplir le médecin-inspecteur car, le plus souvent, cette commission n'existe pas, ou ses attributions sont dévolues au bureau de bienfaisance qui délaisse ce côté intéressant de son rôle; et l'on ne peut que regretter que ce rouage important de la loi fonctionne aussi mal, ou plutôt ne fonctionne pas du tout.

Franchise postale. — Le médecin-inspecteur jouit de la franchise postale pour toutes les pièces et rapports qu'il adresse à l'administration départementale concernant le service de la protection des enfants du premier âge. Il n'a qu'à mentionner sur l'enveloppe :

Service de la protection des enfants du premier âge

———

Le médecin-inspecteur de la circonscription d ....
(Signature)

Il en est à peu près de même pour correspondre avec les mairies. Un député avait demandé au ministre des travaux publics, des postes et des télégraphes si, en raison des difficultés qui s'élèvent souvent entre des médecins, des maires, d'une part, et des receveurs des postes, d'autre part, au sujet de la franchise postale, les médecins et les maires ayant à traiter des questions délicates et confidentielles d'assistance et d'hygiène publique peuvent correspondre entre eux et avec le juge de paix sous enveloppe fermée. Le ministre a fait à cette question écrite la réponse que voici :

« D'une manière générale, les médecins ne possèdent aucun droit de franchise postale.

« Seuls les médecins des épidémies et les médecins-inspecteurs du service de la protection des enfants du premier âge peuvent correspondre en franchise avec les maires, les premiers sous pli ouvert, avec faculté de fermer en cas de nécessité; les seconds seulement sous pli ouvert, et uniquement pour la correspondance relative au service de la protection des enfants du premier âge, avec obligation de porter sur la suscription des plis la mention : « Service de la protection des enfants du premier âge ».

Ces dispositions sont également applicables à la correspondance des maires avec les médecins susvisés; ceux-ci ne sont en aucune manière autorisés à correspondre en franchise avec les juges de paix (*Bulletin sanitaire de l'Algérie*, 15 nov. 1910).

Sanctions. — Nous avons dit que le préfet avait le droit, à tout moment, de suspendre ou de casser de ses fonctions un médecin-inspecteur qui ne ferait pas ou ferait mal son service. C'est une sanction qui est prise rarement, mais qui l'est quelquefois. Est-ce la seule qui menace le médecin-inspecteur? Oui, du côté de l'administration.

Mais un exemple récent nous prouve qu'un médecin-inspecteur peut être poursuivi par les parents d'un nourrisson, *pour n'avoir pas fait à leur enfant les visites réglementaires, ne pas s'être rendu à l'appel de la nourrice pour le soigner lors de sa dernière maladie, et être cause par une négligence de la mort de cet enfant* — articulaient les parents. Disons de suite qu'on des considérants très bien motivés et qui rapportaient les poursuites à leur vraie raison : la politique, — un jugement du tribunal correctionnel de Lyon (11 juillet 1910) et un arrêt de la cour d'appel de Lyon (6 décembre 1910), ont acquitté complètement le médecin-inspecteur et condamné le père à 1 franc de dommages-intérêts réclamé par le médecin et à tous les dépens, pour abus de citation directe.

Il n'existe pas d'autre exemple, à notre connaissance, de poursuites de ce genre exercées contre un médecin-inspecteur; il est probable que les jugements de Lyon empêcheront les parents de mauvaise foi de les renouveler.

IV — HONORAIRES — DESIDERATA

Honoraires. — Dans certains départements, les médecins-inspecteurs sont rétribués par abonnement, dans d'autres, par visite; c'est ce dernier mode, le plus rationnel, qui est le plus souvent adopté, mais il faut le dire de suite : à un tarif parfois dérisoire.

Chaque certificat de nourrice est payé, en général, 1 franc. Chaque visite périodique à domicile est le plus souvent payée 1 franc ou 1f 50. Certains départements, la Haute-Garonne, par exemple, paient 3 francs les visites faites dans une commune autre que celle où réside le médecin-inspecteur, mais ils sont rares; d'autres, également rares, paient la première visite double, si elle est faite dans les trois jours de l'avis de placement : la Meuse, par exemple.

Pour le certificat de nourrice qui n'exige aucun déplacement, ces honoraires peuvent être acceptés; mais pour les visites domiciliaires : 1 franc ou 1f50, c'est vraiment trop peu si l'on songe que certains nourrissons sont placés, parfois, à 8 ou 10 kilomètres, et plus, du domicile du médecin. Il est vrai que celui-ci a la faculté, sauf pour la première visite qui doit être prompte, de visiter ses nourrissons, alors qu'une visite médicale à un malade l'amène près du domicile de la nourrice; mais cela est bien aléatoire, et c'est assurément la raison pour laquelle certains nourrissons, trop isolés, ne sont que très rarement ou jamais visités et que la loi Roussel ne donne pas tous les résultats qu'on est en droit d'attendre d'elle.

Qui est responsable de cet état de choses ? Les conseils généraux qui n'ont pas répondu à l'appel que leur adressait, le 5 août 1890, le Pouvoir central, par la circulaire de M. Monod, directeur de l'assistance publique, que nous aurions voulu citer tout entière (Voir p. 26) et qu'il est intéressant de relire.

Mémoire. — Les honoraires du médecin-inspecteur se paient sur envoi à la préfecture d'un *Mémoire* fait en double exemplaire, comprenant un ou plusieurs trimestres d'une même année. Lorsque la somme à payer est supérieure à 10 francs, l'un des exemplaires doit être établi sur papier timbré (D. 12 juillet 1893) à 60 centimes. L'administration met à la disposition de ses médecins des mémoires imprimés, sur lesquels on peut faire apposer par le receveur de l'enregistrement un timbre mobile de 60 centimes. Le mémoire doit détailler le nombre de visites périodiques faites (en séparant celles qui sont faites dans la commune

DÉPARTEMENT D

PROTECTION DES ENFANTS DU PREMIER AGE

MÉMOIRE
Pour le paiement des honoraires du Médecin-Inspecteur

Il est dû à M. ....

Médecin-Inspecteur à ....

pour le service de la protection des enfants du premier âge, pen-

dant le .... trimestre   de l'année 191 .

.... visites, à .... fr. l'une. . . . .

.... certificats délivrés aux nourrices à .... fr. l'un.

.... consultations de nourrissons à .... fr. l'une . .

          Coût du timbre de dimension (1) . . .

                    TOTAL. . . . .

CERTIFIÉ le présent mémoire, s'élevant à la somme totale de (2)

....

   A ...., le 191

                    Le Médecin-Inspecteur,
          (Signature) :

Vu et approuvé,   Vu et vérifié :

....   , le ....

   Pour le Préfet :   *L'Inspecteur départemental,*

Le Conseiller de préfecture, délégué,

(1) 60 centimes si le montant du mémoire dépasse 10 francs.
(2) Mettre la somme en toutes lettres.

où habite le médecin, de celles qui sont faites dans les autres communes, dans les départements où les honoraires ne sont pas uniformes pour toutes les visites), le nombre de certificats délivrés aux nourrices, enfin les allocations attribuées aux séances de consultations de nourrissons, là où elles existent. Nous en donnons un modèle à la page précédente.

Un bordereau de paiement est retourné quelque temps après au médecin-inspecteur qui n'a qu'à le présenter, acquitté, dans une caisse publique, pour être aussitôt payé.

Desiderata. — La loi Roussel, vieille de trente-six ans, n'a pas donné tout ce qu'on attendait d'elle, soit que la routine, l'indifférence et la force d'inertie de certaines nourrices et de quelques parents aient annihilé en partie les efforts et les conseils des médecins, soit que les pouvoirs publics n'aient pas suffisamment secondé ceux que leur situation, leurs connaissances et leur autorité mettaient le plus à même de faire observer la loi : les médecins-inspecteurs encore. Cette loi réclame donc de sérieux remaniements, admis par tous et auxquels on travaille, d'ailleurs. En ce qui concerne la partie médicale, et plus spécialement l'inspection, nous nous permettrons de formuler quelques *desiderata* qui auront, nous l'espérons, l'approbation de tous les médecins-inspecteurs :

1° *Des sanctions sérieuses seront prises envers les nourrices au sein qui prennent un nourrisson avant que leur enfant ait sept mois révolus.* — En dépit de l'article 8 de la loi, ces nourrices sont excessivement nombreuses, car elles ont, en commençant tôt, l'espoir de pouvoir nourrir, successivement, deux nourrissons. Leur propre nouveau-né est ainsi sacrifié, car elles négligent de le faire nourrir au sein par une autre nourrice, comme elles le doivent, et c'est la cause d'une excessive mortalité dans cette catégorie d'enfants qui méritent autant que les autres d'être protégés. La loi de 1904, sur le service des enfants assistés, défend (art. 24) que l'on confie à une nourrice un pupille, pour être élevé au sein, lorsque l'enfant de celle-ci a encore un impérieux besoin du lait de sa mère, car « si, pour sauver un nouveau-né, on sacrifie l'enfant de la nourrice, on voit bien ce que la morale y perd ; on ne voit pas ce que la société y gagne. »

2º *Les nourrices au sein doivent apporter leur enfant en venant se faire examiner pour obtenir le certificat d'aptitude à nourrir.* — Nous avons suffisamment développé, page 40, cette question, pour n'avoir pas à insister à nouveau ;

3º *Le nourrisson doit être visité avant d'être remis à la nourrice.* — Cet enfant risque, en effet, de ne pouvoir supporter les fatigues d'un voyage, si c'est un prématuré ou un débile ou si les conditions atmosphériques sont, à ce moment, trop rudes. D'autre part, pendant le délai de huit jours qui sépare la première tétée de la première visite du nourrisson, celui-ci a tout le temps, s'il est syphilitique, par exemple, de contaminer la nourrice et peut-être les autres enfants. Il est bon de préserver le nourrisson, mais la santé de la nourrice est tout aussi précieuse et intéressante : la visite préalable du nourrisson est donc doublement indiquée. Elle existe d'ailleurs pour les enfants assistés de la Seine, en particulier, qui sont placés en nourrice ;

4º *Les visites périodiques de surveillance seront obligatoires mais les honoraires seront augmentés.* — Il faut bien reconnaître que l'inefficacité relative de la loi tient à ce que les visites de surveillance ne sont pas faites toujours régulièrement et que nombreux sont les nourrissons éloignés qui ne sont presque jamais visités par le médecin-inspecteur. Et l'administration se rend tellement compte de l'impossibilité d'exiger ces visites avec les tarifs actuels d'honoraires, qu'elle préfère fermer les yeux. Or, si l'on veut que la protection des nourrissons soit vraiment efficace, il faut que la surveillance soit effective, que les visites soient obligatoires et contrôlées. Mais les honoraires du médecin-inspecteur seront augmentés et suffisamment rémunérateurs pour lui permettre de faire les visites domiciliaires régulièrement, quelle que soit la distance à laquelle demeure la nourrice ; et, en particulier, la première visite, si importante, et qui nécessite, le plus souvent, une vacation spéciale. Serait-ce trop demander que les honoraires de la première visite fussent payés au tarif de l'A. M. G. ; et les autres visites : 1ᶠ 50 par visite dans la commune où réside le médecin-inspecteur, et 3 francs dans les autres communes de sa circonscription ? Que les conseils généraux s'inspirent de la circulaire Monod : c'est là une dépense urgente dont les résultats seront féconds ;

5° Les visites de surveillance auront lieu deux fois par mois pendant les quatre premiers mois de la naissance et pendant les mois de juillet, août et septembre, la première année ; une fois par mois pendant les autres mois. La présence régulière aux consultations de nourrissons pourra tenir lieu d'une visite mensuelle, dans les mois à double visite. — Il est évident que la visite mensuelle actuelle ne permet pas une surveillance bien suivie et bien efficace du nouveau-né pour qui, cependant, un mauvais début est souvent irréparable, et pour qui, dans les mois de chaleur, les moindres fautes d'alimentation ont pour conséquence la gastro-entérite si fréquemment mortelle. C'est pourquoi il serait bon d'augmenter le nombre des visites de surveillance en les distribuant comme nous l'indiquons. Ces visites n'auront pas lieu à date fixe, comme dans le service des enfants assistés de la Seine, car l'inspection, pour être efficace, demande la surprise, ou plutôt la crainte de la surprise, de la part de la nourrice qui, toujours tenue en haleine, ne se relâche pas dans les soins qu'elle donne. Cette augmentation des visites domiciliaires pourrait ne pas se faire dans les circonscriptions où fonctionnent régulièrement des consultations de nourrissons;

6° *Les honoraires médicaux pour soins aux nourrissons seront garantis au médecin-inspecteur par le service de la protection.* — Trop souvent, nous l'avons dit, le médecin-inspecteur, appelé par des nourriciers ou des parents indigents pour donner des soins à un nourrisson malade, ne peut obtenir d'eux le règlement de ses honoraires. Il serait donc équitable que ces visites, faites pour le bien du service, fussent payées au médecin-inspecteur au tarif de l'A. M. G., lorsque les parents ne peuvent le faire eux-mêmes. Pour les visites ultérieures, le nourrisson malade serait admis au bénéfice de l'A. M. G.

On a demandé que *tous* les enfants protégés fussent inscrits sur la liste de l'A. M. G. Il y aurait là un abus et un surcroît de dépenses inutile pour ce service qui doit être réservé aux seuls indigents; nombreux sont les nourrissons qui appartiennent à des familles aisées qui n'ont aucun droit, et d'ailleurs ne le demandent pas, à participer aux secours réservés aux pauvres. Il serait suffisant d'inscrire à l'A. M. G. les nourrissons indigents;

7° *Réduire les écritures imposées au médecin-inspecteur.* — L'action du médecin-inspecteur réside surtout dans des actes : examens, visites de surveillance, soins et conseils; lui imposer un surcroît d'écritures administratives, c'est lui prendre un temps précieux et l'obliger à un travail pour lequel il n'est pas préparé et que les bureaux de l'inspection départementale feront mieux que lui.

Par exemple, un grand nombre de départements exigent que les bulletins de visite soient adressés à l'inspecteur départemental, le jour même de la visite, d'autres dans les trois jours. C'est imposer là au médecin inspecteur un travail d'écritures presque journalier qui gagnerait à n'être exécuté qu'une fois par mois, comme certains départements s'en contentent — les cas d'urgence mis à part, bien entendu;

8° *L'organisation de consultations de nourrissons dans tous les centres de circonscription, obligatoires pour tous les enfants soumis à la protection.* — Nous allons en parler plus longuement.

CHAPITRE II

CONSULTATIONS DE NOURRISSONS

Circulaire ministérielle relative à la création
de consultations de nourrissons *(12 mars 1907)*

Monsieur le Préfet, pour atténuer les rudes coups que
porte à la puissance de la nation la diminution progressive
de la natalité, les pouvoirs publics doivent redoubler
d'efforts dans la lutte entreprise contre la mortalité infantile. Il n'est pas de défense ayant une plus haute utilité
sociale et une plus grande force productive que celle de
la protection des enfants du premier âge et, dans cet ordre
d'idées, nulle mesure n'est à la fois plus efficace et moins
onéreuse que l'organisation méthodique des *consultations
de nourrissons.*

... L'enquête à laquelle j'ai récemment procédé a établi
les excellents résultats produits par les premières initiatives
et montré aussi le vaste champ qui reste ouvert de ce côté
à l'activité des pouvoirs publics...

La clientèle de la consultation comprendra d'abord
obligatoirement les nourrices soumises à la loi Roussel et
aussi toutes les mères auxquelles est accordé un secours
temporaire en vertu de la loi de 1904. Mais ce n'est point
assez : il faut y attirer aussi les mères ne rentrant point
dans ces deux catégories; une active propagande faite, et
par vous-même auprès des municipalités, et par quelques
médecins dévoués dans leur clientèle, suffira dans bien
des cas, — l'expérience l'a prouvé — pour apprendre aux
jeunes mères le chemin de la consultation. En rendant
publics, dans le département, par tous les moyens dont
vous pourrez disposer, les noms des communes où les premières initiatives auront été prises et les résultats qui y
auront été obtenus, en montrant à tous la rapidité avec

laquelle décroit en ces localités la mortalité infantile, il me paraît impossible que vous ne réussissiez point à triompher des plus routinières inerties et à créer un mouvement d'opinion qui vous aidera à vaincre les plus déterminées résistances.

Partout où des consultations de nourrissons auront pu être organisées, vous voudrez bien vous concerter avec M. l'inspecteur d'Académie pour intéresser à ces œuvres mesdames les Institutrices, pour les inviter à y accompagner leurs grandes élèves qui, déjà, au foyer familial, sont si souvent chargées de la garde de leurs frères et sœurs plus jeunes; les consultations de nourrissons seront pour elles de véritables « écoles de mères » où elles recevront sans effort l'enseignement le plus pratique et le plus sûr.

Ainsi sera atteint ce double but : sauver d'abord et de suite des milliers d'enfants de la meurtrière gastro-entérite, et préparer, pour l'avenir, des générations de jeunes femmes possédant les notions essentielles de puériculture.

Cette tâche, monsieur le Préfet, est digne de vos efforts, etc...

Le Président du conseil, ministre de l'intérieur,

G. Clemenceau.

But. — Trop de mères ne savent rien des soins à donner à leur nouveau-né, trop de nourrices ignorent jusqu'aux principes les plus élémentaires de leur *profession :* c'est à les leur enseigner que sont destinées les consultations gratuites de nourrissons où sont pesés, examinés et suivis ces enfants, toujours dans le même but de lutter plus sûrement contre la gastro-entérite, cette grande « faucheuse » de la première enfance.

Les médecins-inspecteurs, dans leurs visites mensuelles domiciliaires, donnent bien aux nourrices mercenaires les conseils que dictent les circonstances; mais, outre que les mères qui nourrissent leur enfant ne profitent pas de ces visites, que peuvent ces conseils sans suite et sans développement pour l'éducation d'une femme qui a tout à apprendre et surtout beaucoup à oublier? La loi Roussel est donc insuffisante, elle ne permet pas un contrôle assez suivi pour être efficace; or, cette lutte contre la routine et l'ignorance que doit mener le médecin-inspecteur, les consultations de nourrissons, dont Budin fut l'initiateur en France, lui permettent de l'entreprendre avec succès.

Groupant à jour fixe toutes les nourrices et aussi les mères d'enfants en bas âge de la circonscription ou d'une commune, elles facilitent au médecin un contrôle plus sérieux de l'état de santé et de l'accroissement des nourrissons, par des pesées régulières et exactes; lui permettent de donner des conseils dont profitent toutes les personnes présentes, d'encourager l'allaitement maternel et d'enseigner, par des conférences familières, tout ce qui a trait à la puériculture pratique. Enfin, ces réunions, qui mettent en contact les nourrices, sont l'origine d'une émulation profitable quant à la tenue, la propreté, la beauté de leur nourrisson, qui, tout le premier, en bénéficie.

Objections. — Des objections, qui ont pu paraître sérieuses, ont été soulevées contre les consultations; toutes ont pu être écartées; on a dit :

1° « Les consultations nécessitent le transport d'enfants parfois éloignés, ce qui, dans la mauvaise saison, peut leur faire courir des dangers. »

On ne peut songer, il est vrai, à faire venir, en hiver, les nourrissons trop éloignés aux consultations; mais celles-ci ne sont obligatoires, lorsqu'elles le sont, que pour les enfants habitant à moins de 2 ou 3 kilomètres du local de visite; dans ce rayon, les autres enfants peuvent venir sans danger, le plus souvent, à ces consultations. Au besoin même, les consultations peuvent n'avoir lieu que pendant la belle saison, alors que les diarrhées sont le plus à craindre et que la mortalité infantile atteint son maximum. Enfin, cet argument n'est que particulier : dans les fortes agglomérations et dans les villes le danger signalé n'est pas à envisager;

2° « Les consultations permettent la dissémination des maladies contagieuses (coqueluche, rougeole, etc.) entre les nourrissons qui s'y rencontrent. »

Et d'abord il doit être prescrit qu'aucun enfant sérieusement malade ou fiévreux ne sera amené à la consultation; les mères et nourrices présentes seront les premières à veiller à ce que leurs voisines n'enfreignent point cet ordre. De plus, il est possible d'examiner de suite les enfants signalés par les nourrices comme fatigués, et les laisser fort peu en présence des autres enfants. Enfin, si l'on dispose de plusieurs salles, on peut en affecter une, d'avance, pour les nourrissons malades ou suspects qui ne seront admis dans la salle commune que s'il n'y a pas à craindre de contagion;

3° « Les consultations enlèvent au corps médical une partie de la clientèle infantile non indigente, qui est monopolisée au profit du médecin-inspecteur ou du médecin municipal chargé de ce service. »

L'objection est sans valeur car ce médecin n'a pas à entreprendre de traitement suivi, à la consultation, ni même à y recevoir d'enfant sérieusement malade; il donne simplement des conseils sur l'hygiène et l'alimentation des enfants, surveille l'état de santé des nourrissons, mais il doit laisser au médecin des parents le soin de traiter les maladies.

Aujourd'hui ces objections ne sont plus soulevées que par de rares irréductibles et le principe des consultations de nourrissons est admis par tout le corps médical français et par l'administration. Il s'en faut, cependant, que l'application soit générale, encore que le mouvement d'opinion créé par la circulaire de M. Clemenceau ait déjà porté ses fruits; et que, vraiment, les résultats de cette œuvre, quant à la réduction de la mortalité infantile, soient indéniables et merveilleux. Pour qu'ils soient complets, il faut que toute commune de France ait sa consultation de nourrissons.

I — ORGANISATION

Il existe, actuellement, dans tous les départements, depuis la circulaire du 12 mars 1907, des consultations de nourrissons en dehors de celles que certaines municipalités, à l'avant-garde du progrès, avaient installées précédemment — et il est prévu, au budget, des sommes, le plus souvent minimes, en vue de leur fonctionnement. Nous ne pouvons entrer dans les détails pour chaque département, nous nous contenterons d'indiquer l'organisation générale de ces consultations, en donnant les conseils les plus propres à faciliter leur création ou leur amélioration; les médecins-inspecteurs pouvant être assurés qu'ils trouveront, en général, à la préfecture, l'aide administrative et pécuniaire dont ils ont besoin pour mener à bien cette organisation.

Organisation administrative. — La clientèle des consultations pourra être assurée, en premier lieu, par les nourrices et les enfants sur lesquels l'administration et le médecin-inspecteur ont une action morale : enfants protégés ou assistés, enfants secourus par la commune ou le département, enfants des nourrices visitées, âgés de moins de deux ans. On a dit que le préfet pouvait, par décret, rendre ces consultations obligatoires pour ces enfants et leurs nourrices. C'est une erreur : la loi Roussel détermine les obligations auxquelles sont soumises ces personnes, et seule *une loi* peut changer ces obligations et rendre obligatoires les consultations de nourrissons pour cette catégorie d'assistés.

Est-ce à dire que les consultations doivent remplacer les visites domiciliaires de la loi Roussel? Assurément non; si ces deux organisations ont un but unique : la protection des enfants du premier âge et la lutte contre la mortalité infantile excessive, elles ne procèdent pas de même pour arriver à ce résultat : il faut des consultations pour faire l'éducation des nourrices et les instruire de leurs devoirs envers leurs nourrissons; il faut aussi les visites inopinées, la police, disons le mot, du médecin-inspecteur pour surveiller la bonne application des principes enseignés. Les unes ne remplacent pas les autres, elles se complètent.

Certains départements ont admis entièrement ce principe et laissent les visites mensuelles réglementaires s'effectuer indépendamment des consultations de nourrissons. D'autres les ont réduites à une visite par trimestre, trois séances de consultation tenant lieu de deux visites domiciliaires. Pour les enfants assistés de la Seine, la présence à la consultation faite par le médecin du service, tient lieu d'une visite sur trois.

Les consultations seront, en outre, alimentées par des enfants *libres* de moins de deux ans, amenés par leurs mères désireuses de suivre le progrès et de s'instruire, pour le bien-être de leur bébé. Dans certaines communes, la municipalité n'a pas hésité à exiger des mères inscrites au bureau de bienfaisance ou à l'A. M. G. l'assiduité aux consultations de nourrissons et cet exemple est à suivre. Il est à souhaiter, même, que les mères y amènent leurs jeunes filles, que les institutrices, sur la recommandation des inspecteurs d'Académie (ainsi que le dit la C. M.), y conduisent leurs grandes élèves, afin de les former d'avance au rôle qu'elles seront appelées à remplir plus tard : il n'est jamais trop tôt pour bien faire.

Il ne sera d'ailleurs pas inutile de faire faire quelque publicité par la mairie : affiches ou communiqués aux journaux de la région, indiquant les jour, heure, lieu et objet de la consultation, sa gratuité et son importance pour les mères et les nourrices. Ce ne sera pas inutile, car le médecin doit compter avec l'apathie et l'indifférence d'autant plus grandes que les nourrices ne verront dans ces consultations qu'un dérangement auquel ne correspond aucun bénéfice palpable, et que les mères ne viendront, le plus souvent, que si elles ne sont pas seules à y assister. C'est pourquoi le médecin qui crée une consultation de nourrissons ne doit pas se laisser rebuter par les mauvaises volontés et les abstentions du début, il doit persister dans son entreprise : aidé des pouvoirs publics, il réussira fatalement.

A la campagne, les consultations doivent avoir lieu une à deux fois par mois, à jour et heure fixe, en un local déterminé, au centre de chaque circonscription médicale et même dans toutes les fortes communes de la circonscription, en attendant qu'on puisse les faire dans toutes les communes. Le jeudi est un jour favorable, et le dimanche est encore préférable : on doit l'adopter lorsque c'est possible.

En ville, les consultations doivent se tenir tous les huit jours, au moins; le jour importe peu. En tout cas, à la campagne, comme en ville, le jour et l'heure doivent être fixés, après entente entre la mairie et le médecin. Dans certains départements, les consultations n'ont lieu que pendant la période des chaleurs, du 1er mai au 1er octobre.

Aménagement. — On a dit qu'il suffisait, en principe, pour installer une consultation de nourrissons, d'une balance, d'un stérilisateur et du dévouement d'un médecin; en pratique, nous demanderons quelque chose de plus :

a) Un *local*, chauffé en hiver, qui peut être pris dans la mairie, l'école, ou un logement particulier. Si l'on n'a qu'*une salle* à sa disposition, il la faut assez spacieuse pour que toutes les personnes présentes soient assises et qu'il reste un large espace libre pour permettre au médecin et à ses aides de circuler facilement autour de la table sur laquelle est placé le pèse-bébé, sans préjudice d'une seconde table pour les écritures; pas trop grande cependant, pour permettre, en hiver, un chauffage suffisant (16° à 18°) si l'on veut obtenir que les mères et les nourrices déshabillent leurs nourrissons sans crainte de refroidissement. Un placard sera mis à la disposition du médecin pour y retirer le pèse-bébé et les imprimés.

Si l'on a *plusieurs salles* à sa disposition, ou mieux, si l'on a un local que l'on aménagera spécialement en vue de ces consultations, il est bon de s'inspirer des conseils de M. Maygrier et de répartir en trois pièces le service de la consultation :

« 1° Une *salle d'attente* bien aérée et assez vaste pour « contenir le nombre de personnes qui fréquentent la « consultation, elle a pour tout mobilier des bancs et « des chaises;

« 2° Une *salle de pesage et d'examen* meublée d'une « table sur laquelle se trouve le pèse-bébé, d'une autre « table servant au médecin et à ses aides et de quelques « sièges;

« 3º Une salle exclusivement affectée au *lait et à sa*
« *distribution.* »

Nous ajouterons : 4º une salle affectée d'avance aux
nourrissons malades ou suspects qui ne seront mis en
contact avec les autres que s'il n'y a aucun danger de
contagion;

b) Une *personne* rétribuée ou non qui peut être un
employé de mairie, un instituteur, une institutrice,
une sage-femme, etc., et qui sert de secrétaire ou d'aide.

c) Un *pèse-bébé* qui peut être une simple balance
de Roberval, dont on a remplacé un plateau par un
petit panier d'osier dont la tare est faite une fois pour
toutes; mais ce système n'est pas stable et c'est un
pis-aller. Il est préférable de se servir d'un vrai pèse-
bébé dont il existe de nombreux modèles, même por-
tatifs, ce qui peut avoir son utilité.

d) Quelques *imprimés* sur lesquels nous allons revenir.

e) Enfin un *appareil stérilisateur*, des *flacons* et du
lait, si, en outre de la consultation, il y a distribution
de lait.

Imprimés. — Les imprimés que nécessite une consultation de nourrissons et qui peuvent être remplis
par l'aide ou par un secrétaire spécial, si l'on a un personnel suffisant, sont de plusieurs sortes :

1º Un *registre* où sont inscrits les divers renseignements relatifs à chaque enfant : qualité (est-il libre
ou protégé?), date et poids de naissance, mode d'alimentation, état de santé lors de sa première consultation; poids à chaque consultation, observations, etc.
Ce registre peut être remplacé par des fiches;

2º Des *fiches individuelles* qui peuvent être du modèle de celle que nous donnons page 87 et sur lesquelles
on note quelques renseignements préliminaires et à

DÉPARTEMENT
d ....

RÉPUBLIQUE FRANÇAISE

COMMUNE
d ....

Consultation de Nourrissons du D^r ....

N° ....

FICHE INDIVIDUELLE ET GRAPHIQUE DES POIDS

Nom de l'enfant : ....

Prénoms : ....

Qualité : ....

Date de naissance : ....

Poids à la naissance : ....

État général au début : ....

Nom et adresse
de la mère
ou nourrice : ....

Mode d'allaite-
ment : ....

Date de départ : ....

Poids au départ : ....

DATES	AGE	POIDS	DIF-FÉRENCE	NOMBRE de bouteilles	OBSERVATIONS

DATES	AGE	POIDS	DIF-FÉRENCE	NOMBRE de bouteilles	OBSERVATIONS

chaque consultation : le poids de l'enfant, l'augmentation ou la perte depuis la dernière consultation; puis le nombre de bouteilles de lait à remettre quotidiennement, s'il y a distribution de lait, et enfin les observations touchant l'état de santé de l'enfant. Ces fiches restent entre les mains du secrétaire et remplacent le registre;

3º Des *cartons* libellés comme les fiches, mais qui sont remis aux nourrices (Voir p. 93) qui doivent les présenter à chaque consultation. Ils doivent porter une colonne où l'on inscrit, chaque fois, le poids moyen normal à l'âge de l'enfant, d'après le graphique, renseignement utile à faire connaître à la nourrice;

4º Des *graphiques de poids*, portant, outre les renseignements généraux relevés sur les fiches, une courbe schématique d'accroissement moyen d'un enfant normal, en regard de laquelle on trace la courbe du nourrisson. Ces graphiques, dont nous donnons un modèle, restent au siège de la consultation; ils peuvent être insérés à l'intérieur des fiches individuelles, comme nous l'indiquons page 88.

Distribution du lait. — Les consultations de nourrissons peuvent être simples ou s'accompagner de distribution de lait stérilisé, aux enfants nourris au biberon ou pour aider aux mères dont le lait commence à se tarir et qui pratiquent l'allaitement mixte que l'on tend davantage à conseiller aujourd'hui, où les nourrices au sein deviennent de plus en plus insuffisantes et rares, et qui, bien conduit, est préférable à l'allaitement par une nourrice mercenaire.

Si cette distribution de lait n'est pas absolument indispensable à la campagne, où tout le monde peut se procurer du bon lait, elle est le « complément logique » des consultations dans les villes et les cités ouvrières, en même temps qu'elle constitue un attrait de plus pour ces consultations. Certaines municipalités ont organisé elles-mêmes ces distributions, mais le plus souvent elles sont faites par ces admirables « Gouttes de lait » ou par des œuvres similaires, qu'il est à souhaiter de voir se créer partout, en France.

Le lait est livré tout stérilisé par un industriel ou, ce qui vaut mieux, il est stérilisé sur place par une sage-femme, une aide quelconque ou par les dames patronnesses de l'œuvre, sous la direction du médecin qui, à chaque consultation, fixe la quantité de lait à remettre à la mère ou à la gardeuse — quantité qui est inscrite immédiatement sur les imprimés. Le lait doit être, évidemment, distribué tous les jours, au moins pendant les mois de grosses chaleurs : juillet, août et septembre.

Lorsqu'on ne distribuera pas de lait, il est indispensable que le zèle des mères et des nourrices soit stimulé par la promesse et la distribution de primes de 10 à 30 francs, chaque année, à celles qui auront été les plus assidues aux consultations.

II — ATTRIBUTIONS DU MÉDECIN

Le rôle du médecin dans les consultations de nourrissons est en quelque sorte celui de professeur de puériculture pratique et élémentaire : il surveille ou fait lui-même la pesée des enfants, constate leur état de santé, conseille les mères ou les nourrices sur chacun d'eux, fixe la quantité de lait qu'il convient de donner à ceux qui sont nourris au biberon ou à l'allaitement mixte, et enfin, fait une petite conférence sur un point de puériculture. C'est encore le médecin qui est la cheville ouvrière de cette organisation : les

DÉPARTEMENT

d —

COMMUNE

d

RÉPUBLIQUE FRANÇAISE

CONSULTATION DE NOURRISSONS

AYANT LIEU

les .... de chaque .... (semaine ou mois)

à ...., à .... heures du ....

FICHE A REMETTRE A LA MÈRE OU A LA NOURRICE

Nom et prénoms de l'enfant : ....

Nom et adresse de la mère ou nourrice : ....

Qualité de l'enfant : ....

N° du registre ou de la fiche individuelle : ....

Mode d'allaitement : ....

État général au début : ....

Naissance { *Date :* ....

Poids : ....

DATES	AGE	POIDS MOYEN normal à l'âge de l'enfant	POIDS	DIF-FÉRENCE	NOMBRE de bouteilles	OBSERVATIONS

DATES	AGE	POIDS MOYEN normal à l'âge de l'enfant	POIDS	DIF-FÉRENCE	NOMBRE de bouteilles	OBSERVATIONS

résultats obtenus dépendent de son zèle et de son dévouement. S'il a quelques déboires au début, qu'il continue sa propagande, il finira par réussir : c'est l'histoire de toutes les innovations.

Pesée des nourrissons. — La pesée des nourrissons se fait obligatoirement à chaque séance; l'enfant est complètement nu et, s'il est possible, n'a pas tété depuis un certain temps, afin que les conditions de pesée soient identiques. Le poids est aussitôt noté sur le registre, les fiches et le graphique.

Si l'augmentation de poids, depuis la dernière pesée, n'est pas suffisante, à plus forte raison s'il y a une perte, le médecin examine complètement l'enfant et, au besoin, la nourrice, afin de voir d'où vient cette déperdition et de conseiller la nourrice en conséquence.

Nous rappelons (Voir p. 88) que le poids de naissance d'un enfant normal et moyen est d'environ 3 kilos à 3^{kg} 250 et que ce poids, qui diminue dans les premiers jours, se retrouve à la fin de la première semaine. Ensuite, l'enfant, dont la croissance s'effectue normalement, doit progresser d'environ 750 grammes pendant le premier mois, 700 grammes le deuxième, 650 grammes le troisième, 600 grammes le quatrième, chaque mois présentant, à peu près, un accroissement plus faible de 50 grammes que le mois précédent, pour obtenir qu'à quatre mois et demi, le poids de naissance soit doublé (6 kilos), triplé à un an (9 kilos), presque quadruplé à deux ans (11 kilos).

Conférences. — Ces conférences, fort utiles, ont pour but d'enseigner méthodiquement, aux nourrices et aux mères, les principes qu'elles ont tous les jours à mettre en pratique et qu'elles ignorent le plus souvent, principes relatifs aux règles d'alimentation des enfants, aux précautions à prendre dans les divers modes d'allaitement, aux dangers du biberon, aux soins d'hygiène que réclame le nourrisson, aux maladies qui le guettent et aux moyens de les prévenir, etc. C'est un cours de puériculture pratique, mais qui doit s'inspirer de la classe des auditeurs et de leur niveau d'instruction, et qui consiste plutôt en causeries familières et pratiques qu'en conférences scientifiques. Pas d'érudition : des faits, des exemples, faciles à trouver dans les cas qui se présentent à la consultation, laquelle doit être une « leçon de choses » à l'usage des mères, ou mieux, selon le mot consacré : une « école des mères ».

Nous ne saurions indiquer tous les sujets que peut traiter le médecin dans ces causeries; en voici quelques-uns qu'il nous paraît nécessaire de répéter chaque année, en insistant chaque fois, comme un *leit-motiv*, sur les **avantages** de l'allaitement maternel (au sein ou mixte) et sur les dangers de la gastro-entérite. A force de le leur répéter, les mères et les nourrices s'habitueront à considérer toute diarrhée comme l'*ennemi*, qu'il faut à tout prix éviter ou combattre de suite : alors, mais alors seulement, la mortalité infantile diminuera sérieusement :

1º *Hygiène générale du nourrisson :* vêtements, bains, sorties. — A quoi on reconnaît qu'un nourrisson se porte bien et prospère;

2º *Différents modes d'alimentation :* Comparaison. — Règles générales. — Réglementation des tétées. — Danger de l'alimentation excessive;

3º *Allaitement au sein :* Sa supériorité. — Comment il doit être conduit;

4º *Hygiène de la nourrice :* Son régime. — Qualités d'une bonne nourrice;

5º *Allaitement maternel*, au sein ou mixte, le meilleur de tous. — Rien ne remplace les soins de la mère;

6º *Allaitement au biberon :* Ses inconvénients. — Prohibition du biberon à tube. — Comment doit se faire l'allaitement au lait bouilli;

7º *Laits stérilisé, humanisé, pasteurisé;*

8º *Utilité des consultations de nourrissons et des pesées.* — Table des poids;

9º *La diarrhée verte :* Ses causes. — Sa gravité. — Moyens d'éviter les gastro-entérites (conférence à faire en juin ou juillet);

10º *Mortalité infantile.* — De quoi meurent les nourrissons le plus souvent. — Maladies évitables;

11º *Les maladies contagieuses des enfants :* coqueluche, rougeole, etc. — Prophylaxie générale. — Défense d'embrasser les enfants;

12º *Les petits malaises du nourrisson :* cris, constipation, diarrhée simple, vomissements, intertrigo, hernie congénitale, etc.;

13º *Préjugés et erreurs en puériculture :* rôle exagéré attribué aux dents et aux vers; habitude de calmer les cris par une tétée; le vin et l'alcool ne sont pas indispensables aux nourrices; les poux ne préservent pas les enfants des maladies; le lait ne se renouvelle pas si l'on change de nourrisson; le biberon à tube, les bains, etc.;

14º *Vaccination et revaccination.* — Leur raison d'être;

15º *Devoirs des nourrices et gardeuses envers leurs nourrissons.* — Règlements qui les concernent. — Sanctions. — Récompenses;

16º *Hygiène de l'habitation,* à la campagne ou en ville selon le cas. — La guerre aux crachats;

17º *Rachitisme.* — Ses causes. — Ses effets. — Moyens de l'éviter.

Etc., etc.

On trouvera dans le présent guide une foule d'indications ou de chiffres qui pourront servir dans certaines de ces conférences, entre autres l'instruction académique, que nous donnons page 28, qui sera comme le sommaire des causeries sur les divers modes d'alimentation et sur l'hygiène du nourrisson et de la nourrice.

Formalités. — Le médecin-inspecteur ou le médecin municipal qui a, en somme, la direction de sa consultation de nourrissons, doit veiller à ce que registre, fiches, cartons et graphiques soient tenus à jour, régulièrement et exactement, s'il ne le fait lui-même.

Il doit, de plus, à chaque consultation, dater, remplir et détacher un *bulletin de visite* du carnet de nourrice ou de son carnet, pour chacun des enfants protégés qui sont présents, en notant qu'il s'agit d'une consultation et non d'une visite à domicile, et en inscrivant, s'il y a lieu, les observations. Ce bulletin est adressé en même temps que ceux du service de la protection, soit de suite, soit dans les cinq premiers jours du mois suivant, selon les départements; il compte, au point de vue « honoraires » comme une visite à domicile. Nous avons donné, page 57, un modèle de *bulletin de visite* qui peut servir pour les visites périodiques domiciliaires et les consultations de nourrissons.

Dans son rapport annuel, le médecin-inspecteur doit enfin rendre compte du bilan de son service : nombre d'enfants protégés et d'enfants libres qui ont suivi les consultations, nombre et cause des décès, conférences faites, résultats obtenus; il doit aussi faire des propositions de primes de 10 à 30 francs, selon les départements, pour les nourrices ou les mères de famille qui ont assisté le plus assidûment aux consultations; ces primes constitueront un des principaux attraits, si l'on ne distribue pas de lait, pour amener les mères et les nourrices aux consultations.

Si la consultation est un service municipal indépendant de l'inspection départementale, ces diverses formalités n'ont pas à être remplies, mais le rapport annuel est nécessaire dans tous les cas et adressé à la mairie.

Honoraires. — Nous ne parlerons que des honoraires du médecin-inspecteur, ceux des médecins attachés à un service municipal de consultations de nourrissons consistant, le plus souvent, en un traitement fixe.

Les consultations de nourrissons sont absolument gratuites pour les assistants. Ce sont les conseils généraux qui fixent, dans chaque département, les honoraires des médecins. Le plus souvent ces honoraires comportent, d'abord, une *allocation fixe*, qui est généralement de 5 francs par séance, bien que certains départements, l'Yonne, par exemple, donnent 6ᶠ 50 par consultation. De plus, le médecin détache du carnet de chaque enfant protégé *un bulletin de visite* qui lui est compté au tarif ordinaire de 1 franc ou 1ᶠ 50, selon les départements.

Ces honoraires sont portés au compte du service de la protection, sur le mémoire trimestriel ou semestriel adressé à l'inspection départementale de l'assistance publique (Voir p. 72).

CHAPITRE III

ENFANTS ASSISTÉS

A) Loi du 27 juin 1904 sur le service des enfants assistés

ART. 2. — *Le service des enfants assistés comprend :*

1º Les enfants dits secourus et en dépôt, qui sont sous la protection de l'autorité publique ;

2º Les enfants en garde, qui sont également sous la protection de l'autorité publique ;

3º Les enfants trouvés, les enfants abandonnés, les orphelins pauvres, les enfants maltraités, délaissés ou moralement abandonnés ; ces enfants sont placés sous la tutelle de l'autorité publique et dits pupilles de l'assistance.

ART. 3. — *Est dit enfant secouru :*

L'enfant que sa mère ne peut pas nourrir ni élever, faute de ressources et pour lequel est accordé le secours temporaire institué en vue de prévenir son abandon.

ART. 4. — *Est dit enfant en dépôt :*

L'enfant qui, laissé sans protection ni moyens d'existence, par suite de l'hospitalisation ou de la détention de ses père, mère ou ascendants, est recueilli, temporairement, dans le service des enfants assistés.

ART. 5. — *Est dit pupille de l'assistance:*

1º L'enfant qui, né de père et mère inconnus, a été

*trouvé dans un lieu quelconque ou porté dans un éta-
blissement dépositaire (enfant trouvé);*

*2º L'enfant qui, né de père ou de mère connus, en
est délaissé sans qu'on puisse recourir à eux ou à leurs
ascendants (enfant abandonné);*

*3º L'enfant qui, n'ayant ni père, ni mère, ni ascen-
dants auxquels on puisse recourir, n'a aucun moyen
d'existence (orphelin pauvre);*

*4º L'enfant dont les parents ont été déclarés déchus
de la puissance paternelle, en vertu du titre I de la loi
du 24 juillet 1889 (enfant maltraité, enfant délaissé
ou moralement abandonné);*

*5º L'enfant admis dans le service des enfants assistés,
en vertu du titre II de la loi du 24 juillet 1889.*

. . . .

Art. 20. — *Le pupille n'est maintenu dans l'établissement dépositaire que s'il est constaté que son état de
santé l'exige ou sur une décision motivée de son tuteur.*

Art. 21. — *Les pupilles âgés de moins de treize ans
sont, sauf exception, confiés à des familles habitant la
campagne.*

*Les frères et les sœurs sont, autant que possible, placés
dans la même famille ou, au moins, dans la même commune.*

. . . .

Art. 24. — *Un pupille âgé de moins de sept mois
ne peut être confié à une nourrice dont le dernier enfant
n'a pas sept mois révolus.*

. . . .

B) Règlement sur le service des enfants assistés de la Seine *(4 juillet 1906)*

Délibéré par le conseil général de la Seine dans sa séance du 4 juillet 1906
(par application de l'art. 58 de la loi du 27 juin 1904)

TITRE I

ART. 1. — Le service des enfants assistés de la Seine comprend : les mineurs de l'un et l'autre sexe visés par l'article 2 de la loi du 27 juin 1904, savoir : les enfants secourus; les enfants en dépôt; les enfants en garde; les enfants trouvés, abandonnés et orphelins pauvres; les enfants maltraités, délaissés ou moralement abandonnés, tels qu'ils sont définis par les titres I et II de la loi du 24 juillet 1889.

. . . .

TITRE III

SECTION I

Mode d'admission

ART. 25. — Les enfants en dépôt, les enfants en garde, les enfants dont l'admission en qualité de pupilles de l'Assistance est demandée, sont reçus à l'hospice dépositaire du département de la Seine.

ART. 26. — Peuvent être admis temporairement à l'hospice dépositaire : les enfants laissés sans protection ni moyens d'existence par suite, soit de l'hospitalisation, soit de la détention à titre préventif, de la condamnation ou de l'internement dans les dépôts de mendicité de leurs père, mère, ascendants ou personnes en ayant la charge, domiciliés dans le département de la Seine.

. . . .

ART. 33. — Les enfants de parents hospitalisés ou ceux

de parents détenus pour une année n'excédant pas trois mois peuvent être gardés à l'hospice dépositaire ou dans les services annexes de cet établissement.

Les enfants de parents dont l'hospitalisation paraît devoir excéder une durée de trois mois, ainsi que ceux dont les parents ont été condamnés à une détention de plus de trois mois, peuvent être envoyés à la campagne et placés individuellement dans des conditions à déterminer.

. . . .

ART. 37. — Les enfants sont, aussitôt après leur réception, visités par le médecin attaché à l'hospice et envoyés, en cas de maladie, dans les infirmeries de médecine ou de chirurgie. Les visites médicales ont lieu le matin et le soir.

. . . .

ART. 42. — Les pupilles de l'Assistance se divisent en deux catégories :

1º Les enfants trouvés, les enfants abandonnés et les orphelins pauvres;

2º Les enfants moralement abandonnés.

. . . .

SECTION III

Placements et surveillance

A) *Séjour à l'hospice dépositaire*

ART. 81. — Tout enfant admis à l'hospice dépositaire, en vertu des dispositions qui précèdent, est soumis à la visite médicale qui suit immédiatement son admission.

ART. 82. — Les visites médicales ont lieu deux fois par jour, le matin et le soir.

Elles sont assurées, le matin, par le médecin chef de service; le soir, par l'interne de garde.

a) *Crèche*

ART. 83. — Les enfants nouveau-nés sont dirigés sur le service de la crèche.

Aucun enfant ne peut être remis à une nourrice, pour être allaité au sein, avant d'avoir été examiné par le médecin chef de service et reconnu par celui-ci comme ne présentant aucune trace apparente d'affection spécifique.

ART. 84. — Le résultat de cet examen est consigné sur une fiche spécialement dressée à cet effet et qui contient, en outre, tous renseignements de nature à permettre d'établir que l'examen a été minutieux et approfondi.

Lesdits renseignements portent, notamment, sur l'âge connu ou présumé de l'enfant, son poids, la description de son apparence extérieure, sans préjudice de l'indication des antécédents de l'enfant lorsque ces antécédents sont connus.

Dans le cas où l'enfant porté à l'hospice dépositaire est déclaré comme né dans un établissement hospitalier, l'administration est tenue de demander à cet établissement tous renseignements relatifs auxdits antécédents.

La fiche, ainsi établie, est jointe au dossier de l'enfant.

Indépendamment de la fiche susvisée, un état récapitulatif est tenu, résumant l'état de santé des enfants admis dans la journée.

b) *Nourricerie ; Station suburbaine de Châtillon*

ART. 85. — Les enfants athreptiques et syphilitiques et les enfants nouveau-nés malades ou suspects sont placés et traités au pavillon de la nourricerie de l'hospice dépositaire ou dirigés sur la station suburbaine de Châtillon.

Ils y sont maintenus jusqu'à ce que leur état soit jugé suffisamment satisfaisant par le médecin chef de service pour permettre leur envoi en province sans qu'il en résulte aucun danger.

ART. 86. — Tout enfant ayant passé par les services de la nourricerie ou de la station suburbaine fait l'objet d'une fiche spéciale, indiquant la nature de la maladie pour laquelle il a été traité et spécifiant le mode d'alimentation qui doit lui être exclusivement appliqué.

Mention est faite au carnet médical de l'enfant des indications essentielles de cette fiche.

. . . .

d) *Infirmerie*

Art. 88. — Sont traités dans les infirmeries de médecine et de chirurgie les enfants reconnus malades à la visite médicale passée à l'hospice dépositaire, ainsi que ceux déjà placés dans les agences de province et renvoyés à l'hospice en raison de soins spéciaux nécessités par leur état de santé.

Seuls, les enfants assistés, qualifiés au présent règlement, peuvent être reçus et traités dans les services d'infirmerie de l'hospice dépositaire.

. . . .

B) *Formation des convois*

a) *Convois de nourrices*

Art. 92. — Tout enfant dont l'admission à l'hospice dépositaire a été définitivement prononcée est immatriculé immédiatement dans les conditions indiquées à l'article 62 ci-dessus, et dirigé sur l'une des agences de province par le plus prochain convoi, s'il est reconnu en état de supporter le voyage sans inconvénient pour sa santé.

Toutes dispositions sont prises, à cet effet, en vue d'abréger le plus possible la durée du séjour à l'hospice des enfants et, notamment, des nouveau-nés.

Art. 93. — Chaque jour du mois, à des dates désignées à l'avance, arrive à l'hospice dépositaire un ou plusieurs convois venant d'une ou plusieurs agences et comportant chacun un certain nombre de nourrices au sein recrutées par les soins des directeurs d'agence.

. . . .

Art. 96. — A leur arrivée à Paris, les nourrices sont soumises à la visite du médecin de l'hospice, qui constate la qualité de leur lait et l'état de leur santé. Ce n'est que lorsqu'il a été reconnu qu'elles réunissent toutes les conditions requises qu'un nourrisson leur est confié dans les conditions prescrites par l'article 83.

Art. 97. — Au moment du départ du convoi, une nouvelle visite médicale a lieu et porte sur tous les enfants d'un jour à trois ans compris dans le convoi. Le résultat de cette visite, dite contre-visite au départ, est consigné sur le livret individuel de l'enfant, ainsi que sur le registre des convois tenu à l'hospice dépositaire.

ART. 98. — Tout enfant reconnu, à la contre-visite, malade ou susceptible de ne pas supporter les fatigues du voyage, doit être défalqué du convoi et la nourrice pourvue d'un autre nourrisson.

. . . .

C) *Placements dans les agences*

1° CIRCONSCRIPTIONS

ART. 114. — Les pupilles du département de la Seine sont, en principe, confiés à des familles habitant la campagne. Ils sont, à cet effet, répartis dans une série de circonscriptions extérieures, dites « agences départementales », comprenant chacune de 1.000 à 1.100 élèves de tout âge placés chez des nourrices, nourriciers ou patrons.

ART. 115. — Une ou plusieurs sections détachées comportant chacune un effectif supplémentaire de 500 élèves environ peuvent être créées dans certaines agences à forte population en vue de faciliter la surveillance des placements et l'utilisation des ressources disponibles.

2° PERSONNEL ADMINISTRATIF

ART. 116. — Le personnel administratif de chaque agence comprend un directeur d'agence, chef de service, assisté d'un ou plusieurs commis, suivant l'importance numérique de la population de l'agence et la catégorie d'élèves qui la compose.

. . . .

ART. 120. — Les directeurs d'agence sont les représentants de l'administration dans la circonscription territoriale qui leur est confiée...

. . . .

ART. 122. — Les directeurs d'agence veillent à la bonne

exécution du service médical, tant au point de vue de la
régularité des visites périodiques que de la diligence
apportée par les médecins à se rendre à l'appel des nourriciers.

Ils signalent au directeur de l'administration les infrac-
tions constatées aux prescriptions réglementaires.

. . . .

3º SERVICE MÉDICAL

ART. 132. — Dans chaque agence, le service médical est
réparti en un certain nombre de circonscriptions à la tête
de chacune desquelles est placé un médecin choisi, en principe, parmi les praticiens exerçant dans la circonscription.

ART. 133. — Le nombre des circonscriptions d'une agence
est subordonné à l'intérêt du service. Il est tenu compte,
à cet effet, tant de la facilité des visites et de l'effectif à
visiter, que de la juste rémunération du médecin eu égard
aux obligations et aux tarifs imposés par l'administration.

ART. 134. — Il est institué au chef-lieu de chaque agence
un médecin contre-visiteur dont les fonctions consistent
à examiner, au départ et au retour des convois, les nourrices et les jeunes enfants arrivant dans l'agence.

Toutes les fois que les circonstances le permettent, le
médecin chargé de la contre-visite doit être désigné en
dehors des médecins de circonscription.

ART. 135. — Les médecins du service des enfants assistés
sont nommés, sur la proposition du directeur de l'Assistance publique, par le préfet de la Seine, qui peut toujours
les révoquer. En cas de négligence dans l'exercice de leurs
fonctions, ils peuvent être suspendus par décision du directeur de l'administration.

Attributions

ART. 136. — Le médecin contre-visiteur s'assure, au
départ des convois, de l'état de santé et de lactation des
nourrices et n'autorise le départ de celles-ci qu'autant
qu'elles lui paraissent réunir, à ce double point de vue,
les conditions requises.

A l'arrivée des convois, il examine à nouveau les nourrices et procède à un examen minutieux des enfants au sein, à lait, et sevrés jusqu'à trois ans.

En ce qui concerne les enfants nouveau-nés, il constate notamment que ces enfants ne présentent aucun symptôme d'affection syphilitique congénitale ou autres affections contagieuses.

Il consigne le résultat de son examen sur le livret de l'enfant. Ses observations sont reproduites sur le certificat de contre-visite envoyé à l'administration et contresigné par lui.

ART. 137. — Le service des médecins de circonscription comprend :

1° Les soins en cas de maladie;

2° Les visites périodiques, dites de surveillance, à accomplir dans les délais déterminés;

3° La vaccination et la revaccination des élèves dans les conditions prévues par les articles 150, 151 et 152 du présent règlement;

4° Le recrutement des nourrices au sein.

Chacune de ces obligations fait partie intégrante du service des médecins de circonscription et doit être considérée par ceux-ci comme ayant une importance égale et comme engageant au même titre leur responsabilité (1).

a) *Soins en cas de maladie*

ART. 138. — Les médecins sont tenus de se rendre auprès des enfants au premier appel des nourriciers.

Ils renouvellent leur visite autant de fois que l'état de santé du malade l'exige.

Ils établissent leurs ordonnances en se conformant à la nomenclature des médicaments adoptés par l'administration.

b) *Visites périodiques*

ART. 139. — Les visites périodiques ont pour objet de

---

(1) Aux termes d'une circulaire, en date du 11 juillet 1878, les médecins du service sont chargés de la protection du premier âge en ce qui concerne les pupilles de un jour à deux ans placés sous leur protection.

surveiller l'état de santé de l'enfant et de s'assurer des soins qui lui sont donnés.

Si le médecin constate que ces soins sont insuffisants, si les conseils qu'il donne à la nourrice pour l'hygiène et l'alimentation de l'enfant sont méconnus, il a le devoir d'en informer le directeur de l'agence qui prend les mesures nécessaires à l'égard de la nourrice.

Seulement, dans le cas d'urgence absolue où la santé de l'enfant exige une mesure immédiate, le médecin peut opérer le déplacement, sous réserve d'en référer sans délai au directeur de l'agence par délégation duquel il agit.

Art. 140. — Les visites périodiques sont ainsi fixées, suivant l'âge des enfants :

De un jour à quatre mois, un examen tous les dix jours;

De quatre mois à un an, une visite tous les mois;

De un an à deux ans, une visite tous les deux mois;

De deux ans à quatre ans, une visite tous les trois mois;

De quatre ans à six ans, une visite tous les six mois;

De six ans à treize ans, une visite par an.

Art. 141. — Les visites périodiques sont obligatoires; elles doivent être effectives et, jusqu'à l'âge de six ans, faites exclusivement au domicile des nourriciers.

Art. 142. — Les examens de un jour à quatre mois doivent être effectués à intervalles égaux de dix jours exactement.

Toutefois, dans les circonscriptions où il existe des consultations de nourrissons et où ces consultations sont faites par le médecin du service, les examens dont il s'agit peuvent être effectués à la consultation dans la proportion d'un sur trois.

Le premier examen doit avoir lieu dès que le médecin a été informé de l'arrivée de l'enfant dans sa circonscription et, au plus tard, dans un délai de quarante-huit heures.

Les médecins rendent compte de l'état de l'enfant à chacun de leurs examens décadaires sur un état spécial adressé par eux trimestriellement au directeur de l'agence.

Art. 143. — Les visites aux enfants de six à treize ans donnent lieu à la rédaction de la fiche annuelle insérée au livret médical de l'enfant.

La visite de la treizième année doit être faite dans les trois derniers mois de ladite année et la fiche, rédigée à l'occasion de cette visite, doit mentionner si l'état physique de l'élève permet de placer celui-ci, soit en apprentissage, soit en service.

Art. 144. — Les médecins sont tenus d'indiquer la date de toutes leurs visites — accidentelles ou réglementaires — sur le livret de l'élève qui est entre les mains du nourricier et d'apposer chaque fois leur signature sur le livret.

Sauf en certains cas, tels que sevrage prématuré, manifestations spécifiques ou autres maladies graves, accidents, etc., dont il peut y avoir intérêt, soit pour l'enfant, soit pour l'administration, à conserver la trace, les médecins doivent se borner à porter, sur le carnet médical inséré au livret, les mentions visées ci-dessus, savoir : la date de la visite et leur signature.

Art. 145. — Les médecins signalent, aux directeurs d'agence, les élèves dont l'état de santé nécessite, soit l'envoi dans un établissement thermal ou spécial, soit un séjour au bord de la mer, soit encore le renvoi à l'hospice dépositaire — cette dernière mesure ayant pour objet d'assurer aux élèves les soins spéciaux que réclame leur état et en même temps de les faire bénéficier des moyens curatifs particuliers dont dispose cet établissement.

Art. 146. — En principe, et sauf le cas d'urgence, les pupilles dont l'état de santé paraît nécessiter une intervention chirurgicale doivent faire l'objet d'un certificat médical détaillé, immédiatement transmis à l'administration, et auquel est jointe, s'il y a lieu, une proposition de renvoi en vue de traitement à l'hospice dépositaire.

Art. 147. — Les médecins dressent, en vue des différents objets signalés ci-dessus, les certificats et états de proposition nécessaires qu'ils remettent au directeur de l'agence. Au surplus, et d'une façon générale, les médecins établissent tous les certificats et propositions exigés par le service et notamment les propositions relatives à la délivrance des bandages et appareils ainsi que les certificats d'infirmités destinés à justifier et à appuyer les demandes de pensions supplémentaires, extraordinaires ou représentatives accordées aux élèves dont l'état physique nécessite des soins particuliers ou les empêche de travailler.

Art. 148. — En cas de sevrage prématuré, de contamination, d'accident présentant quelque gravité, les médecins sont tenus d'informer immédiatement le directeur de l'agence dont, s'il y a lieu, ils facilitent l'enquête en lui rapportant les faits dont ils ont connaissance.

Si l'accident est survenu pendant le travail, le médecin joint à ses attestations son appréciation sur l'état du

malade après l'accident et sur les conséquences probables
de la blessure pour l'avenir.

S'il s'agit d'une contamination, ils établissent sans délai
le certificat d'origine de contamination dans la forme
instituée par l'administration.

Honoraires

Art. 149. — Les honoraires des médecins du service des
enfants assistés sont calculés d'après un tarif, fixé par le
conseil général, établi par abonnement et à la visite.

L'abonnement est le mode de rétribution appliqué aux
visites des enfants au-dessous de dix ans et comprend, pour
cette période, les visites de surveillance et les visites en
cas de maladie.

Les visites en cas de maladie aux élèves de dix à vingt
et un ans sont rétribuées d'après un tarif unique par visite,
quels que soient la nature des soins donnés et l'éloignement
du domicile de l'élève.

Un tarif spécial est établi pour la visite annuelle des
élèves de dix à treize ans.

L'abonnement, pour les élèves au-dessous de dix ans,
est annuel, payable par trimestre, et calculé d'après le
nombre des visites obligatoires.

Il n'est acquis qu'autant que les visites ont été effectuées.
Toute visite non faite dans les délais réglementaires donne
lieu à une retenue d'honoraires correspondante.

L'établissement des certificats, rapports, etc., mentionnés
aux articles 146 et 147 ci-dessus ne donne lieu à aucune
rétribution pour le médecin.

Les médecins doivent présenter, tous les trimestres, les
décomptes des sommes qui leur sont dues. Ces décomptes
sont vérifiés et transmis à l'administration par les soins
des directeurs d'agence.

c) *Vaccination et revaccination*

Art. 150. — Les enfants sont vaccinés à l'hospice dépositaire. Dans le cas où la vaccination effectuée à l'hospice
dépositaire n'a pas laissé de traces, les médecins du service

procèdent à la vaccination des enfants nouveau-nés dans les trois premiers mois de leur envoi en nourrice — sauf contre-indication par suite du mauvais état de santé des enfants — et au plus tôt trois semaines après leur naissance.

Dans le cas d'insuccès, la vaccination est renouvelée une deuxième, et au besoin une troisième fois. Elle n'est mentionnée sur le livret qu'après que le succès en a été constaté.

Les médecins sont rémunérés par une indemnité fixe par vaccination. L'indemnité n'est due qu'en cas de réussite.

Les médecins se fournissent à leurs frais de pulpe vaccinale prise aux établissements vaccinogènes autorisés par l'État.

Art. 151. — Tous les élèves du service sont soumis à la revaccination au cours de leurs onzième et vingt et unième années, conformément aux dispositions de la loi du 15 février 1902 et du décret du 27 juillet 1903.

Les directeurs d'agence sont tenus de veiller à ce que les pupilles de l'administration soient inscrits sur les listes de revaccination et à ce que ceux-ci soient conduits par les nourriciers tant aux séances de revaccination qu'aux séances de revision des résultats de ces opérations.

Art. 152. — Dans les communes où le service public de la vaccine n'est pas organisé ou ne fonctionne pas régulièrement, la revaccination des pupilles, au cours de leurs onzième et vingt et unième années est assurée par les soins des médecins du service dans les conditions ci-dessus prescrites pour la vaccination.

d) *Recrutement des nourrices au sein*

Art. 153. — Le recrutement des nourrices au sein constitue une des obligations essentielles des médecins du service des enfants assistés.

A cet effet, ceux-ci signalent, chaque mois, au directeur de l'agence, les mères qui sont susceptibles d'être envoyées à l'hospice dépositaire pour y recevoir un enfant à élever au sein.

Ils s'efforcent de décider ces dernières à accepter un nourrisson de l'administration et leur indiquent les avantages qu'elles sont susceptibles d'en recueillir.

Ils établissent, pour chacune des nourrices destinées à

faire partie du convoi mensuel, un certificat d'allaitement qu'ils transmettent au directeur d'agence.

Il n'est pas alloué de rémunération spéciale aux médecins du service pour le concours prêté par eux au recrutement des nourrices au sein.

Récompenses

ART. 154. — Des récompenses honorifiques, sous forme de médailles, peuvent être attribuées dans les conditions fixées à l'article 259 du présent règlement, aux médecins du service des enfants assistés qui se sont distingués par leur zèle et leur dévouement dans l'accomplissement de leurs fonctions.

Soins dentaires

ART. 155. — Dans les agences où il existe des spécialistes, les soins dentaires peuvent être donnés, par ces derniers, aux pupilles de l'administration, toutes les fois que le médecin du service le juge utile.

Le médecin délivre à cet effet un bon indiquant la nature des soins à donner, extraction, etc... Sauf le cas d'urgence, ce bon est visé, avant d'être présenté au dentiste, par le directeur d'agence.

ART. 156. — Aucun appareil dentaire ne peut être posé ni fourni; aucun traitement comportant une dépense accessoire à celle de la séance ne peut être institué, sans l'autorisation préalable de l'administration.

Les honoraires du dentiste sont réglés à l'aide d'une allocation fixe par séance.

A titre égal, déterminé par la possession d'un même diplôme, tous les dentistes exerçant dans une même localité sont aptes à concourir aux soins à donner aux enfants assistés.

Médicaments

ART. 157. — Les médicaments délivrés aux enfants

assistés sont compris dans une nomenclature établie par les soins de l'administration et revisée tous les cinq ans.

Ils sont fournis soit par les pharmaciens, soit par les médecins du service là où n'exerce aucun pharmacien, au tarif adopté par l'administration.

L'administration n'a pas de pharmaciens attitrés. Les nourriciers sont libres de s'adresser au pharmacien de leur choix. Il est interdit aux médecins, aussi bien qu'aux agents de l'administration, d'exercer aucune pression sur les nourriciers tendant à les porter à s'adresser à un fournisseur plutôt qu'à un autre.

Toutefois, les pharmaciens sont tenus de fournir des substances et préparations de première qualité et de se conformer, dans l'établissement de leurs factures, aux dispositions adoptées par l'administration.

4º PLACEMENTS

a) *Enfants au sein*

ART. 158. — Les nourrices au sein sont recrutées, choisies et désignées par les directeurs d'agence et les médecins du service, ainsi qu'il est dit aux articles 120 et 153 ci-dessus.

En dehors de la qualité et de l'abondance du lait qui fixent essentiellement le choix des médecins, il y a également lieu de considérer l'état du placement qui permettra ou non le maintien de l'enfant chez la nourrice après le sevrage.

Chaque fois que cette condition peut être remplie, sans nuire à la nourriture de l'enfant, la nourrice chez laquelle le maintien après sevrage paraît assuré doit être préférée à toute autre ne présentant pas les mêmes garanties d'avenir pour l'enfant.

. . . .

ART. 160. — Pour être admises à la contre-visite au départ, les nourrices doivent produire :

1º Un certificat d'allaitement délivré par le médecin du service de leur circonscription;

2º Un certificat délivré par le maire de la commune attestant, en ce qui concerne la nourrice, qu'elle est de bonne vie et mœurs, à même de donner des soins convenables à un enfant, et se trouve dans les conditions prévues par la loi de la protection pour prendre un nourrisson.

En ce qui concerne le mari : que celui-ci est de bonne vie et mœurs également et qu'il consent à ce que sa femme prenne la charge d'un nourrisson.

ART. 161. — Les nourrices ne doivent pas être âgées de moins de vingt ans ni de plus de quarante. Leur lait ne doit pas avoir plus de douze mois.

. . . .

ART. 164. — La contre-visite a lieu à une heure aussi rapprochée que possible de celle du départ du convoi. Elle est passée, soit au bureau de l'agence, soit au dépôt.

A partir de ce moment, les nourrices sont sous la direction de la surveillante de l'agence, dont l'office ne prend fin qu'à l'issue de la contre-visite du retour.

ART. 165. — Le directeur et le commis de l'agence assistent à la contre-visite tant au départ qu'au retour.

ART. 166. — A la contre-visite de retour, le médecin contre-visiteur examine les enfants et les nourrices comme il est prescrit à l'article 136.

. . . .

c) *Placement des élèves hors pension de treize à vingt et un ans*

ART. 179. — Aucun pupille du département ne peut être mis en apprentissage, dans les conditions qui viennent d'être indiquées, ni placé à gages, s'il n'y a été reconnu physiquement apte par le médecin du service et si cette aptitude n'a été spécifiée sur la fiche médicale de l'élève à la suite de l'examen réglementaire fait dans les trois mois qui précèdent le premier engagement.

. . . .

ART. 186. — Il est interdit aux directeurs et aux commis d'agence de prendre à leur service un des élèves placés sous leur surveillance ou appartenant à une autre agence.

Cette interdiction s'étend aux médecins chargés du service, sauf autorisation spéciale accordée par le directeur de l'administration, sur demande motivée.

. . . .

d) *Obligations des nourrices, nourriciers ou patrons envers les pupilles du département*

ART. 192. — Toute nourrice d'un enfant assisté du département de la Seine prend l'engagement :

1º D'allaiter l'enfant de son lait et non artificiellement;

2º D'avoir un berceau pour coucher l'enfant seul et de ne faire usage, dans les objets de couchage destinés à celui-ci, ni de plume ni de duvet;

3º De ne sevrer l'enfant qu'après en avoir obtenu du médecin l'autorisation sur le livret;

4º Elle s'engage, en outre, à prévenir le médecin au cas où elle serait atteinte d'une maladie grave ou viendrait à se trouver enceinte; à ne se charger d'aucun autre enfant sans en avoir obtenu le consentement de l'administration; et, enfin, si l'enfant venait à lui être retiré au cours du premier mois, payé d'avance, à tenir compte à l'administration du temps restant à courir.

ART. 193. — Toute personne qui sollicite la garde d'un pupille du département âgé de moins de treize ans s'oblige :

1º A tenir l'enfant proprement, conformément à l'hygiène, en état de santé comme en état de maladie; à veiller à tous ses besoins, à le préserver de tous dangers, en un mot à exercer à son égard la protection et la vigilance affectueuses du père et de la mère de famille;

2º A envoyer régulièrement l'enfant, à partir de six ans, à l'école communale...

ART. 194. — Les nourrices et les nourriciers du service des enfants assistés sont, en outre, astreints aux obligations suivantes :

1º Avoir un lit pour coucher l'enfant seul;

2º Pourvoir à l'entretien du linge et des vêtements du pupille sans pouvoir exiger d'autre layette...;

3º Avoir un garde-feu et le maintenir en usage jusqu'à ce que l'enfant ait quatre ans;

4º Présenter l'enfant, son livret, ses effets, son linge et ses livres et laisser visiter la pièce où il couche à toute demande du directeur, du médecin ou des inspecteurs du service, ainsi que des personnes qualifiées par l'administration;

5º . . . .;

6° En cas de décès, faire la déclaration à la mairie dans les vingt-quatre heures et aviser dans le même délai le directeur et le médecin; enfin, rapporter au directeur le livret, le collier et la médaille de l'enfant, ainsi que tous ses effets, préalablement nettoyés (sauf en cas de maladie contagieuse, où les effets, sur l'avis du médecin, doivent être détruits par le feu).

. . . .

ART. 196. — Quel que soit l'âge du pupille qui leur est confié, les nourriciers ou patrons, en outre des obligations particulières spécifiées aux articles précédents, sont tenus d'observer les obligations ci-après :

1° Traiter le pupille avec bonté et douceur, sans jamais lui infliger aucune punition corporelle ni privation de nourriture;

2° S'il est malade, en avertir immédiatement le médecin du service;

3° Ne point le remettre à une personne, pour quelque cause que ce soit, sans l'assentiment du directeur ou du médecin en cas d'urgence;

4° Etc...

Livrets

ART. 197. — Il est remis aux nourrices et aux nourriciers, au moment où un pupille leur est confié, un livret établi au nom de l'élève, mentionnant les diverses obligations et devoirs auxquels ils sont astreints, ainsi que, etc...

Le livret contient, en outre, une série d'indications concernant notamment :

Le nombre et la composition des différentes catégories de vêtures; les placements successifs du pupille; ... les visites administratives ou médicales, etc...

. . . .

6° PENSIONS SUPPLÉMENTAIRES, EXTRAORDINAIRES ET REPRÉSENTATIVES

ART. 203. — Lorsque des nourriciers se sont chargés des pupilles atteints d'affections nécessitant des soins particuliers, ou d'infirmités graves comportant une incapacité de travail, il peut être alloué à ces nourriciers, soit un supplément de pension, si les pupilles ont moins de treize ans, soit une pension extraordinaire s'ils ont dépassé cet âge.

Art. 204. — Lorsque les élèves sont majeurs, une pension représentative peut leur être accordée...

Art. 205. — La quotité de ces allocations est déterminée par l'administration sur la proposition du directeur d'agence, appuyée d'un certificat du médecin de la circonscription où se trouve placé l'élève.

Les certificats d'infirmités doivent être établis avec une grande circonspection. Lorsqu'il s'agit notamment d'élèves infirmes de plus de treize ans ou majeurs, il importe de bien spécifier la nature de l'infirmité, si elle implique une incapacité totale ou partielle de travail. C'est la constatation de cette incapacité plus que l'infirmité elle-même qui détermine la décision de l'administration et le taux de la pension.

Art. 206. — Les pensions supplémentaires, extraordinaires ou représentatives sont essentiellement temporaires...

. . . .

8° DÉPÔT ET HÔPITAL

Art. 224. — Les élèves atteints de maladies ou de blessures qui ne sauraient être utilement traitées à domicile, ou que les nourriciers et patrons ne consentiraient pas à garder chez eux pendant la durée du traitement, sont transportés soit à l'hôpital auquel est rattachée la commune de leur résidence, soit à l'hôpital situé au chef-lieu de l'agence ou dans une localité voisine et qui consent à recevoir les pupilles du département moyennant un prix de journée déterminé.

Art. 225. — Les pupilles sont admis à l'hôpital, sauf dans le cas d'urgence, sur l'avis du médecin de la circonscription et sur présentation d'un bon signé du directeur de l'agence.

. . . .

9° TRAITEMENT MARIN ET THERMAL

Art. 227. — Les enfants scrofuleux et rachitiques dont l'hospitalisation est nécessaire, sont envoyés dans les établissements spéciaux situés au bord de la mer où ils bénéficient du traitement marin et des soins appropriés à leur état.

Art. 228. — Les enfants anémiques, débiles et malingres pour lesquels l'hospitalisation n'est pas indispensable, mais dont l'état serait amélioré par un séjour au bord de la mer, sont placés, temporairement, dans des familles habitant le littoral.

Art. 229. — Les enfants reconnus atteints d'affections susceptibles d'une cure thermale peuvent être envoyés, pendant la saison balnéaire, dans les stations thermales situées, de préférence, à proximité des centres d'agence.

Art. 230. — Les enfants proposés pour une cure thermale ou maritime sont désignés par les médecins de circonscription qui établissent à cet effet un certificat médical détaillé pour chacun des sujets proposés. Ces certificats, transmis à l'administration par les soins des directeurs d'agence, sont soumis au visa du médecin chef de service de l'hospice dépositaire.

Toutes les fois que cela est possible, les sujets sont eux-mêmes présentés à l'examen de ce dernier.

10° DÉCÈS

Art. 231. — Lorsqu'un élève est décédé, le médecin dans la circonscription duquel il était placé constate le décès et en mentionne les causes sur le livret.

Il en informe sans délai le directeur de l'agence, qui est tenu, de son côté, d'en aviser l'administration dans les quarante-huit heures.

. . . .

12° ÉCOLES SPÉCIALES

Art. 238. — Des écoles spéciales, affectées les unes aux garçons, les autres aux filles, reçoivent un nombre déterminé de pupilles, âgés de treize ans, pourvus du certificat d'études primaires et doués d'aptitudes physiques et intellectuelles suffisantes pour bénéficier d'un enseignement professionnel.

Les propositions d'envoi à ces écoles sont adressées, chaque année, à l'administration par les directeurs d'agence et accompagnées de fiches individuelles et de certificats médicaux constatant l'aptitude physique des candidats proposés.

. . . .

13º DISPOSITIONS SPÉCIALES

. . . .

c) *Renvoi des pupilles à Paris*

ART. 253. — Lorsqu'un pupille est rappelé, le directeur d'agence doit, sauf instructions contraires, le faire partir par le premier convoi qu'il envoie à l'hospice après avoir reçu l'ordre de retour. Si cet ordre n'est pas exécuté, il doit faire connaître immédiatement les motifs du retard, et, si ces motifs sont tirés de l'état de santé du pupille, il doit joindre à sa lettre un certificat du médecin.

. . . .

g) *Récompenses honorifiques*

ART. 259. — Des récompenses honorifiques, sous forme de médailles de bronze, d'argent, de vermeil et d'or peuvent être attribuées aux médecins du service qui se sont signalés par leur zèle et leur dévouement dans l'accomplissement des fonctions dont ils sont chargés par l'administration.

Le nombre maximum des médailles qui peuvent être attribuées chaque année dans ces conditions est fixé à huit, savoir : (1) : cinq en bronze, une en argent, une en vermeil et une en or.

Aucun médecin ne peut être proposé pour la médaille de bronze avant de compter cinq années de service, sauf

______

(1) Décision du 16 décembre 1908.

les cas de dévouement tout à fait exceptionnels, notamment en temps d'épidémie.

ART. 260. — Des témoignages officiels de satisfaction, sous formes de médailles de bronze, d'argent et de vermeil, peuvent être attribués aux mères nourrices, nourriciers, patrons et toutes personnes qui, par leurs services et leur dévouement à l'égard des pupilles ont acquis des titres à la reconnaissance du département.

ART. 261. — Qu'il s'agisse de médecins, de nourriciers ou de tous autres collaborateurs du service, il est, en principe, nécessaire d'être titulaire de la médaille de bronze pour pouvoir obtenir la médaille d'argent, de la médaille d'argent pour obtenir la médaille de vermeil, de la médaille de vermeil pour obtenir la médaille d'or.

Toutefois, en vue de reconnaître des mérites ou des services particulièrement distingués, la médaille d'argent, la médaille de vermeil ou la médaille d'or peuvent être attribuées directement, dans certains cas exceptionnels.

. . . .

TITRE IV

ADMINISTRATION

ART. 262. — Le service des enfants assistés de la Seine est réglé par le conseil général et est administré, sous l'autorité du préfet, par le directeur de l'assistance publique.

. . . .

ART. 266. — Les pupilles isolés, placés dans les départements où le département de la Seine n'a pas d'agences, sont surveillés par les fonctionnaires de l'inspection du département où ils sont placés.

ATTRIBUTIONS DU MÉDECIN-INSPECTEUR

La loi du 27 juin 1904 place les pupilles de l'assistance publique, définis par l'article 5, sous la tutelle du préfet de chaque département, ou plus spécialement sous celle de son délégué : l'inspecteur départemental, et dans le département de la Seine, sous la tutelle du directeur de l'assistance publique, à Paris.

Tout enfant secouru, tout pupille de l'assistance doit être l'objet d'une surveillance à domicile de la part des inspecteurs et sous-inspecteurs de l'assistance publique, mais cette surveillance est en partie exercée par les médecins-inspecteurs à qui est déléguée une parcelle de cette autorité, indépendamment des visites de surveillance faites aux pupilles âgés de moins de deux ans, en vertu de la loi Roussel. Les pupilles de l'assistance ont, de plus, droit à l'assistance en cas de maladie.

Visites de surveillance, visites en cas de maladie et examens des nourrices, telles sont les attributions ordinaires du médecin-inspecteur de ce service. Elles varient cependant, dans les détails, selon les départements, à qui la loi a laissé le droit de réglementer ce service à leur gré.

Enfants assistés de la Seine. — Aucun département n'apporte à ses enfants assistés une sollicitude pareille à celle que leur prodigue le département de la Seine (il est vrai que nul département n'a, même de loin, une proportion d'enfants assistés semblable à la sienne) et le service médical, en particulier, si bien réglé par le règlement du 4 juillet 1906 et entièrement autonome, fonctionne admirablement.

En dehors des médecins qui, à Paris, examinent et soignent les enfants assistés à l'hôpital dépositaire, les réexaminent avant leur départ ainsi que les nourrices venues de la campagne pour prendre un nourrisson, le service médical est assuré dans les départements où sont placés les pupilles de la Seine, par :

1º Des *médecins-inspecteurs*, chacun à la tête d'une circonscription, qui donnent les soins à tous les pupilles en cas de maladie, faisant autant de visites qu'il est nécessaire ; font les visites de surveillance domiciliaires tous les dix jours, à jour fixe, pour les enfants de un à quatre mois, tous les mois de quatre mois à un an, tous les deux mois de un à deux ans, tous les trois mois de deux à quatre ans, tous les six mois de quatre à six ans, une fois par an de six à treize ans ; de plus, vaccinent les enfants et tâchent de recruter des nourrices au sein ;

2º Des *médecins contre-visiteurs* choisis, autant que possible, en dehors des médecins de circonscription, qui examinent les nourrices au point de vue santé et lactation, avant leur départ à Paris ; et visitent à nouveau les nourrices à leur retour, ainsi que les pupilles qui sont âgés de moins de trois ans.

Il serait fastidieux de donner des explications sur le côté administratif des attributions de ces médecins : tout est prévu et clairement indiqué dans le règlement : article 136, pour le médecin contre-visiteur, articles 137 à 148 et suivants, pour le médecin-inspecteur. Au point de vue médical, nous n'avons non plus rien à ajouter à ce que nous avons dit concernant l'examen des nourrices, la visite des nourrissons, à propos de la loi Roussel.

Mais, plus qu'ailleurs, la crainte de la syphilis doit hanter l'esprit du médecin qui examine la nourrice ou l'enfant, et il n'est pas rare, malgré les multiples examens médicaux qui se succèdent, de voir des contaminations malheureuses se produire de nourrice à enfant ou, plus souvent, de nourrisson à nourrice, dans des cas d'hérédo-syphilis un peu tardive, où aucun signe n'avait permis de faire un diagnostic précoce. Nous avons rappelé, page 40, les signes de la syphilis héréditaire des enfants, nous n'y reviendrons pas.

Honoraires. — L'article 149 dit que les honoraires médicaux sont établis de deux façons : à l'abonnement et à la visite :

1º « *L'abonnement* est le mode de rétribution appliqué aux visites des enfants au-dessous de dix ans et comprend, pour cette période, les visites de surveillance et les visites en cas de maladie » quel qu'en soit leur nombre; il est, pour chaque enfant âgé de :

1 jour à 1 an.	de 40 francs
1 an à 2 ans	— 12 —
2 ans à 4 ans.	— 10 —
4 ans à 6 ans.	— 8 —
6 ans à 10 ans	— 6 —

Plus 1 franc par enfant de dix à treize ans pour une visite de surveillance obligatoire;

2º « Les *visites* en cas de maladie aux pupilles de dix à vingt et un ans sont rétribuées à un tarif unique par visite, *quels que soient la nature des soins donnés et l'éloignement du domicile de l'élève.* »

Ce tarif est de 1ᶠ 50 par visite.

Chaque vaccination est payée 2 francs.

Les contre-visites des nourrices et enfants sont payées 50 centimes chacune.

Les visites ne donnent lieu à des honoraires qu'autant qu'elles ont été effectuées dans les délais réglementaires, sinon elles donnent lieu à une retenue d'honoraires proportionnelle. Les certificats, rapports et autres pièces fournies par le médecin-inspecteur ne donnent lieu à aucun honoraire.

Les honoraires sont payés trimestriellement : 1º sur un *décompte* (Voir p. 131) fourni par l'administration, des sommes dues par abonnement, pendant le trimestre écoulé; 2º sur un autre *décompte* (Voir p. 129) établi par le médecin, des visites faites, en cas de maladie, aux enfants âgés de plus de dix ans. Trimestriellement, le médecin-inspecteur adresse en outre au directeur de l'agence les *Bulletins de visites trimensuelles* aux enfants de un jour à quatre mois (Voir p. 128) qui aident à l'établissement du décompte d'abonnement. Nous donnons un spécimen de ces trois imprimés : le premier et le deuxième, seuls, sont remplis par le médecin-inspecteur et adressés au directeur de l'agence dont il dépend, à la fin de chaque trimestre.

Le même imprimé qui sert pour noter les visites au-dessus de dix ans (Voir p. 129) sert aussi aux pharmaciens, qui joignent à l'appui de leurs mémoires les ordonnances des docteurs.

Desiderata. — Nous avons dit que le service médical des enfants assistés de la Seine était admirablement organisé; cela ne veut pas dire que tout y soit parfait et qu'il n'y ait aucun perfectionnement à y apporter : il s'en faut. Nous nous contenterons de signaler les points du service médical qui demandent une prompte amélioration facile à réaliser autant qu'indispensable.

C'est d'abord au sujet des honoraires : les visites en cas de maladie et les visites décadaires demandent le plus souvent des déplacements spéciaux et parfois longs, il est donc juste d'augmenter ces honoraires dans certains cas. De plus, les visites décadaires qui ont lieu à jour fixe, gênent l'inspection en ce que la nourrice prévenue peut prendre ce jour-là ses dispositions pour présenter un enfant propre et bien tenu : l'inspection, pour être efficace, demande la visite inopinée. Les trois améliorations les plus urgentes sont donc :

1º *Les visites, en cas de maladie, aux enfants âgés de plus de onze ans seront payées 2ᶠ 50 au lieu de 1ᶠ 50 ;*

2º *Les visites décadaires et les visites spéciales aux enfants malades, donneront droit à une indemnité kilométrique ;*

3º *Les visites décadaires auront lieu non à date fixe, mais avec une latitude de un jour avant et après.*

Enfants assistés des départements. — Rares sont les départements qui ont, comme la Seine, un service médical autonome pour les enfants assistés. Les interventions sont assurément les mêmes dans leur ensemble : examen des nourrices, visites de surveillance, visites en cas de maladie; et l'examen des nourrices et les visites de surveillance sont et doivent rester, obligatoirement, réservés aux médecins-inspecteurs; il n'en est pas de même des visites en cas de maladie.

Les visites de surveillance varient selon les départements. Certains, comme le Rhône, font visiter leurs pupilles une fois par mois jusqu'à deux ans et une fois par trimestre de deux à treize ans; puis une fois par semestre lorsqu'ils sont infirmes. D'autres départements, les plus nombreux, n'admettent, pour leurs pupilles, que les visites de surveillance ordonnées par la loi Roussel : une par mois jusqu'à deux ans.

En cas de maladie, les soins sont donnés au compte de l'administration jusqu'à vingt et un ans. Dans certains départements, ce sont les médecins-inspecteurs des enfants assistés (les mêmes, d'ailleurs, que ceux de la protection) qui soignent les enfants assistés malades; dans d'autres, — de plus en plus nombreux à bon droit, où le « libre choix » du médecin est admis pour l'A. M. G., — ces enfants sont soignés par le médecin choisi par les nourriciers. Dans ces départements, les enfants assistés peuvent donc être surveillés par un médecin et soignés, en cas de maladie, par un autre. Cela n'a d'ailleurs qu'une faible importance, et n'est-ce pas admis pour la protection des enfants du premier âge?

Les honoraires médicaux, dans ces diverses interventions, sont comptés au même tarif que ceux du service de la protection et de l'A. M. G., pour les visites analogues.

Les *mémoires* des honoraires pour soins donnés aux pupilles de l'assistance sont dispensés de timbre (L. 27 juin 1904, art. 53 et 54); ils doivent être produits avant le 5 janvier sur des imprimés fournis par la préfecture.

DÉPARTEMENT

d ....

—

AGENCE

d ....

ANNÉE 19

—

TRIMESTRE

—

M ....

Médecin

à ....

—

NOMS ET PRÉNOMS
de l'élève

....

....

—

Nº MATRICULE

....

DATE DE NAISSANCE

....

—

DATE DE L'ARRIVÉE
DANS L'AGENCE

....

—

Vu et certifié :
Le Directeur,

RÉPUBLIQUE FRANÇAISE
LIBERTÉ — ÉGALITÉ — FRATERNITÉ

Administration générale de l'Assistance publique à Paris

ENFANTS ASSISTÉS DU DÉPARTEMENT DE LA SEINE

BULLETIN DE VISITES TRIMENSUELLES
aux enfants de 1 jour à 4 mois

Je, soussigné, Médecin du service des Enfants Assistés de la Seine, CERTIFIE ET ATTESTE, sous ma responsabilité personnelle, avoir visité, aux dates ci-après, l'élève.............................
confié à Mme.............................
demeurant à.............................

INDICATIONS des visites	DATES des visites	NOTES ET OBSERVATIONS sur l'état sanitaire de l'enfant
1re visite		
2e visite		
3e visite		
4e visite		
5e visite		
6e visite		
7e visite		
8e visite		
9e visite		
10e visite		
11e visite		
12e visite		

A............................., le 19

RÉPUBLIQUE FRANÇAISE
LIBERTÉ-ÉGALITÉ-FRATERNITÉ

ADMINISTRATION GÉNÉRALE DE L'ASSISTANCE PUBLIQUE

EXERCICE 19

—

e TRIMESTRE

ENFANTS ASSISTÉS

DU

DÉPARTEMENT DE LA SEINE

—

Chapitre........ Article.........

DÉPARTEMENT

d ....

—

AGENCE

d ....

DÉCOMPTE des sommes dues à M.

pour visites aux enfants âgés de plus de 10 ans et médicaments aux élèves de tout âge pendant le e trimestre 19 .

Médicaments . . . .
     (Voir le détail au verso)
Visites à 1 fr. 50. . . . .

Total des sommes dues . . . .

Le Directeur de l'Administration générale de l'Assistance publique **ARRÊTE** qu'il sera payé à M.
la somme de
pour visites aux enfants de plus de 10 ans et médicaments aux élèves de tout âge pendant le e trimestre de 19 .

Paris, le..*19* .

POUR LE DIRECTEUR DE L'ADMINISTRATION
ET PAR AUTORISATION :
*Le Chef de bureau du Service général
des Enfants Assistés,*

Je.........................soussigné reconnaît avoir reçu

de M. le ....de ....

la somme de...

A...19

NUMÉROS	NOMS ET PRÉNOMS des élèves	DATES de naissance	NATURE de la maladie	NOMBRE de visites	MÉDICAMENTS et doses prescrites	VALEUR des médicaments	MODIFICATIONS (vérificateur)
			Report.		Report. . . .		
			Total. .		Total. . . .		

Vu et vérifié :

LE DIRECTEUR,

Certifié véritable le présent état

le   19   .

RÉPUBLIQUE FRANÇAISE
LIBERTÉ — ÉGALITÉ — FRATERNITÉ

ADMINISTRATION GÉNÉRALE DE L'ASSISTANCE PUBLIQUE A PARIS

EXERCICE 19

ENFANTS ASSISTÉS
DU DÉPARTEMENT DE LA SEINE

AGENCE

d....................................

CHAPITRE.................... — ART.....................

DÉCOMPTE des sommes dues à M.....................................
médecin du service, demeurant à ....
département d ...., pour le montant de son
abonnement pendant le ....ᵉ trimestre 19   .

1° **Enfants de 1 jour à 1 an.** — Abonnement annuel de 40 francs par enfant pour 20 visites obligatoires et soins en cas de maladie . . . . . .
{ Tous les 10 jours pendant les quatre premiers mois . . . .
Mensuellement pendant les huit derniers mois. . . . .

2° **Enfants de 1 an à 2 ans.** — Abonnement annuel de 12 francs par enfant pour 6 visites obligatoires et soins en cas de maladie. . . . .

3° **Enfants de 2 ans à 4 ans.** — Abonnement annuel de 10 francs par enfant pour 4 visites obligatoires, soit une par trimestre, et soins en cas de maladie . . . .

4° **Enfants de 4 à 6 ans.** — Abonnement annuel de 8 francs par enfant pour 4 visites obligatoires, soit une par semestre, et soins en cas de maladie. . . . .

5° **Enfants de 6 à 10 ans.** — Abonnement annuel de 6 francs par élève pour visites et soins en cas de maladie. . . . .

6° **Enfants de 10 à 12 ans.** — Abonnement annuel de 1 franc pour une visite obligatoire. . . . .

7° **Primes de vaccination** à raison de 2 francs chacune . . . .

8° **Contre-visites des nourrices et élèves** à raison de 50 centimes chacune . . . .

TOTAL . . . .

Le Directeur de l'Administration certifie qu'il y a lieu de payer
à M...
la somme de...

Paris, le.. *19*   .

Pour le Directeur de l'Administration générale de
l'Assistance publique et par son autorisation :

Pour acquit de la somme
ci-dessus :

Le Chef du bureau du Service
des Enfants Assistés,

État par commune des enfants d'un jour à dix ans ayant existé
pendant le cours du   ⁰ trimestre de 19   , dans la circonscrip-
tion de M ....

DÉSIGNATION des communes	Enfants de 1 jour à 4 mois / Nombre de visites décadaires	Enfants de 4 mois à 1 an ayant existé pendant les mois de		Enfants de 1 an à 2 ans ayant existé pendant les mois de		Enfants de 2 ans à 4 ans	Enfants de 4 ans à 6 ans	Enfants de 6 ans à 10 ans	Enfants de 10 ans à 13 ans	Primes de vaccination	Contre-visites des nourrices et élèves	OBSERVATIONS
	2	2		1		2,50	2	1,50	1	2	0,50	
Sommes à payer												

Certifié le présent État de population ...., le ....
                                                             Le Directeur,

CHAPITRE IV

VACCINATIONS ET REVACCINATIONS PUBLIQUES

A) Loi du 15 février 1902 sur la protection de la santé publique

. . . .

Art. 6. — *La vaccination antivariolique est obligatoire au cours de la première année de la vie ainsi que la revaccination au cours de la onzième et de la vingt et unième année.*

Les parents ou tuteurs sont tenus personnellement de l'exécution de cette mesure.

Un règlement d'administration publique, rendu après avis de l'Académie de médecine et du Comité consultatif d'hygiène publique de France, fixera les mesures nécessitées par l'application du présent article...

B) Décret d'administration publique du 27 juillet 1903

. . . .

Art. 2. — *Dans chaque département, le préfet nomme les médecins vaccinateurs, les sages-femmes et les autres agents du service de la vaccine organisé par le conseil général, en exécution de l'article 20 de la loi susvisée.*

Art. 3. — *Des arrêts ministériels, pris après avis*

de l'Académie de médecine et du Comité consultatif d'hygiène publique de France, déterminent les obligations des médecins chargés des vaccinations gratuites et prescrivent, pour les établissements qui distribuent le vaccin, les mesures d'hygiène et les épreuves propres à assurer et à constater la pureté et l'efficacité du vaccin.

Nul ne peut ouvrir un établissement destiné à préparer ou à distribuer du vaccin sans avoir fait une déclaration préalable à la préfecture ou à la sous-préfecture.

Il sera donné un récépissé de cette déclaration.

Ces établissements sont soumis à la surveillance de l'autorité publique conformément aux dispositions arrêtées par le ministère de l'intérieur.

Art. 4. — *Dans chaque commune, les séances de vaccination gratuite et les séances de revision des résultats de ces opérations sont annoncées par voie d'affiche indiquant le lieu, la date de ces séances et rappelant les obligations légales des parents ou tuteurs et les pénalités qu'ils encourent.*

Les parents ou tuteurs sont tenus d'envoyer les enfants aux séances de vaccination, de les soumettre à l'opération vaccinale et à la constatation des résultats de cette opération au cours de la séance de revision.

Toutefois, ils sont libres de satisfaire à leur obligation en déposant à la mairie un certificat constatant la vaccination ou la revaccination de leurs enfants avec la date et le résultat de ces opérations, délivré par le médecin ou la sage-femme qui les aura pratiquées.

Art. 5. — *Les vaccinations sont ajournées par arrêté préfectoral pour les habitants des localités où une maladie infectieuse, autre que la variole, règne épidémiquement ou menace de prendre une extension épidémique.*

. . . .

Art. 7. — *Sur ces listes le médecin vaccinateur ins-*

crit en regard de chaque nom la date de la vaccination et ses résultats, soit que le sujet ait été vacciné au cours d'une des séances visées à l'article 4, soit que les parents ou le tuteur de ce dernier aient produit le certificat exigé par le même article.

Art. 8. — *Si le médecin vaccinateur, au cours de la séance de vaccination gratuite, estime qu'un sujet qui lui est présenté ne peut être vacciné à cause de son état de santé, il fait mention de cette impossibilité sur la liste, en regard du nom de l'intéressé. Il inscrit une mention analogue en regard du nom de ceux pour lesquels il aurait été produit un certificat constatant la même impossibilité, signé par le médecin qui les traite.*

Art. 9. — ..... *Après vérification du succès de chaque vaccination ou après la troisième tentative, le médecin vaccinateur délivre aux parents ou tuteurs des personnes soumises à l'opération un certificat individuel attestant qu'ils ont satisfait aux obligations de la loi. Pareille pièce est délivrée à ceux qui ont présenté le certificat prévu par l'article 4.*

C) Arrêté ministériel du 28 mars 1904

Art. 1. — *Les vaccinations et les revaccinations publiques sont pratiquées exclusivement avec le vaccin animal.*

Le vaccin employé ne peut provenir que des établissements producteurs remplissant les conditions déterminées en exécution de l'article 3.

Art. 2. — *Le service est placé sous le contrôle immédiat du conseil d'hygiène départemental et sous le contrôle supérieur de l'Académie de médecine.*

Le contrôle du conseil départemental d'hygiène s'exerce

*par l'entremise d'une commission spéciale qui est com-
posée de trois membres désignés par le préfet sur la
présentation du conseil, et est présidée par le secrétaire
général ou un conseiller de préfecture délégué. Les trois
membres du conseil comprennent deux médecins particulièrement qualifiés par leur compétence bactériologique et un vétérinaire.*

*La commission devra présenter, chaque année, au
préfet du département, un rapport sur le fonctionnement
du service.*

ART. 3. — *Il devra être fait emploi du vaccin dans le
plus bref délai possible et au plus tard, dans le délai
de quarante jours à dater de la récolte.*

*L'excédent du vaccin provenant de tubes ouverts
au cours d'une précédente opération ne sera jamais
utilisé.*

*Les praticiens chargés du service tiennent à cet égard
un registre personnel portant, outre les numéros d'ordre,
les indications suivantes : le jour de la réception du vaccin ; le nom de l'établissement d'où il provient ; le numéro du livre d'envoi de cet établissement, la quantité
de produit reçue ; le lieu, le jour et la séance où il a été
utilisé ; le nombre d'enfants vaccinés ; les observations
générales motivées par le service ou par les résultats
obtenus.*

ART. 4. — *Les vaccinateurs veilleront à ce que les
séances soient toujours tenues dans des locaux propres,
suffisamment spacieux, bien éclairés, bien aérés, convenablement chauffés, ne recevant d'habitude que des
personnes saines ; ces locaux ne devront jamais être
encombrés.*

ART. 5. — *Les enfants à vacciner devront être examinés avec soin avant l'opération ; on interrogera, s'il
y a lieu, les parents, sur leur état de santé habituelle.
La vaccination et la revaccination des enfants affligés*

de maladies chroniques susceptibles de porter atteinte à la nutrition ou à la constitution des humeurs seront ajournées à une époque ultérieure, à moins de circonstances exceptionnelles qu'il appartient au médecin vaccinateur d'apprécier.

ART. 6. — Le vaccinateur est libre de recourir au procédé d'inoculation qui a sa préférence. Mais, quel que soit ce dernier, l'inoculation doit être considérée comme une opération chirurgicale et exécutée avec toutes les règles propres à écarter les infections traumatiques.

ART. 7. — La visite des sujets vaccinés se fera au plus tôt le septième jour après l'opération.

ART. 8. — Si des insuccès avérés et exceptionnels étaient constatés ou si des accidents imputables à la vaccination venaient à se produire, les praticiens chargés du service devraient en rendre compte aussitôt au préfet du département qui en saisirait la commission spéciale du conseil départemental d'hygiène et l'établissement producteur.

. . . .

D) **Circulaire ministérielle du 25 janvier 1907**

Monsieur le Préfet..., je dois, en même temps, appeler toute votre attention et celle de vos collaborateurs sur un point particulièrement visé par l'Académie de médecine en raison de l'intérêt qu'il présente en la matière pour la protection de la santé publique. Il s'agit du danger de propagation de la variole par les étrangers et les nomades tels que mariniers, marchands ambulants, saltimbanques, forains, etc..., qui, grâce à leurs déplacements incessants, peuvent échapper aux obligations légales dont ils sont passibles comme aux mesures préventives qu'exigent leurs conditions spéciales d'existence. Si l'inscription de ces nomades sur les listes de vaccination ou de revaccination doit être difficile, sinon impossible, au moment des séances publiques de vaccine qui ne coïncideront qu'à titre exceptionnel avec leur passage dans une commune, le devoir des autorités municipales est d'y suppléer par une surveillance en quelque sorte permanente. Chaque fois que des individus appartenant à la catégorie ci-dessus se présenteront dans une commune pour y séjourner, ils devront être invités à justifier par des certificats dûment établis qu'ils ont subi, suivant leur âge, la vaccination ou la revaccination. Dans la négative, ils seront invités à se présenter immédiatement en règle, sous les peines édictées par la loi et sans préjudice du refus de séjour sur le territoire de la commune.

. . . .

Conformément à ces dispositions, les onze départements dont la liste est reproduite ci-après ont été reconnus remplir les conditions auxquelles doivent être exclusivement subordonnées, en l'état actuel, la fourniture et la distribution du vaccin antivariolique destiné aux services publics.

Bordeaux : institut vaccinogène municipal annexé à la Faculté de médecine;

Grenoble : institut vaccinogène du Dr Traversier;

Lille : institut vaccinogène annexé à l'institut Pasteur;

Lyon : institut vaccinogène municipal;

Marseille : institut départemental vaccinogène des Bouches-du-Rhône;

Montpellier : institut vaccinogène de M. Pourquier;

Paris : institut de vaccine animale de MM. Chambon et Ménard (rue Ballu, 8); institut vaccinal du Dr Barlerin (rue de Paradis, 50);

Perpignan : institut vaccinal;

Tours : institut vaccinal du Dr Chaumier.

G. CLEMENCEAU.

E) Circulaire ministérielle du 29 janvier 1907 concernant l'organisation financière des services de la santé publique

. . . .

RÉMUNÉRATION DES VACCINATEURS

1° *Mode de rémunération « au tarif »*. — Ce mode consiste dans la rémunération des vaccinateurs à raison de tant par vaccination ou revaccination, rémunération comprenant à la fois, en principe, l'opération vaccinale, la revision des résultats et la délivrance des certificats.

Le tarif peut être complété par des *frais de déplacements*, calculés d'après la distance des diverses communes au domicile du vaccinateur. Les frais de déplacement peuvent être aussi considérés comme compris dans le tarif et ne donner lieu à aucun remboursement particulier.

Enfin, dans certains départements, il est alloué aux vaccinateurs, en outre de la rémunération résultant du tarif, une indemnité forfaitaire de tant par séance, représentant le remboursement des frais généraux de diverse nature que les praticiens peuvent avoir à supporter; dans d'autres, une rémunération spéciale est prévue pour la vérification des résultats et pour la délivrance des certificats, etc.; dans d'autres encore, le système du tarif se combine avec la garantie d'un minimum de rémunération pour chaque séance, en vue d'assurer pour le moins au vaccinateur le remboursement de ses frais si le nombre des vaccinations effectuées est peu élevé.

On peut prévoir également une rémunération pour des personnes chargées d'assister les vaccinateurs au cours des séances publiques de vaccination;

2° *Mode de rémunération à « forfait » ou « par abonnement »*. — Dans ce cas, la rémunération est établie à raison de tant par séance, ou de tant par an, ou mieux encore de tant par tête d'habitant, compris dans chacune des communes formant la circonscription assignée au vaccinateur.

Quel que soit d'ailleurs le mode de rémunération envisagé, le taux du tarif, comme celui de l'abonnement, peut varier dans une assez grande mesure suivant les départements. A cet égard, il appartient aux conseils généraux d'en arrêter les bases dans des conditions qui permettent d'assurer la bonne exécution de la loi.

Le service peut être confié soit à des vaccinateurs spécialement désignés à cet effet, soit aux médecins déjà chargés du service de l'assistance médicale gratuite, de la protection du premier âge ou de l'inspection des écoles. Dans ces derniers cas, il importe d'établir dès le début, et de maintenir rigoureusement, une distribution absolue entre les attributions confiées aux mêmes personnes à des titres différents tant au point de vue des obligations dérivant de chacune d'elles que des justifications à fournir et du règlement des dépenses afférentes à chaque service. Il est évident, en effet, que la vaccination, se rattachant à l'exécution de la loi du 15 février 1902, ne saurait être englobée, notamment, dans l'assistance médicale résultant de la loi du 15 juillet 1893.

Lorsqu'un conseil général a décidé que les médecins de l'assistance médicale, par exemple, seront chargés des fonctions de médecins vaccinateurs, chacun dans sa circonscription, cette mesure doit donc entraîner une désignation et une rémunération nettement indépendantes.

Sous le bénéfice de ces observations, mon administration considère les diverses manières de rétribuer le personnel des vaccinateurs qui viennent d'être sommairement rappelées comme pouvant être adoptées, les assemblées départementales restant juges, comme je l'ai dit ci-dessus, — sous réserve d'assurer la bonne exécution de la loi, — du soin de régler l'organisation et le fonctionnement du service au mieux des besoins locaux, des habitudes administratives déjà suivies, des références du corps médical, etc...

En tout état de cause, le principe de la gratuité de la vaccination publique pour les personnes qui y ont recours ne doit pas comporter d'exception. Il ne saurait être fait de distinction à cet égard, entre les personnes soumises à la vaccination ou à la revaccination, suivant qu'elles seraient ou qu'elles ne seraient pas indigentes, privées de ressources ou inscrites sur les listes de l'assistance médicale gratuite; toute prescription formulée dans ce sens serait en contradiction avec la loi, le décret du 27 juillet 1903 et la circulaire du 7 août suivant. Les séances de vaccination, dont la tenue périodique est prescrite pour mettre à la portée de tous les assujettis le moyen pratique de satisfaire dans un intérêt général à l'obligation légale, sont uniformément qualifiées de gratuites dans l'un et l'autre de ces deux derniers documents, et l'article 26 de la loi qui prescrit l'établissement de taxes pour la désinfection n'autorise rien de semblable pour les vaccinations et revaccinations. Bien plus, la circulaire du 7 août 1903 recommande expressément d'ouvrir largement les séances gratuites, même aux personnes qui ne seraient pas sous le coup de l'obligation résultant de la loi. C'est à cette condition seulement que l'ensemble de la population bénéficiera, dans le moindre délai possible, des prescriptions formulées.

Il convient d'ajouter que les charges des collectivités administratives ne seront pas en fait aussi lourdes que la généralité de l'obligation vaccinale et les indications qui viennent d'être données pourraient le laisser croire. L'article 4 du décret du 27 juillet 1903 stipule que les assujettis restent libres de satisfaire à leur obligation par la présentation d'un certificat, et consacre ainsi la faculté pour toute personne de s'adresser, en le payant, au vaccinateur de son choix. On peut prévoir qu'une fraction plus ou moins importante de la population, ayant les ressources nécessaires pour user de cette faculté, ne se présentera pas aux séances publiques, et que la dépense incombant au budget du service sera allégée d'autant.

Quant à la justification des mémoires eux-mêmes, j'appelle spécialement votre attention sur celle des mémoires relatifs à la rémunération des médecins vaccinateurs. Toutes les fois que le vaccinateur sera rémunéré sur la base d'un tarif et d'après le nombre des opérations effectuées, cette justification devra résulter d'une façon mathématique de la concordance entre les énonciations du mémoire et les listes de vaccination qui auront dû vous être adressées par le maire à l'issue des opérations vaccinales. Les émargements et annotations portées par le vaccinateur en regard des noms portés sur les listes et certifiées par le maire, constitueront la base de la créance du praticien et le principal moyen de contrôle de votre administration; aussi l'établissement régulier et la bonne tenue rigoureuse des listes prescrites présente-t-elle à cet égard, comme à celui de l'exécution normale du service la plus grande importance. Pour la consacrer, j'ai décidé que les mémoires des vaccinateurs devraient porter le visa du maire, certifiant la conformité de ces mémoires avec

les indications résultant des listes de vaccination et de
revaccination.

FOURNITURE DU VACCIN

En principe, la fourniture du vaccin doit être faite aux
vaccinateurs au compte du département.

Il importe à ce propos d'indiquer tout d'abord la solution d'une question qui a été plusieurs fois soulevée.

Antérieurement à la loi du 15 février 1902, l'Académie
de médecine procédait à des envois gratuits de vaccin aux
départements et aux vaccinateurs dans le but d'encourager
et de propager la pratique de la vaccination. Les frais de
ces distributions étaient, en dernière analyse, supportés par
le budget de l'État qui allouait dans ce but à l'Académie
une subvention annuelle, et c'est ainsi que l'État inter-
venait financièrement dans la marche des services locaux
de vaccine institués, dès ce moment, sur l'initiative de
certaines villes et de certains départements. Or, il ne saurait
désormais en être de même, l'article 26 de la loi de 1902
organisant la participation normale de l'État aux dépenses
des services départementaux sur la base des barèmes de
la loi du 15 juillet 1893 et, d'autre part, l'article 1 du décret
du 27 juillet 1903 devant entraîner une modification
essentielle du service de la vaccine établi à l'Académie.

Le seul mode légal d'approvisionnement du vaccin
consiste désormais dans sa fourniture aux services publics
par un établissement vaccinateur soit public, soit privé,
satisfaisant aux prescriptions des arrêté et instructions du
30 mars 1904.

Il appartient aux départements de traiter dans ce but,
à des conditions à débattre, avec un institut vaccinogène.

Dans quelques départements, le soin de s'approvisionner
directement de vaccin serait laissé aux vaccinateurs eux-
mêmes. C'est là un mode de procéder qui ne me paraît
pas devoir être recommandé; il rendrait, d'une part, le
contrôle de l'administration difficile, dans une matière où
sa responsabilité est gravement engagée par suite du caractère obligatoire de la vaccination, et entraînerait d'autre
part une dépense certainement supérieure à celle qui doit
résulter d'un marché passé avec un établissement vaccinogène déterminé pour l'ensemble du service d'un département.

La fourniture du vaccin par un institut choisi, au compte du département, permet au contraire à l'administration d'intervenir dans le moindre délai avec le plus de moyens d'action possible, au cas d'insuccès ou d'accidents imputables à la qualité du vaccin; en outre, elle est évidemment la plus avantageuse au point de vue financier.

Elle n'implique d'ailleurs ni retard dans l'envoi du vaccin, ni distribution par l'entremise des préfectures. Le vaccin doit être adressé normalement à chaque vaccinateur, sur sa demande directe, et dans le moindre délai possible, par l'établissement choisi. La demande est faite au moyen d'imprimés spéciaux qui justifient la qualité du demandeur et permettent à tout moment le contrôle des quantités réclamées par chacun d'eux.

***

Bien que depuis longtemps la vaccination antivariolique fût passée dans nos mœurs, on ne peut contester que cette pratique, trop rarement renouvelée et laissée à la merci des mauvaises volontés ou des négligences individuelles, ne donnât pas tout ce qu'on était en droit d'attendre de son efficacité préventive réelle. C'est pour instituer désormais la généralisation *effective* de ce procédé et aussi pour organiser un contrôle efficace permettant de s'assurer que les prescriptions, jugées nécessaires dans l'intérêt public, étaient bien observées qu'a été faite la loi de 1902 et qu'ont paru les décrets et circulaires ministérielles qui la complètent.

Organisation médicale. — Cette organisation n'est pas uniforme en France comme celle de la protection des enfants du premier âge ou de l'assistance obligatoire aux vieillards, etc. : chaque département s'est organisé comme il l'a voulu et s'est, le plus souvent, inspiré du système adopté pour l'A. M. G.

Dans la plupart des départements, les fonctions de vaccinateurs sont attribuées, dans leurs circonscriptions, aux médecins du service de l'A. M. G. ou de la protection des enfants du premier âge, nommés par le préfet, et aussi aux sages-femmes du service de l'A. M. G. Dans un certain nombre d'autres, c'est le système du *libre choix* du médecin qui prévaut : dans les Ardennes, l'Aveyron, la Haute-Loire, l'Indre, le Maine-et-Loire, la Marne, etc., par exemple; ou le système par *roulement,* qui attribue, tour à tour, chaque année, les circonscriptions vaccinales à chaque praticien qui en fait la demande : dans l'Aube, le Cher, les Pyrénées-Orientales, etc. Disons tout de suite que ce dernier système, pas plus que celui du « libre choix » n'ont les préférences de l'administration; et, à ce sujet, nous ne saurions mieux faire que de citer un extrait du rapport de M. Bluzet, inspecteur général des services administratifs (*Journal officiel* du 6 décembre 1910).

Organisation. — La base de l'organisation du service réside, en principe, dans la création de circonscriptions vaccinales, composées d'un certain nombre de communes.

Le mode de constitution, l'étendue et le nombre des circonscriptions sont très variables, d'un département à l'autre.

Le plus souvent, on a utilisé, pour la vaccination, des circonscriptions déjà existantes, telles que celles de la protection du premier âge ou de l'assistance médicale gratuite. Dans certains départements, on a constitué des circonscriptions spéciales. Dans d'autres, on n'a créé aucune circonscription proprement dite, et le préfet nomme, ou a nommé, un vaccinateur par commune. Dans un autre, enfin, — seul de son espèce il est vrai, — c'est au contraire un vaccinateur unique qui assure le service dans toutes les communes, avec le département tout entier pour circonscription.

Celui de nos collègues qui a inspecté ce dernier département (le Gard) en a rapporté une impression favorable, et en est revenu convaincu des avantages du système du vaccinateur unique.

D'autre part, plusieurs d'entre nous ont constaté les inconvénients qui s'attachent à la multiplication excessive du nombre de ces praticiens, tant au point de vue de la difficulté d'assurer le service avec régularité que de l'exagération des frais de tous ordres. Il est évident, en effet, que si deux médecins différents sont chargés de la vaccination dans deux localités voisines, situées l'une et l'autre à une certaine distance de leur résidence commune, ils font double dépense de temps et de déplacemenl. Ajoutons à cela qu'un médecin ne peut s'intéresser au bon fonctionnement général du service, et y apporter une contribution active sous forme de propagande dans le public, d'insistance auprès des maires et des secrétaires de mairie, ou de toute autre manière, que s'il en a la charge, la responsabilité — et les avantages — pour une circonscription d'importance appréciable.

Aussi sommes-nous d'avis qu'il est plus désirable de restreindre le nombre des circonscriptions que de les multiplier à l'excès, et considérons-nous notamment le système qui consiste à désigner les vaccinateurs par communes et non par circonscriptions (même en tenant compte du fait que le même médecin est fréquemment désigné pour plusieurs localités), comme s'inspirant d'une tendance regrettable, qui ne paraît pas devoir être encouragée.

La question du mode de désignation des praticiens doit d'ailleurs être rapprochée de la précédente, parce qu'elle est de nature à motiver des considérations de même ordre. Ce n'est pas que cette question ait donné lieu dans l'ensemble à de nombreuses remarques de notre part, les vaccinateurs étant très généralement nommés par les préfets en conformité des dispositions réglementaires, dans des conditions qui ne comportent aucune observation de principe. Mais l'inspection générale croit devoir appeler votre haute attention sur une pratique, heureusement exceptionnelle qui, toutefois, a été signalée par quelques-uns d'entre nous.

Cette pratique est celle qui consiste à faire participer tous les médecins du département au service de la vaccination, par le moyen d'un roulement, en vertu duquel ils se succèdent d'année en année à la tête des circonscriptions vaccinales, ou dans les diverses communes de la région où ils exercent.

Nous n'ignorons pas que cette participation globale de l'ensemble des praticiens au service de la vaccine a été vivement réclamée par un certain nombre de syndicats médicaux.

Déclarée formellement contraire à la réglementation générale du service par un avis du Conseil d'État relatif à une délibération du conseil général de la Manche (V. Décr. 16 nov. 1907), elle n'en a pas moins été admise, sous une forme détournée, par quelques assemblées départementales, et se trouve effectivement réalisée aujourd'hui, malgré toutes prescriptions contraires, dans un certain nombre de départements.

Le procédé employé consiste, soit dans l'attribution à tout praticien d'une circonscription, ou tout au moins d'une commune, dans les conditions déjà signalées plus haut, soit dans l'organisation d'un système de roulement entre tous les praticiens, comme nous venons de l'indiquer ; ce dernier système est notamment pratiqué, plus ou moins ouvertement, dans les départements de l'Aude, de l'Ariège, du Cher, de l'Indre, des Pyrénées-Orientales, etc...

Les deux procédés n'ont d'ailleurs pas donné de meilleurs résultats l'un que l'autre, et — pour ce qui a trait spécialement au « roulement », puisque la désignation des vaccinateurs « par communes » a déjà fait l'objet d'un des paragraphes qui précèdent — nous ne pouvons que nous associer à l'appréciation formulée à son sujet par l'un d'entre nous : « On arrive par le roulement à avoir des vaccinateurs sur lesquels l'administration ne possède aucune autorité, à l'égard desquels elle ne dispose d'aucune sanction quelconque, qui peuvent, s'il leur plaît, négliger complètement leurs fonctions, et qui, d'autre part, ne peuvent avoir qu'un contact des plus superficiels avec le service. »

Or, on ne doit pas perdre de vue que la responsabilité de l'administration est engagée, non seulement dans l'opération vaccinale, mais aussi dans le fonctionnement même de ce service, et que ce fonctionnement comporte nécessairement une collaboration en quelque sorte administrative de la part du vaccinateur, tant au point de vue de l'organisation des séances d'accord avec les maires, de la tenue des listes au point de vue des énonciations d'ordre médical, de la délivrance des certificats, de l'envoi de rapports sur les opérations, et de tant d'autres détails, que de la propagande à faire dans le public en faveur de la vaccination.

Le service de la vaccine ne saurait être considéré uniquement comme une source d'émoluments à partager, aussi équitablement que possible, entre des praticiens également qualifiés par la possession de leur diplôme pour pratiquer l'opération vaccinale — conception qui pourrait seule justifier les demandes   syndicats médicaux — mais comme une source d'o   tions spéciales, dépassant incontestablement le dom   urement médical. Et le médecin vaccinateur, loin de pouvoir borner son rôle à l'accomplissement d'un acte exclusivement professionnel, ne peut remplir intégralement sa mission s'il n'est, pour l'administration responsable du service, un collaborateur dans toute la force du terme, auquel elle puisse donner sa confiance, et qui, de son côté, lui prête son concours le plus complet, pour l'œuvre de protection sanitaire dont elle a la charge.

On ne peut donc contester aux préfets, investis du soin de nommer les vaccinateurs, le droit et même le devoir d'exercer leur choix librement, et de ne le porter que sur des hommes présentant, au point de vue que nous venons d'indiquer, toutes les garanties souhaitables. Aussi, les combinaisons de « roulement » qui n'ont pour but et pour effet que de rendre ce droit illusoire nous paraissent-elles en contradiction avec l'intérêt du service, et les dispositions formulées dans ce sens par des délibérations de conseils généraux, ou des articles de règlements constituent-elles à nos yeux des violations indirectes du décret du 27 juillet 1903.

Il ne semble pas, après un tel rapport, que la thèse du libre choix du médecin vaccinateur ait des chances d'aboutir ; et c'est parce que nous pensons que le service de la vaccination restera, du moins pour longtemps encore, attribué aux médecins inspecteurs ou aux médecins de l'A. M. G. que nous en avons compris l'étude dans ce livre.

Les sages-femmes sont aussi admises, dans beaucoup de départements, à pratiquer les **vaccinations publi-**

ques, soit au même tarif que les médecins, soit à un tarif plus réduit. Et on a pu se demander, dans certaines localités, s'il y avait priorité des médecins ou des sages-femmes, en matière de vaccination. Bien que les règlements soient muets sur cette question, il n'y a pas de doute : l'administration admet toujours la priorité du médecin, soit que les sages-femmes ne puissent vacciner que dans les cas où les médecins des circonscriptions visées se déchargent de leur service à leur profit, soit que les vaccinations aient lieu concurremment, mais à des dates différentes, postérieures pour les sages-femmes.

Nous allons passer rapidement sur la technique de la vaccination et sur l'évolution de la vaccine, pour nous appesantir davantage sur la partie médicale administrative de cette question.

Manuel opératoire. — On peut, pour vacciner, se servir d'une lancette en fer de lance, cannelée ou non, ou de différents modèles de vaccinateurs ; mais il est préférable d'employer le *vaccinostyle*, plume métallique à bords aiguisés, dont le prix est insignifiant et la stérilisation facile. Le vaccinostyle est tenu directement à la main ou, ce qui est plus commode, monté sur un petit porte-plume, et certains instituts vaccinogènes, celui de Lausanne, en particulier, accompagnent leurs tubes de pulpe vaccinale d'un vaccinostyle à long manche, fort pratique.

Les plus grandes précautions aseptiques doivent être prises afin d'éviter d'abord l'inoculation d'une affection contagieuse, la syphilis tout particulièrement, d'un sujet à un autre, vaccinés à l'aide du même instrument ; ensuite, les infections secondaires des plaies vaccinales (lymphangite, érysipèle, etc.). Dans ce but, les vaccinostyles (qui ne devraient servir qu'à une seule

personne) seront, après chaque vaccination, nettoyés
dans une solution aseptique de carbonate de soude
à un centième et passés à la flamme avant d'être employés pour un nouveau sujet. On devra éviter de se
servir d'un vaccinostyle encore chaud, car la puissance du vaccin est détruite par une température de
52°, et aussi par les antiseptiques forts (sublimé,
phénol, etc.), ce qui interdit la désinfection à l'aide
de ces produits.

D'autre part, les conditions aseptiques ordinaires
des petites interventions chirurgicales ne seront pas
négligées : le sujet est suffisamment dévêtu pour qu'aucun vêtement ne gêne ni ne puisse souiller les incisions ;
puis il subit un lavage local des bras à l'éther ou à l'alcool ou même simplement au savon et à l'eau bouillie,
à l'aide d'un petit tampon de ouate hydrophile — sans
trop appuyer, afin d'éviter un appel sanguin à ce niveau.

Les préparatifs achevés, l'opérateur saisit le bras
du sujet de sa main gauche glissée en dessous et en
haut, faisant tendre la peau au niveau du deltoïde,
à la partie antérieure ; puis le vaccinostyle, chargé de
vaccin, et tenu à la main droite, incise superficielle-
ment l'épiderme d'une scarification linéaire de 5 à
6 millimètres de longueur, suffisante pour amener
un léger suintement sanguin, sans toutefois produire
d'écoulement de sang, c'est essentiel. On fait ainsi
trois incisions, distantes de 3 à 4 centimètres sur chaque bras, et, faisant bailler les lèvres de chaque plaie,
on étale à leur surface ce qui reste de vaccin sur l'instrument. Il suffit, en général, de recharger le vaccinostyle de vaccin en changeant de bras.

La vaccination achevée, on laisse le sujet dévêtu
pendant au moins cinq minutes ; ses mains sont tenues pour éviter qu'il ne s'essuie, si c'est un enfant.

Dès que l'on aperçoit les lèvres de chaque incision légèrement tuméfiées, c'est l'indice que l'inoculation est effective; on recouvre alors la région d'une couche de coton aseptique et le sujet peut se rhabiller. Il doit se présenter à nouveau, afin de faire constater le résultat de sa vaccination, lors d'une visite de revision qui est obligatoire et a lieu sept jours après l'inoculation, au plus tôt.

On peut vacciner les filles à la jambe ou à la partie externe de la cuisse, si les parents le désirent; mais c'est parfois gênant pendant la période aiguë, chez les bébés qui doivent être portés sur les bras. On peut aussi vacciner en ponctionnant la peau ou en faisant deux à trois scarifications parallèles en chacun des six points, ou une incision en $+$; mais la simple incision linéaire est suffisante. Nous ne parlerons pas de la vaccination de *bras à bras* qui est interdite à juste titre, ni de la vaccination de *génisse à bras* qui ne peut se faire que dans les instituts spéciaux ou dans des conditions particulières, comme à Paris.

Dans les départements où les vaccinateurs sont rémunérés à *tant* par vaccination, il est important que le médecin note à mesure ses opérations et signe, sur les listes préparées à l'avance par la mairie, en regard du nom du sujet; car ce sont ces émargements qui servent de base à la créance du vaccinateur et de moyen de contrôle à l'administration. Après chaque séance, le médecin devra contrôler le chiffre total des opérations effectuées, afin d'être d'accord avec le chiffre adressé à la préfecture, par la mairie, à l'issue de la séance — les revaccinations pour insuccès et les constatations ne comptent, sauf règlement contraire, que pour une seule opération.

Évolution de la vaccine. — Dans les premiers jours

qui suivent la vaccination, on n'observe, au niveau de chaque scarification, qu'une légère rougeur qui devient, vers le quatrième jour, un *bouton papuleux* qui se transforme dès le cinquième en une *vésicule* blanchâtre avec petite dépression centrale. Lorsqu'on revoit le sujet au bout d'une semaine, chaque *pustule* vaccinale est en plein développement; plus ou moins large, aplatie, avec son ombilication centrale nacrée et ses bords surélevés, elle est entourée d'une aréole rougeâtre indurée. La *suppuration* se fait, accompagnée d'un certain état général; puis l'ombilication disparaît, et vers le dixième jour commence la *dessication*, qui est complète au quatorzième; mais la croûte ne tombe qu'au bout de vingt à vingt-cinq jours, laissant une cicatrice indélébile, qui devient blanchâtre à la longue. Telle est la marche typique d'une vaccine normale, après la première vaccination surtout, pour chacune des six scarifications. Il suffit d'ailleurs qu'une seule ait présenté ces caractères pour que la vaccination soit positive.

L'évolution n'est cependant pas toujours pareille. Il peut y avoir insuccès de la vaccination pour une ou plusieurs incisions; c'est la *fausse vaccine* caractérisée par l'apparition, dès le lendemain de l'opération, de petites rougeurs prurigineuses qui sèchent rapidement sans présenter l'ombilication caractéristique; à la visite de constatation, sept jours après, tout est déjà terminé. Si les six scarifications ont avorté, il est nécessaire de procéder de suite à une nouvelle vaccination.

D'autres fois, dans les revaccinations surtout, on ne constate que de la *vaccinoïde*, vaccine atténuée mais cependant positive, qui affecte la forme *papuleuse* ou *papulo-vésiculeuse ;* ou encore de la *vaccine retardée* où la papule initiale ne commence à paraître que huit à dix jours et plus même, après l'inoculation.

Le Dr A. Fasquelle qui a bien étudié l'évolution des pustules de revaccination les a nettement différenciées de l'éruption vaccinale primitive. On remarque, dit-il (1), que :

« 1º Les pustules ont une évolution générale plus rapide ;

« 2º Elles débutent plus tôt, dès le deuxième ou troisième jour ;

« 3º Elles sont moins développées, mais elles ont toujours l'ombilication ;

« 4º Leurs contours sont moins bien limités ;

« 5º Les phénomènes généraux, locaux, régionaux sont moins accentués ;

« 6º Les escarres qui succèdent aux pustules sont moins profondes ; elles tombent plus tôt, ordinairement du douzième au vingtième jour ;

« 7º Les cicatrices s'effacent rapidement ; au bout de quelques semaines, on ne remarque que des taches à limites floues, d'un blanc grisâtre. Ce qui prouve bien que ces pustules sont réellement vaccinales, c'est que si l'on vaccine pour la première fois un enfant ou une génisse avec la sérosité recueillie le sixième ou le septième jour sur ces pustules, on obtient une vaccine normale ou à peine modifiée.....

« Chez les jeunes gens de treize à dix-huit ans, après la troisième revaccination, il n'y a plus de vaccine normale et, après la sixième, l'immunité est absolue, puisqu'il n'apparaît plus ni vaccine normale ni vaccine modifiée. »

Le professeur Kelsch a plus récemment repris cette question, et, dans une séance de l'Académie de médecine, a fait remarquer que, le plus souvent, la revacci-

____

(1) *Le Caducée*, 1er septembre 1906.

nation positive se traduit par une papulo-vésicule, une papule ou même un nodule rosé.

Sur 1.539 revaccinations, il a constaté :

87 pustules semblables à celles d'une vaccination primitive	2 %
313 papulo-vésicules	21 %
912 papules	58 %
169 macules rouges légèrement indurées	11 %
108 résultats nuls	7 %

Certificat de vaccination. — A la séance de revision des résultats des vaccinations qui a lieu, en général, une semaine après la vaccination, il est délivré à chaque sujet vacciné avec succès, un certificat sur papier libre dont nous donnons, page 154, le modèle indiqué dans la C. M. du 25 janvier 1907. Ce certificat doit être conservé par la personne, afin d'être produit dans les circonstances où il est exigé de l'administration.

Lorsqu'il y a eu insuccès, après trois tentatives, dit l'article 9 du décret du 27 juillet 1903, le vaccinateur délivre le même certificat en notant l'insuccès, mais attestant que le sujet a satisfait aux obligations de la loi.

Les personnes qui se font vacciner par un médecin de leur choix, doivent se faire délivrer le certificat de vaccination et le présenter à la mairie afin de montrer qu'elles sont en règle avec la loi.

Honoraires. — La C. M. du 29 janvier 1907 qui insiste particulièrement sur le fait que les vaccinations publiques, seules en cause ici, doivent être entièrement gratuites pour les personnes, quelles qu'elles soient, qui s'y soumettent, — cette circulaire indique également les bases sur lesquelles seront rémunérés

DÉPARTEMENT

d............................

—

COMMUNE

d............................

SERVICE DE LA VACCINATION

—

CERTIFICAT DE { VACCINATION
REVACCINATION

—

Je soussigné, vaccinateur, certifie que............................

............................, né le............................,

à............................, demeurant à............................,

a été { vacciné
revacciné } par moi, le............................

et qu'après vérification faite aujourd'hui des résultats de cette opération j'en ai constaté :

le succès (1) sous la forme de { papules,
papulo-vésicules,
pustules normales ;

l'insuccès (2) : pas de réaction.

Délivré le............................ 19   .

Vu pour la légalisation de la signature de M............................
par nous maire de la commune.

............................, le............................19   .

Note. — Ce certificat doit être conservé avec le plus grand soin pour être représenté à toute réquisition de l'autorité.

(1) En cas de succès, rayer les lignes qui ne sont pas applicables ainsi que les mots : « l'insuccès : pas de réaction ».

(2) En cas d'insuccès, rayer les trois lignes précédentes.

les vaccinateurs, médecins ou sages-femmes; deux systèmes peuvent être en vigueur : 1º au tarif, à tant par vaccination; 2º à forfait ou par abonnement; les assemblées départementales restant libres de choisir entre ces systèmes et de fixer le montant de ces honoraires.

Les conseils généraux ont usé largement de cette faculté et chaque département rétribue, annuellement, de façon différente, ses médecins vaccinateurs. Les uns, comme la Seine (25.000ᶠ) ou le Gard, chargent un vaccinateur unique ou un institut vaccinogène de l'entreprise de la vaccination gratuite, moyennant une indemnité fixe; d'autres affectent une somme fixe à partager entre les médecins vaccinateurs au prorata des opérations, tels l'Oise (8.000ᶠ), l'Allier (3.500ᶠ), etc.; d'autres attribuent une somme fixe par commune, quelle que soit la population, tels l'Ille-et-Vilaine (20ᶠ), la Haute-Savoie (10ᶠ), etc.; d'autres, comme le Finistère, une indemnité fixe de 20 francs par commune, plus 10 centimes par opération. Dans le Tarn-et-Garonne, on attribue 200 francs à chaque médecin vaccinateur; dans d'autres départements, une somme fixe par séance de vaccination : Bouches-du-Rhône (20ᶠ), Cantal (5 et 10ᶠ), Gironde (10ᶠ), Hérault (5ᶠ), Vendée (6ᶠ), etc.; dans d'autres, une somme fixe par commune suivant la population : Doubs (6 à 200ᶠ), Haute-Garonne (6 à 40ᶠ), Isère (3ᶠ par 100 habitants), Nord (3ᶠ par 100 habitants), Pas-de-Calais (3 à 100ᶠ), etc., etc.

Le plus souvent, c'est le tarif à *tant* par vaccination (revision, revaccination en cas d'insuccès, certificat compris) qui est en vigueur et les honoraires varient de 20 centimes à 2ᶠ 25 par unité :

0ᶠ 20 : Haute-Vienne;

0 25 : Hautes-Pyrénées;

0ᶠ 30 : Aube, Ariège, Côtes-du-Nord, Indre, Pyré-
        nées-Orientales, etc.;
0 40 : Deux-Sèvres, Saône-et-Loire;
0 50 : Basses-Alpes, Charente-Inférieure, Cher,
        Drôme, Eure, Haute-Marne, Haute-Saône,
        Jura, Loire, Loire-Inférieure, Loir-et-Cher,
        Maine-et-Loire, Manche, Meurthe-et-Mo-
        selle, Sarthe, Vaucluse, etc.;
0 60 : Vosges;
0 75 : Eure-et-Loir, Lozère, Mayenne, etc.;
0 80 : Aveyron;
1 » : Aisne, Ardennes, Savoie, Seine-et-Marne,
        Seine-et-Oise, Somme, Vienne, etc.;
1 25 : Loiret;
1 50 : Yonne;
2 25 : Côte-d'Or.

Dans ces départements, il est alloué, en général,
une indemnité kilométrique égale à celle du service
de l'A. M. G. Nous tenons ces chiffres d'une enquête
publiée dans le *Concours médical,* en 1905.

Le vaccin est en outre fourni au médecin par l'administration, sur simple demande des médecins vaccinateurs ; l'institut vaccinogène chargé de la fourniture,
l'adresse directement, dans le plus bref délai, à chaque médecin (C. M. 29 janvier 1907). Les préfectures
remettent aux intéressés des formules de demande de
vaccin.

Mémoires. — Le service de la vaccination forme un
service bien à part des autres services d'assistance et
les règles qui président à son organisation financière
sont fixées en détail, par la C. M. du 29 janvier 1907.

Les mémoires seront envoyés *avant la fin de chaque
année, en double exemplaire,* à la préfecture. Si le
montant du mémoire dépasse 10 francs, le vaccinateur

DÉPARTEMENT
d...................................

SERVICE DES VACCINATIONS

MÉMOIRE (2)

des vaccinations pratiquées en 19

(A envoyer à la Préfecture avant la fin de chaque année)

Emplacement
du Timbre
mobile
de 0f 50 (1)

Il est dû par le département de..
à M...

médecin
sage-femme } du service de l'Assistance médicale gratuite, demeu-
rant à,...
pour (3)................... vaccinations gratuites pratiquées en 19 , à
raison de (4).. l'une, la somme
de (5).. francs
.... centimes.

(6) Certifié le présent mémoire,

A ...., le................................19 .

Signature du médecin ou de la sage-femme :................................

Vu : *Pour le Préfet :*
Le conseiller de préfecture délégué,

---

(1) Avant l'envoi du mémoire à la préfecture, le vaccinateur doit faire apposer ce timbre sur un exemplaire du mémoire, si le montant du mémoire *dépasse 10 francs.*

(2) Le mémoire doit être produit en *double exemplaire.* On est prié de réunir sur le même mémoire toutes les vaccinations faites, quelles que soient les communes de la circonscription où elles ont eu lieu.

(3) Indiquer en chiffres le nombre des vaccinations, c'est-à-dire le nombre de personnes vaccinées. Les revaccinations pour cause d'insuccès ne doivent pas être comptées.

(4) Taux fixe par département.

(5) Indiquer la somme en toutes lettres.

(6) Avant l'envoi du mémoire à la préfecture, les vaccinateurs doivent faire viser l'exemplaire non timbré, par les maires des communes où ils ont pratiqué les vaccinations.

VISA DES MAIRES

Vu par les maires soussignés, chacun en ce qui concerne
sa commune :

COMMUNES	NOMBRE de vaccinations	DATE DU VISA et sceau de la mairie	SIGNATURE des maires
TOTAL. . . .			

doit faire apposer un timbre mobile de 60 centimes sur un exemplaire du mémoire. Toutes les communes de la circonscription doivent être réunies sur le même mémoire. Les mémoires qui parviendraient à la préfecture *après le 31 décembre,* risqueraient de n'être payés aux vaccinateurs que vers le mois d'août.

Lorsque la rémunération a lieu par abonnement ou à forfait, quel que soit le mode particulier adopté dans le département, il n'y a pas de justification à produire. Le mémoire s'établit sur des imprimés spéciaux fournis par la préfecture et dont la teneur varie avec le mode d'abonnement.

Lorsque c'est le tarif à *tant* par opération qui est en vigueur, les mémoires, dont nous donnons un spécimen page 157, doivent porter au recto le nombre total d'opérations, c'est-à-dire le nombre de personnes vaccinées, les revaccinations pour insuccès ne comptant pas, et au verso, à côté du nombre de vaccinations par commune, — chiffre rigoureusement conforme à celui qui a été transmis par les mairies à l'issue de chaque séance vaccinale, — la date du visa et le sceau de la mairie, le visa du maire, certifiant la concordance du mémoire avec les indications résultant des listes de vaccination et de revaccination.

Il est inutile d'accompagner les mémoires de la liste des personnes vaccinées.

Desiderata. — Les honoraires des médecins vaccinateurs sont trop souvent dérisoires et l'un des principaux desiderata du corps médical est de les voir plus conformes à l'équité. Mais nous laissons, sur ce sujet, la plume à M. Bluzet, inspecteur général des services administratifs (*Journal officiel* du 6 décembre 1910).

Le mode de rémunération des vaccinateurs doit être,

lui aussi, pris en considération. Il importe en premier lieu que la rémunération soit équitable et convenablement proportionnée au service rendu. Mais il n'est pas moins désirable que les bases adoptées pour sa détermination soient de nature, tout en donnant satisfaction aux praticiens, à les intéresser, si l'on peut ainsi dire, au rendement même de la loi, et à les rendre en quelque sorte solidaires de son exacte application.

Le système du « forfait », appliqué dans un certain nombre de départements, méconnaît fréquemment la première de ces conditions, et toujours la deuxième. Qu'il consiste dans l'attribution d'une indemnité annuelle (plus ou moins arbitrairement déterminée d'après l'importance de la circonscription, ou calculée d'après le chiffre de la population desservie), ou dans l'octroi d'une allocation fixe par commune (uniforme pour toutes les communes du département, ou variable suivant le nombre de leurs habitants), il n'en reste pas moins nécessairement aussi étranger aux considérations d'équité qu'aux intérêts du service, et aboutit, à ces deux points de vue, à des résultats regrettables.

Pour n'en donner qu'un ou deux exemples, il a été relevé, dans le département du Nord, qui pratique ce système, qu'un médecin aurait touché 406 francs pour une vaccination, et un autre 200 francs pour quatre !

Dans le département de la Haute-Garonne, la rémunération du médecin, ramenée au chiffre des vaccinations réellement pratiquées, a varié de 20 centimes par opération (dans une commune de 897 habitants où il en avait été vacciné 110) à 15 francs (dans une commune de 1.584 habitants où deux vaccinations seulement avaient été effectuées); et l'on pourrait citer de nombreux cas analogues.

Le vaccinateur qui apporte du zèle à son service dans de telles conditions a réellement quelque mérite, puisqu'il est rémunéré en proportion inverse de sa peine, et celui qui s'en désintéresse ne manque pas d'excuses, puisque l'administration elle-même lui en donne l'exemple.

En réalité, le système du forfait n'a été adopté le plus souvent, dans les départements où il existe, qu'à titre de « précaution financière », et dans la seule pensée d'éviter des surprises préjudiciables à l'équilibre du budget départemental, alors qu'on ignorait, au début de l'application de la loi, le nombre probable des vaccinations à effectuer et le montant des charges susceptibles d'en résulter pour les finances locales. Ce motif ayant perdu la plus grande partie de sa valeur, il y a lieu d'espérer que le système lui-même disparaîtra progressivement.

La rémunération au tarif, c'est-à-dire à tant par opération, est évidemment la seule rationnelle, mais encore comporte-t-elle diverses modalités, et doit-elle avoir tout d'abord pour base un tarif convenable.

On ne peut considérer comme tels, à notre avis, des tarifs de 25 ou de 30 centimes par opération, tout compris et sans autre indemnité quelconque (Hautes-Pyrénées, Ariège, etc.), ni se montrer surpris que le service fonctionne plus que médiocrement avec de semblables tarifs.

Si, d'autre part, le tarif par opération, même largement suffisant, ne s'accompagne pas de frais de déplacements, le système prête à la critique, parce que les honoraires dus pour les vaccinations les plus éloignées se trouvent abusivement diminués des dépenses de transport, et les communes situées à la périphérie des circonscriptions sont souvent, de ce fait, moins bien desservies. S'il est alloué des frais de déplacement trop élevés, au regard d'un tarif opératoire minime, il arrive, en sens inverse, que ces frais prennent beaucoup plus d'importance que les honoraires proprement dits, et que les praticiens perdent tout intérêt à la bonne fréquentation des séances. Enfin, quelque bien conçu que soit le mode de tarification et de remboursement des frais, il existe une grande quantité de petites communes où le vaccinateur ne peut être assuré, vu le petit nombre des assujettis, d'être rémunéré d'une manière convenable, si l'administration ne lui garantit un minimum d'allocation par séance.

Il nous semble, dès lors, que la rémunération des médecins vaccinateurs ne devrait être considérée comme équitable et comme rationnelle, qu'à la condition de comprendre : 1° des honoraires résultant de l'application d'un tarif par opération, mais avec garantie d'un minimum par séance ; et 2° des frais de déplacement, réglés, bien entendu, sur une base différente pour la voie de fer et pour la voie de terre, et tenant compte, dans une certaine mesure, en dehors des débours faits ou présumés, du temps employé au transport, c'est-à-dire perdu pour les occupations professionnelles.

Sur cette base, — et sous la réserve que les tarifs fussent

convenables, — il est permis d'espérer que le souci très légitime de leur intérêt personnel s'ajouterait à celui de l'intérêt public pour amener les praticiens à se faire plus volontiers, comme nous l'indiquions ci-dessus, les propagandistes de l'administration, en vue d'assurer notamment le bon établissement des listes et l'exacte fréquentation des séances par les assujettis. Sans doute y sont-ils engagés déjà par le souci de s'acquitter consciencieusement de leurs fonctions, mais il ne saurait être sans avantages de les y intéresser plus directement, l'administration ayant tout à gagner, semble-t-il, à ce que ses collaborateurs trouvent personnellement leur compte à la bien servir.

CHAPITRE V

INSPECTION MÉDICALE DES ÉCOLES

A) Loi organique du 30 octobre 1886 sur l'enseignement primaire

. . . .

ART. 9. — *L'inspection des établissements d'instruction primaire publics ou privés est exercée :*

. . . .

7º Au point de vue médical, par les médecins-inspecteurs communaux ou départementaux.....

B) Décret organique du 18 janvier 1887 sur l'enseignement primaire

. . . .

ART. 3. — *Aucun enfant n'est reçu dans une école maternelle s'il n'est muni d'un billet d'admission signé par le maire et s'il ne produit un certificat du médecin, dûment légalisé, constatant qu'il n'est atteint d'aucune maladie contagieuse et qu'il a été vacciné.*

. . . .

ART. 141. — *Les médecins désignés au paragraphe 7 de l'article 9 de la loi du 30 octobre 1886, n'auront entrée dans les écoles qu'après avoir été agréés par le préfet.*

Ils devront être Français et âgés de vingt-cinq ans au moins.

Leur inspection ne pourra porter que sur la santé des enfants, la salubrité des locaux et l'observation des règles de l'hygiène scolaire.

. . . .

Art. 176. — *Aucun pensionnat primaire ne peut être établi dans des locaux dont le voisinage serait reconnu dangereux pour la moralité et la santé des élèves.*

Art. 177. — *Aucun pensionnat ne peut être annexé à une école primaire privée qui reçoit des enfants des deux sexes.*

Art. 178. — *Les dortoirs doivent être spacieux, aérés et dans des dimensions qui soient en rapport avec le nombre des pensionnaires. Ils doivent contenir au moins 15 mètres cubes d'air par élève.*

Ils doivent être surveillés et éclairés pendant la nuit.

Une pièce spéciale doit être affectée au réfectoire.

. . . .

C) Arrêté organique sur l'enseignement primaire (18 janvier 1887)

CHAPITRE I

ÉCOLES MATERNELLES

. . . .

Art. 3. — *Un médecin nommé par le maire visite une fois par semaine les écoles maternelles. Il inscrit ses observations sur un registre particulier.*

Art. 4. — *Après une absence pour cause de maladie, nul enfant ne sera admis de nouveau à l'école mater-*

*nelle sans un certificat de médecin attestant sa guérison
complète.*

. . . .

CHAPITRE II

ÉCOLES PRIMAIRES ÉLÉMENTAIRES

. . . .

*Art. 9. — L'enseignement dans les écoles primaires
élémentaires est partagé en trois cours : cours élémentaire, cours moyen, cours supérieur.....*

. . . .

*Art. 19. — La répartition des exercices doit satis-
faire aux conditions générales ci-après déterminées.*

*I. — Chaque séance doit être partagée en plusieurs
exercices différents, coupés par les récréations réglementaires.*

*II. — Les exercices qui demandent le plus grand
effort d'attention, tels que les exercices d'arithmétique,
de grammaire, de rédaction, seront placés de préférence
le matin, ou, dans les écoles de demi-temps, au commen-
cement de la classe.*

. . . .

*V. — Les trente heures de classe par semaine (non
compris le temps que les élèves peuvent consacrer, soit
à domicile, soit dans les études surveillées, à la préparation des devoirs et des leçons) devront être réparties
d'après les indications suivantes :*

1º.....

*8º La gymnastique, outre les évolutions et les exer-
cices sur place qui peuvent accompagner les mouvements de classe, occupera, tous les jours ou au moins*

tous les deux jours, une séance dans le courant de l'après-midi.

En outre, dans les communes où les bataillons scolaires sont constitués, les exercices de bataillon ne pourront avoir lieu que le jeudi et le dimanche ; le temps à y consacrer sera déterminé par l'instructeur militaire, de concert avec le directeur de l'école.

9° Enfin, pour les garçons aussi bien que pour les filles, deux ou trois heures par semaine seront consacrées aux travaux manuels.

. . . .

D) Projet de loi relatif à l'inspection médicale des écoles primaires publiques et privées (1910)

ART. 1. — *Le service de l'inspection médicale des écoles publiques et privées est organisé dans chaque département dans les conditions prévues aux articles 4 et 5 de la loi du 15 juillet 1893 sur l'assistance médicale gratuite.*

Le conseil général déterminera notamment les circonscriptions médicales, le nombre de médecins-inspecteurs et le montant de leur rémunération.

La désignation des médecins-inspecteurs appartient au préfet.

ART. 2. — *L'inspection médicale des écoles doit porter :*

1° Sur les locaux scolaires et sur le mobilier scolaire soit des internats, soit des externats. A ce titre, l'inspection médicale est appelée à donner son avis sur le choix des emplacements, sur les plans et aménagements des établissements scolaires, sur le choix du mobilier scolaire. Pour les établissements déjà existants, elle signale les imperfections des locaux ou du matériel et indique les améliorations à réaliser ;

2º Sur l'hygiène des établissements.

A ce titre, elle doit assurer l'observation des règlements concernant l'aération, l'alimentation, le chauffage, l'éclairage, les soins de propreté, ainsi que des règlements qui fixent la durée du travail sédentaire, du repos, du sommeil, des repas, des exercices physiques ;

3º Sur l'état sanitaire des élèves.

Le médecin-inspecteur procède, au moins deux fois par an, aux époques fixées par le règlement arrêté conformément à l'article 1, à l'examen individuel des élèves. Il consigne les résultats de cet examen, pour chaque élève, sur un carnet ou livret sanitaire dont il a la responsabilité ;

4º Sur l'enseignement de l'hygiène dans les écoles ; le médecin-inspecteur devra constater le degré d'instruction des élèves en matière d'hygiène et en référer, s'il y a lieu, à l'inspecteur d'académie ;

5º Sur l'observation des conditions imposées au personnel des écoles en matière d'hygiène par les règlements ;

6º Sur les mesures hygiéniques spéciales relatives à la tuberculose et aux maladies contagieuses.

Le médecin-inspecteur assure l'observation de toutes les prescriptions réglementaires qui tendent à mettre l'école à l'abri de ces maladies.

Chaque fois que des cas de maladies contagieuses se manifestent dans un établissement scolaire, le médecin-inspecteur est immédiatement prévenu et appelé à donner son avis sur la mesure urgente à prendre par l'administration académique.

Avis des constatations faites, des mesures prises, est donné, suivant le cas, au service départemental d'hygiène ou au bureau d'hygiène.

Art. 3. — *Les dépenses du service de l'inspection médicale des écoles comprennent :*

Les frais de livrets et d'imprimés ;

Les indemnités allouées aux médecins-inspecteurs.

Ces dépenses sont obligatoires.

Elles sont supportées par les communes, les départements et l'État, dans les conditions fixées aux articles 27, 28 et 29 de la loi du 15 juillet 1893 sur l'assistance médicale gratuite.

Toutefois, dans le cas où le montant total des indemnités allouées aux médecins-inspecteurs pour le département excéderait un maximum calculé à raison de 30 centimes par enfant inscrit au siège de la circonscription d'inspection et dans les communes situées dans un rayon de 10 kilomètres et de 40 centimes par enfant inscrit dans les communes distantes de plus de 10 kilomètres, l'excédent de dépenses n'entrerait pas en compte pour la détermination de la subvention de l'État.

Art. 4. — *Les communes ou syndicats de communes qui justifieront d'un service d'inspection médicale des écoles, suffisant aux exigences de la présente loi, peuvent être autorisés, par une décision spéciale du ministre de l'instruction publique, à avoir une organisation spéciale.*

Art. 5. — *Les médecins du service de l'inspection médicale des écoles ne pourront être considérés comme inéligibles au conseil général ou au conseil d'arrondissement à raison de leur rétribution sur le budget départemental.*

Art. 6. — *Un règlement d'administration publique déterminera les mesures nécessaires pour assurer l'exécution de la présente loi et notamment le modèle du livret sanitaire et les conditions dans lesquelles il sera conservé, communiqué et remis à la fin de la scolarité.*

––––––––

E) Instruction spéciale (1) du 18 janvier 1887 concernant la construction, le mobilier et le matériel d'enseignement des écoles maternelles publiques

L'école maternelle comprend :

1° Un vestibule d'entrée formant salle d'attente pour les parents;

2° Une ou deux salles d'exercices;

3° Un préau couvert et fermé;

4° Une cuisine pour préparer ou réchauffer les aliments des enfants;

5° Une cour de récréation avec petit jardin;

6° Un abri avec privés et urinoirs pour les enfants;

7° Un logement pour la directrice, et, s'il y a lieu, un logement pour une ou plusieurs adjointes.

CONDITIONS GÉNÉRALES

ART. 1. — Le terrain destiné à une école maternelle doit être central, dans de bonnes conditions d'aération, d'un accès facile et sûr, éloigné de tout établissement bruyant, insalubre ou dangereux, à 100 mètres au moins des cimetières.

Le sol, s'il est humide, sera assaini par un drainage.

L'étendue superficielle du terrain sera évaluée à raison de 8 mètres environ par élève; elle ne pourra toutefois être inférieure à 400 mètres.

ART. 2. — La disposition des bâtiments sera déterminée suivant le climat de la région, en tenant compte des conditions hygiéniques, de l'exposition, de la configuration et des dimensions de l'emplacement, des ouvertures libres sur le ciel et surtout de la distance des constructions voisines.

Quand l'école maternelle fera partie d'un groupe scolaire,

____

(1) Cette instruction et la suivante n'ont de caractère impératif ni pour les écoles publiques, ni, *a fortiori*, pour les écoles privées. Les dispositions qu'elles contiennent sont seulement données à titre d'indication.

on évitera de la placer entre l'école de garçons et l'école de filles.

Art. 3. — Tous les locaux à l'usage des enfants seront situés au rez-de-chaussée.

Le rez-de-chaussée sera exhaussé de trois marches de 15 centimètres au-dessus du niveau extérieur.

Art. 4. — Aucun service étranger ne pourra être installé dans les bâtiments de l'école.

SALLES D'EXERCICES

Art. 5. — S'il y a plusieurs salles d'exercices, elles ne pourront être contiguës. Elles devront être en communication avec le préau couvert, soit directement, soit par des couloirs ou galeries d'au moins 1^m 50 de largeur.

Art. 6. — Les salles d'exercices seront de forme rectangulaire.

Leur surface sera calculée de façon à assurer à chaque enfant un minimum de 80 centimètres.

La hauteur sous plafond sera de 4 mètres; la largeur maximum, de 8 mètres.

Art. 7. — Le sol sera parqueté en bois dur, scellé autant que possible sur bitume.

Toutefois, on admettra les bois de sapin et de pin, dans les régions où ils sont seuls en usage, à la condition qu'ils seront employés par lames étroites et passées à l'huile de lin bouillante.

Si le plancher n'est pas établi sur caves, il sera posé sur une plate-forme ou couche de matériaux imperméables.

Art. 8. — Les plafonds seront plats et unis.

Une ligne indiquant le nord-sud y sera tracée.

Il n'existera pas de corniche autour des murs.

Les angles formés par la rencontre des murs ou cloisons entre eux, ou avec les plafonds, seront arrondis sur un rayon de 10 centimètres. Tous les parements intérieurs seront recouverts d'un enduit lisse permettant de fréquents lavages.

Sur une hauteur de 1 mètre, le revêtement devra être en boiserie.

Art. 9. — Les portes seront, de préférence, à un seul vantail et auront 90 centimètres de largeur.

Les portes donnant directement des salles d'exercices sur l'extérieur (rues, chemins ou cours) sont interdites.

Art. 10. — L'éclairage par le plafond est interdit.

Les fenêtres devront être établies sur les deux murs longitudinaux des salles d'exercices.

Elles seront rectangulaires ou légèrement cintrées. Le nombre en sera calculé et les dimensions proportionnées de façon que la lumière arrive dans toutes les parties de la salle.

La distance entre le dessous du linteau et le dessous du plafond sera d'environ 20 centimètres.

L'appui, taillé en glacis sur les deux faces, ne sera pas à plus de 1^m 20 du sol.

Les chassis seront, dans le sens de la hauteur, divisés en deux parties s'ouvrant séparément pour la ventilation.

Art. 11. — On installera dans chaque salle un poêle pourvu d'un réservoir d'eau avec surface d'évaporation.

Ce poêle sera garni d'une double enveloppe métallique ou d'une enveloppe de terre cuite.

Il sera entouré d'une grille en fer et ne contiendra ni four ni chauffe-plats.

Le tuyau de fumée ne devra, en aucun cas, passer au-dessus de la tête des enfants.

Les élèves ne pourront être placés à une distance du poêle moindre de 1^m 25.

Le poêle en fonte à feu direct est interdit.

Art. 12. — Des dispositions seront prises pour assurer concurremment avec le chauffage, une ventilation convenable de toutes les parties de la salle.

Les orifices d'accès de l'air pur, qui devra être pris immédiatement à l'extérieur, et les orifices d'échappement de l'air vicié auront une section suffisante pour prévenir les obstructions.

PRÉAU, CUISINE ET COUR

Art. 13. — La surface du préau sera de 80 centimètres environ par élève; la hauteur, de 4 mètres sous plafond.

Le préau sera construit conformément aux prescriptions des articles 5, 6, 7, 8, 9, 10, 11 et 12 qui précèdent.

Art. 14. — La cuisine devra être en communication facile avec le préau.

Elle prendra l'air et le jour directement de l'extérieur.

Le sol sera carrelé, dallé ou cimenté.

Art. 15. — La surface de la cour de récréation sera calculée à raison de 3 mètres environ par enfant; elle ne pourra toutefois avoir moins de 150 mètres.

Art. 16. — Le sol sera sablé. Le bitume, le pavage ou le ciment ne pourront être employés que pour les passages et les trottoirs.

Les passages et les trottoirs ne feront jamais saillie.

Dans le cas où le terrain serait en déclivité, la pente ne devra pas dépasser 3 centimètres par mètre.

Le nivellement du sol sera établi de façon à assurer l'écoulement des eaux.

Les eaux ménagères ne devront jamais traverser la cour à ciel ouvert.

Art. 17. — La cour de récréation sera plantée d'arbres placés à distance convenable des bâtiments et disposés de façon à ménager l'espace nécessaire aux exercices et aux jeux des enfants.

Un petit jardin devra y être annexé.

PRIVÉS

Art. 18. — Toute école maternelle devra être munie de privés distincts pour chaque sexe et d'urinoirs pour les garçons.

Les privés et les urinoirs seront mis en communication par un abri avec le préau.

Art. 19. — Les privés seront disposés de façon que les vents régnants ne rejettent pas les gaz dans les bâtiments ni dans la cour.

Ils seront divisés par cases. Il y aura une case pour quinze enfants environ.

Chaque case aura 55 centimètres de largeur sur 80 centimètres de profondeur.

Art. 19. — Le siège sera couvert d'une lunette en bois. Il aura une hauteur d'environ 23 centimètres et sera légèrement incliné en avant.

L'orifice, de forme oblongue, aura environ 20 centimètres sur 14 centimètres. Il ne sera pas à plus de 5 centimètres du bord.

La cuvette sera munie d'un appareil obturateur.

Art. 21. — Les urinoirs seront en nombre au moins égal à celui des privés.

Les cases auront environ 35 centimètres de largeur, 25 centimètres de profondeur et 70 centimètres de hauteur.

Art. 22. — Les parois et le sol des privés et des urinoirs seront en matériaux imperméables. Tous les angles seront arrondis.

Une pente sera ménagée pour l'écoulement des liquides vers le siège, avec ouverture d'échappement au-dessus de la fermeture de l'appareil obturateur.

Un service d'eau sera établi pour le nettoyage.

Art. 23. — Les fosses seront fixes ou mobiles.

Les fosses mobiles, quel que soit le système de vidange adopté, seront préférées toutes les fois qu'il sera possible de les établir ; elles seront pourvues d'un ventilateur.

Les fosses fixes seront de petite dimension, sans jamais avoir toutefois moins de 2 mètres de long, de large et de haut. Elles seront voûtées, construites en matériaux imperméables et enduites de ciment.

Elles seront étanches et le fond sera disposé en forme de cuvette ; les angles extérieurs seront arrondis sur un rayon de 25 centimètres.

Elles seront établies loin des puits.

Elles seront munies d'un tuyau d'évent, qui sera élevé au-dessus de la toiture des privés aussi haut que l'exigera la disposition des constructions voisines.

Art. 24. — Les urinoirs et les privés n'auront pas de fermeture.

Ils seront masqués par une cloison pleine placée à 60 centimètres du bord des cases. Cette cloison élevée de 15 centimètres au-dessus du sol n'aura pas plus de 70 centimètres de hauteur.

. . . .

MOBILIER

Art. 28. — Le mobilier des salles d'exercices comprend des tables d'une hauteur, au-dessus du sol, de 42 centimètres pour la section des petits, de 45 centimètres pour les plus grands.

Elles auront de préférence, surtout pour la section des petits, la forme ovale, soit 1^m 30 sur 90 centimètres, et recevront un groupe de huit enfants, à 45 centimètres par place.

Chaque enfant aura sa petite chaise, dont le siège sera élevé de 22 centimètres pour les petits, de 25 centimètres pour les plus grands.

ART. 29. — Si l'on emploie les tables scolaires à deux places et à bancs fixes avec dossier, les dimensions sont ainsi déterminées pour les deux sections :

Hauteur au-dessus du sol, 42 et 45 centimètres;
Largeur, 40 centimètres;
Longueur, 90 centimètres;
Hauteur du siège, 22 et 25 centimètres;
Distance entre le siège et les tables, 5 centimètres.

Le dessus sera horizontal, si un système simple et économique ne permet pas de l'incliner au besoin pour quelques-uns des exercices des plus grands.

Le dossier du banc est formé par une traverse droite de 8 centimètres de large; la hauteur de la partie supérieure du dossier au-dessus du siège est de 18 et 19 centimètres.

Le banc a 20 centimètres de large.

ART. 30. — Quelle que soit la forme de tables adoptée, leur disposition dans la salle devra permettre la facile exécution des mouvements et des évolutions.

Le long des murs les passages auront au moins 80 centimètres.

ART. 31. — Une table avec tiroirs servira de bureau pour la maîtresse.

ART. 32. — Des tableaux noirs seront disposés sur les parois de la salle; placés à 50 centimètres du parquet, ils s'élèveront jusqu'à 1^m 20 au-dessus.

ART. 33. — Une armoire renfermera le matériel d'enseignement et d'éducation.

PRÉAU COUVERT

ART. 34. — Le mobilier du préau couvert comprend des porte-manteaux pour les vêtements et des rayons à claire-voie, disposés le long des parois, pour les paniers; la hauteur en sera calculée pour que les enfants puissent eux-mêmes placer et reprendre leurs affaires.

Des bancs fixes avec dossier établis au pourtour;

Des tables et bancs mobiles pour les repas des enfants; la largeur de la table sera d'au moins 60 centimètres;

Des lits de repos : un pour dix enfants de la section des petits;

Des lavabos pourvus de serviettes; ils seront disposés à l'une des extrémités du préau dans un entourage à claire-voie de 1 mètre de haut, avec portes d'entrée et de sortie. Le sol de cette partie du préau sera carrelé, dallé ou bitumé.

Les cuvettes des lavabos seront établies à raison d'au moins une pour dix enfants. Leur hauteur au-dessus du sol ne dépassera pas 50 centimètres.

Art. 35. — Une armoire renfermera le linge de service et quelques vêtements de dessous pour les enfants, en cas de besoin.

Art. 36. — Des bancs en bois, à lames et avec dossier, seront établis au pourtour de la cour de récréation.

Une fontaine d'eau potable sera installée dans la cour.

. . . .

F) Instruction spéciale du 18 janvier 1887 concernant la construction, le mobilier et le matériel d'enseignement des écoles primaires élémentaires

L'école primaire élémentaire comprend :

1° Un vestiaire distinct ou un vestibule pouvant servir de vestiaire;

2° Une ou plusieurs classes;

3° Un préau couvert avec gymnase et, s'il y a lieu, un petit atelier pour le travail manuel élémentaire;

4° Une cour de récréation et un jardin partout où il sera possible;

5° Des privés et des urinoirs;

6° Un logement pour l'instituteur ou l'institutrice et, s'il y a lieu, des logements pour les adjoints ou les adjointes;

En outre, s'il y a lieu, pour les écoles de plus de trois classes :

1° Un logement de concierge;

2° Une pièce d'attente pour les parents;

3° Un cabinet pour l'instituteur ou l'institutrice;

4° Une pièce pour les adjoints ou les adjointes;

5° Une salle de dessin avec un cabinet pour dépôt de modèles;

6° Un atelier pour le travail manuel, ou une salle de couture, etc.;

7° Un gymnase.

(Dans les écoles doubles, le logement du concierge, la salle de dessin et le gymnase pourront être communs.)

CONDITIONS GÉNÉRALES

ART. 1. — Le terrain destiné à recevoir une école doit être central, bien aéré, d'un accès facile et sûr, éloigné de tout établissement bruyant, malsain ou dangereux, à 100 mètres au moins des cimetières.

Le sol sera assaini par le drainage.

ART. 2. — La superficie du terrain sera évaluée à raison de 10 mètres environ par élève; elle ne pourra toutefois avoir moins de 500 mètres.

L'école et ses annexes seront entourées d'une clôture.

ART. 3. — La disposition des bâtiments sera déterminée suivant le climat de la région, en tenant compte des conditions hygiéniques, de l'exposition, de la configuration et des dimensions de l'emplacement, des ouvertures libres sur le ciel et surtout de la distance des constructions voisines.

ART. 4. — Dans les communes où le même bâtiment contiendra l'école et la mairie, les deux services devront être complètement séparés.

Aucun service étranger à l'école ne pourra être installé dans les bâtiments scolaires.

ART. 5. — L'épaisseur des murs ne sera, dans aucun cas, moindre de 45 centimètres s'ils sont construits en moellons et de 35 centimètres s'ils sont construits en briques.

ART. 6. — Les matériaux trop perméables seront exclus de la construction. La tuile et l'ardoise seront employés pour la couverture, de préférence au métal.

ART. 7. — Le sol du rez-de-chaussée sera exhaussé de 60 centimètres au-dessus du niveau extérieur.

Les pentes du terrain entourant la construction seront ménagées de façon à en éloigner les eaux.

ART. 8. — Si le plancher n'est pas établi sur une cave, il sera posé sur une plate-forme ou couche de matériaux imperméables.

ART. 9. — Dans tout groupe scolaire, les bâtiments affectés aux diverses écoles seront indépendants les uns des autres et auront des entrées distinctes.

On évitera de placer l'école maternelle entre l'école de garçons et l'école de filles.

Art. 10. — L'effectif d'un groupe complet ne devra pas dépasser 750 élèves, savoir : 300 garçons, 300 filles et 150 enfants pour l'école maternelle.

. . . .

VESTIAIRES — COULOIRS — ESCALIERS

Art. 12. — Chaque classe aura, autant que possible, un vestiaire; toutefois, le même vestiaire peut servir à deux ou à plusieurs classes contiguës. On y établira des porte-manteaux pour les vêtements et des rayons pour les paniers ou les sacs à provisions.

Dans les écoles rurales, le vestibule pourra servir de vestiaire.

Art. 13. — Chaque classe aura une entrée indépendante. Les portes ne devront pas s'ouvrir directement sur la rue ni sur les cours.

Art. 14. — Lorsque les classes seront desservies par des galeries ou couloirs, ces galeries auront une largeur minima de 1^m 50 et recevront directement l'air et la lumière.

Art. 15. — Les classes installées aux étages seront desservies par des escaliers droits sans partie circulaire.

Les volées de treize à seize marches seront séparées par un palier de repos.

Les marches auront, au minimum, 1^m 35 de largeur, 28 à 30 centimètres de foulée et, au maximum, 16 centimètres de hauteur.

Les barreaux seront espacés de 13 centimètres d'axe en axe. La main courante sera garnie de boutons saillants placés à 1 mètre de distance au plus. Une seconde main courante sera disposée le long des murs.

Art. 16. — Toute école recevant trois cents élèves aux étages devra être desservie par deux escaliers.

CLASSE

Art. 17. — Le nombre maximum des places par classe sera de cinquante.

Art. 18. — La classe sera de forme rectangulaire. La surface sera calculée à raison de 1ᵐ 25 par élève.

La hauteur sous le plafond ne sera jamais moindre de 4 mètres.

Art. 19. — Les dimensions des baies seront calculées de façon que la lumière éclaire toutes les tables. La largeur des trumeaux sera aussi réduite que possible.

Les fenêtres seront rectangulaires ou légèrement cintrées.

L'intervalle entre les parties hautes de la fenêtre et le niveau des plafonds sera d'environ 20 centimètres.

Les appuis seront taillés en glacis sur les deux faces et élevés de 1ᵐ 20 au-dessus du sol.

Lorsque l'éclairage sera unilatéral, le jour viendra nécessairement de la gauche des élèves et les conditions suivantes sont exigées :

1º La hauteur de la classe devra être égale aux deux tiers environ de sa largeur;

2º Des baies d'aération seront percées dans la face opposée à celle de l'éclairage.

Dans tous les cas, la distance de la face ou des faces d'éclairage aux constructions voisines ne sera jamais inférieure à 8 mètres.

Art. 20. — On ne percera jamais de baies d'éclairage dans le mur qui fait face à la table du maître ni dans celui qui fait face aux élèves.

L'éclairage par un plafond vitré est interdit.

Art. 21. — Les châssis des fenêtres seront, dans le sens de la hauteur, divisés en deux parties s'ouvrant séparément pour la ventilation.

Art. 22. — Les plafonds seront plans et unis. Une ligne indiquant le nord-sud y sera tracée.

Il n'existera pas de corniche autour des murs.

Les angles formés par la rencontre des murs ou cloisons entre eux, ou avec les plafonds, seront arrondis sur un rayon de 10 centimètres.

Tous les parements intérieurs seront recouverts d'un enduit lisse permettant de fréquents lavages.

A la hauteur de 1ᵐ 20, à défaut de boiserie, le revêtement sera exécuté en ciment.

Art. 23. — Le sol des classes sera parqueté en bois dur, scellé, autant que possible, sur bitume.

Toutefois on admettra les bois de sapin et de pin dans les régions où ils sont seuls en usage, sous la condition qu'ils seront employés par lames étroites et passés à l'huile de lin bouillante.

Art. 24. — Les portes des classes seront de préférence à un seul vantail et auront 90 centimètres de largeur.

Art. 25. — La classe de l'école mixte ne sera pas divisée par une cloison.

Les filles et les garçons seront groupés séparément.

Art. 26. — On installera dans chaque salle un petit poêle pourvu d'un réservoir d'eau avec surface d'évaporation.

Ce poêle devra être garni d'une double enveloppe métallique ou d'une enveloppe de terre cuite.

Il sera entouré d'une grille en fer et ne contiendra ni four ni chauffe-plats.

Le tuyau de fumée ne devra, en aucun cas, passer au-dessus de la tête des enfants.

Les élèves ne pourront être placés à une distance du poêle moindre de 1ᵐ 25.

Le poêle en fonte à feu direct est interdit.

Art. 27. — Des dispositions seront prises pour assurer, concurremment avec le chauffage, une ventilation convenable de toutes les parties de la salle de classe. Les orifices d'accès de l'air pur, qui devra être pris immédiatement à l'extérieur, et les orifices d'échappement de l'air vicié auront une section suffisante pour prévenir les obstructions.

. . . .

Art. 29. — Dans toutes les écoles de garçons, un atelier sera installé pour le travail manuel. Dans les écoles de moins de trois classes, cet atelier pourra être aménagé sous le préau.

Dans toutes les écoles de filles de plus de trois classes, une salle sera aménagée pour les travaux de couture et de coupe.

PRÉAU COUVERT — DÉPENDANCES DU PRÉAU — GYMNASE

Art. 30. — Toute école sera pourvue d'un préau couvert ou abri. La surface sera de 1ᵐ 25 environ par élève, la hauteur de 4 mètres sous plafond.

Il pourra y être installé des lavabos, ainsi que des tables mobiles pour les repas des élèves.

Art. 31. — Un fourneau pourra être établi à proximité

du préau pour préparer ou réchauffer les aliments des enfants.

ART. 32. — A défaut d'une salle spéciale pour l'enseignement de la gymnastique, une partie du préau ou abri sera affectée à l'installation des appareils.

Le portique pourra être dressé dans la cour de récréation.

COUR DE RÉCRÉATION — JARDIN

ART. 33. — La surface de la cour de récréation sera calculée à raison de 5 mètres au moins par élève; elle ne pourra avoir plus de 2.000 mètres.

ART. 34. — Le sol sera sablé. Le bitume, le pavage ou le ciment ne pourront être employés que pour les passages et les trottoirs.

Les passages et les trottoirs ne feront jamais saillie.

Le nivellement du sol sera établi de façon à assurer l'écoulement des eaux.

Les eaux ménagères ne devront pas traverser la cour à ciel ouvert.

ART. 35. — La cour de récréation pourra comprendre un petit jardin à l'usage des enfants. Elle sera plantée d'arbres placés à une distance convenable des bâtiments.

Des bancs fixes seront établis au pourtour de la cour. Une fontaine ou une pompe y sera installée.

Dans les écoles mixtes, la cour sera divisée par une claire-voie.

PRIVÉS ET URINOIRS — FOSSES

ART. 36. — Toute école devra être munie de privés à raison de deux cabinets par classe dans les écoles de garçons et de trois cabinets par classe dans les écoles de filles.

Un cabinet sera réservé pour les maîtres.

ART. 37. — Les privés seront placés dans la cour de façon à être facilement surveillés.

Ils seront disposés de telle sorte que les vents régnants ne rejettent pas les gaz dans les bâtiments ni dans la cour.

Les cases auront 70 centimètres de largeur et $1^m 10$ de longueur environ. Les portes ouvriront en dehors et seront munies de tampons en caoutchouc; elles seront surélevées de 20 centimètres au-dessus du sol et auront 1^{m}10 de hauteur.

Le siège, en pierre, ciment ou fonte, aura 20 centimètres de hauteur; il sera incliné de toutes parts vers l'orifice.

L'orifice, de forme oblongue, aura environ 20 centimètres sur 14 centimètres; il sera à 10 centimètres du devant.

La cuvette sera munie d'un appareil obturateur.

Dans les écoles mixtes, il y aura des privés distincts pour les garçons et pour les filles.

ART. 38. — Les écoles de garçons seront munies d'urinoirs en nombre au moins égal à celui des privés. Les cases auront environ 35 centimètres de profondeur sur 80 centimètres de hauteur; elles seront espacées de 40 centimètres.

Un service d'eau sera établi pour le nettoyage.

ART. 39. — Les parois et le sol seront en matériaux imperméables; tous les angles seront arrondis.

Une pente sera ménagée pour l'écoulement des liquides vers le siège, avec ouverture d'échappement au-dessus de la fermeture de l'appareil obturateur.

ART. 40. — Les fosses seront fixes ou mobiles.

Les fosses mobiles, quel que soit le système de vidange adopté, seront préférées toutes les fois qu'il sera possible de les établir; elles seront pourvues d'un ventilateur.

Les fosses fixes seront de petite dimension, sans jamais avoir toutefois moins de 2 mètres de long, de large et de haut.

Elles seront voûtées, construites en matériaux imperméables et enduites de ciment.

Elles seront étanches et le fond sera disposé en forme de cuvette; les angles extérieurs seront arrondis sur un rayon de 25 centimètres.

Elles seront établies loin des puits.

Elles seront munies d'un tuyau d'évent qui sera élevé au-dessus de la toiture des privés, aussi haut que l'exigera la disposition des constructions voisines.

. . . .

MOBILIER ET MATÉRIEL D'ENSEIGNEMENT

. . . .

ART. 48. — Les tables-bancs seront à une ou deux places, mais de préférence à une place.

Quatre types seront établis pour les écoles des communes

dans lesquelles il n'existe pas d'école maternelle (écoles à classe unique);

Le type I, pour les enfants dont la taille varie de 1 mètre à $1^m 10$;

Le type II, pour ceux de $1^m 11$ à $1^m 20$;

Le type III, pour ceux de $1^m 21$ à $1^m 35$;

Le type IV, pour ceux de $1^m 36$ à $1^m 50$.

Trois types seulement, les types II, III et IV seront adoptés dans les écoles qui ne reçoivent les enfants qu'à six ans, c'est-à-dire au sortir de l'école maternelle (écoles à plusieurs classes).

Un cinquième type pourra être établi pour les enfants dont la taille excéderait $1^m 50$.

On inscrira sur chaque table-banc le numéro du type auquel elle appartient, avec indication de la taille correspondante. Exemple : III, $1^m 21$ à $1^m 35$.

Les instituteurs devront mesurer leurs élèves, une fois par an, à l'époque de la rentrée des classes...

L'inclinaison du pupitre variera de 15 à 18 degrés, sans être jamais inférieure à 15 degrés.

Le banc sera fixe, légèrement incliné en arrière et aura les dimensions que nous indiquons...

Le dossier du banc à une seule place et du banc à deux places consistera en une traverse de 10 centimètres de largeur dressée droite avec arêtes abattues. Il aura les dimensions suivantes...

Le banc et le dossier seront continus, toutes les arêtes abattues...

La tablette à écrire peut être mobile ou fixe...

La tablette dite *à bascule*, formée de deux parties se repliant l'une sur l'autre au moyen de charnières, est interdite.

TABLE-BANCS A TABLETTE FIXE

La distance entre la table et le banc sera nulle, c'est-à-dire que la verticale tombant sur l'arête de la table rencontrera le bord antérieur du banc.

Un casier pour les livres sera aménagé sous la table à écrire.

Un encrier mobile de verre ou de porcelaine à l'orifice étroit sera adapté à la table et placé à la droite de chaque élève.

Les traverses, barres d'attache, barres d'appui pour les pieds, reposant les unes et les autres sur le plancher, sont interdites.

Art. 49. — Il ne sera fait usage que du tableau ardoisé.

. . . .

G) Règlement modèle du 18 août 1893 relatif aux prescriptions hygiéniques à prendre dans les écoles primaires pour prévenir et combattre les épidémies *(modifié le 1ᵉʳ juillet 1907)*

CHAPITRE I

MESURES GÉNÉRALES A PRENDRE
POUR ÉVITER L'ÉCLOSION DES MALADIES CONTAGIEUSES

Art. 1. — Les écoles doivent être pourvues d'eau pure (eau de source, eau filtrée ou bouillie). L'eau pure seule sera mise à la disposition des élèves.

Art. 2. — Les cabinets d'aisances des écoles ne doivent pas communiquer directement avec les classes.

Les fosses doivent être étanches et le plus possible éloignées des puits.

Art. 3. — Pendant la durée des récréations et le soir après le départ des élèves les classes doivent être aérées par l'ouverture de toutes les fenêtres.

Art. 4. — Le nettoyage du sol ne doit pas être fait à sec par le balayage mais au moyen d'un linge ou d'une éponge mouillée promenée sur le sol.

Art. 5. — Hebdomadairement, il est fait un lavage du sol à grande eau et avec un liquide antiseptique. Un lavage analogue des parois doit être fait au moins deux fois par an, notamment aux vacances de Pâques et aux grandes vacances.

Art. 6. — La propreté de l'enfant est surveillée à son arrivée. Chaque enfant doit se laver les mains au lavabo avant la rentrée en classe après chaque récréation.

CHAPITRE II

MESURES GÉNÉRALES
A PRENDRE EN PRÉSENCE D'UNE MALADIE CONTAGIEUSE

ART. 7. — Le licenciement de l'école ne doit être prononcé que dans les cas spécifiés à l'article 14. Auparavant, l'on doit recourir aux évictions successives et employer les mesures de désinfection prescrites ci-après.

ART. 8. — Tout enfant atteint de fièvre doit être immédiatement éloigné de l'école ou envoyé à l'infirmerie dans le cas d'un internat.

ART. 9. — Tout enfant atteint d'une maladie contagieuse bien confirmée doit être éloigné de l'école et, sur l'avis du médecin chargé de l'inspection, cette éviction peut s'étendre aux frères et sœurs dudit enfant ou même à tous les enfants habitant la même maison.

ART. 10. — La désinfection de la classe est faite, soit dans l'entre-classe, soit le soir après le départ des élèves.

Elle comprend :

Le lavage de la classe (sol et parois) avec une solution antiseptique.

La désinfection par pulvérisation des cartes et objets scolaires appendus au mur.

La désinfection par lavages des tables, bancs, meubles, etc.

La désinfection complète du pupitre de l'élève malade. La destruction par le feu des livres, cahiers, etc., de l'élève malade et des jouets ou objets qui auraient pu être contaminés dans les écoles maternelles.

ART. 11. — Il est adressé à la famille de chaque enfant atteint d'une affection contagieuse une instruction sur les précautions à prendre contre les contagions possibles et sur la nécessité de ne renvoyer l'enfant qu'après qu'il aura été baigné ou lavé plusieurs fois au savon et que tous ses habits auront subi soit la désinfection, soit un lavage complet à l'eau bouillante.

ART. 12. — Les enfants qui auront été malades ne pourront rentrer à l'école qu'avec un certificat médical et après qu'il se sera écoulé, depuis le début de la maladie, une période de temps égale à celle prescrite par les instructions de l'Académie de médecine.

Art. 13. — Dans le cas où un licenciement est reconnu nécessaire, il est envoyé à chaque famille, au moment du licenciement, un exemplaire de l'instruction relative à la maladie épidémique qui l'aura nécessité.

CHAPITRE III

MESURES PARTICULIÈRES
A PRENDRE POUR CHAQUE MALADIE CONTAGIEUSE

Art. 14. — Sur l'avis du médecin-inspecteur, les mesures suivantes doivent être prises, conformément aux indications contenues dans le rapport adopté par le Comité consultatif d'hygiène annexé, lorsque les maladies ci-dessous désignées sévissent dans une école.

Variole. — Éviction des enfants malades (durée : quarante jours); destruction de leurs livres et cahiers; désinfection générale; revaccination de tous les maîtres et élèves.

Scarlatine. — Éviction des enfants malades (durée : quarante jours); destruction de leurs livres et cahiers; désinfection générale; licenciement si plusieurs cas se produisent en quelques jours malgré toutes précautions.

Rougeole. — Éviction des enfants malades (durée : seize jours); destruction de leurs livres et cahiers; au besoin licenciement des enfants au-dessous de six ans.

Varicelle. — Évictions successives des malades.

Oreillons. — Éviction successive de chacun des malades (durée : dix jours).

Diphtérie. — Éviction des malades (durée : quarante jours); destruction des livres, des cahiers, des jouets et objets qui ont pu être contaminés; désinfections successives.

Coqueluche. — Évictions successives (durée : trois semaines).

Teigne. — Évictions successives; retour après traitement et avec pansement méthodique.

H) Instructions concernant la prophylaxie
de la tuberculose dans les écoles (20 octobre 1902)

La prophylaxie de la tuberculose dans les écoles comporte un ensemble de mesures ayant pour but :

1º Les unes, d'assurer à l'organisme, par la salubrité du milieu et par une bonne hygiène individuelle, la force qui lui permettra de résister aux atteintes, toujours possibles, du bacille de la tuberculose ;

2º Les autres, d'éviter les risques de contamination, non seulement par l'observation rigoureuse des règles de la salubrité domestique et de l'hygiène individuelle, mais encore par l'éloignement des malades atteints de lésions contagieuses de tuberculose.

L'étude de ces mesures prophylactiques doit donc envisager tour à tour le milieu scolaire et le personnel des écoles.

a) LE MILIEU SCOLAIRE

1º *Externats*

La plupart des mesures préconisées par la commission ont été déjà appliquées à Paris et dans quelques grandes villes : il n'est donc pas impossible de les appliquer ailleurs et d'en adopter les dispositions essentielles aux écoles les plus modestes.

Elles s'adressent à tous les établissements d'enseignement à quelque ordre qu'ils appartiennent.

CONSTRUCTION. — Tous les bâtiments scolaires doivent recevoir en abondance l'air et la lumière. Il ne doit y avoir dans le voisinage des écoles aucun établissement susceptible de leur être nuisible.

Il importe au plus haut point que le *sol* des locaux scolaires (bois, carrelages, etc.) puisse être lavé fréquemment à grande eau sans nuire à sa solidité, et que l'écoulement de l'eau soit facilité par une pente suffisante : l'eau de lavage se rendra directement à l'égoût, ou par des caniveaux, dans les ruisseaux de la route.

Les matériaux utilisés pour la construction du sol doivent donc avoir pour qualités essentielles d'être lisses, imperméables et résistants : lisses, afin que les poussières ne puissent ni adhérer à leur surface, ni pénétrer, ni séjourner dans leurs interstices; imperméables, afin que le lavage puisse en être fait à de fréquents intervalles; résistants, afin que le lavage et le brossage ne puissent les détériorer.

Dans les écoles nouvelles, on devra, dès la construction, employer pour la structure du sol des matériaux réunissant ces trois qualités essentielles.

Dans les écoles anciennes on devra remplacer les planchers usés par ces mêmes matériaux (1).

Pour éviter, s'il y a lieu, le refroidissement, on pourra placer sous les pieds des élèves des *planchers mobiles*, faciles à soulever, quel qu'en soit d'ailleurs le système, et dont le nettoyage sera facile à faire et à contrôler.

Les *murs* doivent, eux aussi, pouvoir être lavés fréquemment à grande eau : la peinture à l'huile se prête aisément à ce lavage, et peut être, à peu de frais, refaite à de fréquents intervalles.

AMÉNAGEMENT. MOBILIER SCOLAIRE. — Il est essentiel que *sièges* et *tables* puissent être facilement lavés dans leur totalité et dans leurs parties.

On évitera donc, autant que possible, l'usage des pupitres auxquels on devra préférer les tables simples. Au cas où les pupitres seraient indispensables, on adoptera ceux dont la forme facilite le nettoyage. Sièges, tables et pupitres seront supportés par des pieds de fonte, sans ornements ni moulures.

Les *amphithéâtres* doivent être construits de telle façon que les dessous ne puissent rien recevoir et puissent aisément être nettoyés; ils seront supportés par des colonnes en fonte simples et faciles à laver.

Toute salle d'école sera, dès la construction, munie d'un *poste d'eau* qui desservira à la fois un lavabo et un crachoir. Dans ce dernier seront mises des solutions désinfectantes (2)

____

(1) On peut utiliser, pour la structure du sol, par exemple : le grès céramé, les carreaux, les pavés de verre ou bois hermétiquement jointoyés.

(2) On peut employer, comme solutions désinfectantes, par exemple : le lysol, l'eau de javelle, la solution phéniquée à 5 %, l'eau formolée à 2 %. Toutes ces solutions devront être mises hors de la portée des élèves. Celles qui sont incolores devront être teintées en bleu.

qui devront y séjourner dans l'intervalle des lavages. On pourra ainsi, sans inconvénient, en évacuer le contenu dans les égouts et, grâce au poste d'eau qui le desservira, en effectuer le lavage une fois par jour.

Ardoises, crayons et porte-plumes. — Les écoliers ont l'habitude de porter à leur bouche leurs crayons et leurs porte-plumes, de laver leurs ardoises avec de la salive, ou même d'y passer directement la langue. On doit sévèrement leur interdire ces pratiques, toujours malpropres et parfois dangereuses.

Ardoises, crayons et porte-plumes doivent, en tout cas, toujours être individuels et personnels à chaque élève.

Les *livres* ayant appartenu à des tuberculeux seront soumis à une désinfection efficace (1) ainsi que cela doit se faire pour les livres ayant appartenu à des élèves atteints de maladies transmissibles.

Dans les *écoles maternelles*, la même éponge ou le même linge ne pourront servir à plusieurs élèves.

Entretien. — L'*aération* devra se faire en toutes saisons par la large ouverture des portes et fenêtres, durant l'intervalle des heures de classe.

Jamais on ne devra balayer à sec : le balayage à sec est inefficace et dangereux : inefficace, parce qu'il déplace les poussières mais ne les enlève pas; dangereux, parce qu'il soulève et répand dans l'atmosphère les poussières fréquemment chargées de germes morbides et, en particulier, de bacilles de la tuberculose. Le *balayage à sec doit donc être formellement interdit.*

On lui substituera, dans tous les cas, le balayage quotidien pratiqué avec la *sciure de bois humide* qui empêche les poussières de se soulever et de se disséminer (2) — ou bien le nettoyage au moyen d'une toile humide (3).

---

(1) Cette désinfection peut se faire, par exemple, par le séjour des livres ouverts, en éventail, pendant vingt-quatre heures, dans une caisse close, en présence de formol.

(2) On sème sur la surface à nettoyer la sciure de bois imbibée d'eau, puis on balaie, en poussant devant soi, sans la soulever, la sciure humide à laquelle adhère la poussière. Après chaque balayage, la sciure, avec la poussière et les impuretés qu'elle aura ramassées, sera détruite par le feu.

(3) On peut se servir soit de serpillières humides, c'est-à-dire de toile à laver, soit encore du *faubert*, sorte de balai fait avec de vieux

Chaque semaine, on devra, en outre, nettoyer, laver et brosser le sol.

Chaque année, à Pâques et aux grandes vacances, les murailles devront être lavées.

Lorsqu'une salle d'école est utilisée pour les cours d'adultes, on exigera des auditeurs le respect des règles de l'hygiène, et, en particulier, on leur interdira de cracher à terre.

Il est désirable que l'école ne serve pas aux réunions publiques; lorsqu'il sera impossible d'éviter ce grave inconvénient, on devra, après toute réunion et avant la rentrée des élèves, faire laver à grande eau et brosser le sol, par les soins de la municipalité et aux frais de la commune.

2º *Internats*

CLASSES ET ÉTUDES. — Les mesures générales de salubrité domestique ci-dessus prescrites pour les externats s'appliquent également à la salubrité et à l'hygiène des classes et des études dans les internats.

Dans les *études*, on devra périodiquement et fréquemment procéder au lavage extérieur des armoires à livres. Chaque année, aux vacances, on en fera le lavage intérieur, ou bien on refera les peintures.

Aucun *livre* provenant d'un élève tuberculeux ou même simplement suspect ne pourra être donné à un autre élève, sans avoir été préalablement soumis à une désinfection efficace, pratiquée dans les conditions précédemment prescrites.

Une pratique recommandable serait de soumettre chaque année, pendant les vacances et durant un certain nombre de jours, les dépôts de livres à la désinfection par le formol.

RÉFECTOIRES. — *Sol et murailles* doivent pouvoir être facilement et fréquemment lavés. Le sol doit toujours être carrelé : on mettra sous les pieds des élèves une planche mobile qui, chaque jour, pendant le lavage du sol ou son nettoyage au faubert, sera déplacée et lavée.

---

cordages et dont on se sert, dans la marine, pour laver et nettoyer les navires.

Il ne doit pas y avoir, dans le réfectoire, de réservoir *ouvert* d'eau potable. Tout réservoir doit être couvert de façon que les poussières ne puissent pas y toucher.

Les couverts, après chaque repas, seront lavés à l'eau bouillante.

On ne devra jamais donner aux élèves de *lait* qui n'ait été préalablement soumis à l'ébullition.

A chaque réfectoire devra être annexé un *lavabo,* aménagé dans une salle spéciale, et où les élèves devront se laver les mains avant de se mettre à table.

DORTOIRS. — On ne doit réunir, dans un *dortoir commun,* que les tout jeunes enfants, qu'il est ainsi plus aisé de surveiller d'une façon constante. Encore le lavabo doit-il être distinct du dortoir et doit-il être chauffé.

On doit, au contraire, éviter de réunir dans un dortoir commun les élèves âgés de douze à treize ans; passé cet âge, *chaque élève doit avoir sa chambre* et chaque chambre doit avoir son lavabo permettant les soins les plus complets et plus intimes de la toilette.

La nécessité de ces chambres individuelles s'impose plus particulièrement dans les écoles normales et surtout dans les écoles normales de jeunes filles.

A défaut de cette organisation, il faut au moins aménager le lavabo de telle façon que les élèves puissent s'isoler pour faire leur toilette intime.

On doit rigoureusement exiger des élèves et contrôler l'exécution minutieuse des *soins de la toilette* dont l'importance est capitale pour la conservation de la santé. Non seulement on doit veiller avec soin à ce que la figure, les dents, les mains et les pieds soient maintenus en état constant de propreté, mais encore la *toilette intime* doit être soigneusement faite chaque jour dans les internats et en particulier dans les internats de jeunes filles.

L'usage fréquent des *bains* et surtout des *bains-douches* doit être particulièrement recommandé.

Dortoirs communs pour les tout jeunes enfants, ou chambres individuelles pour les enfants plus âgés et pour les adolescents, auront un sol en plancher non ciré que l'on nettoiera au moyen du faubert ou que l'on balaiera en se servant de la sciure humide. Les murs seront peints à l'huile, de façon à pouvoir être lavés. On proscrira l'époussetage des murs et du mobilier.

On ne mettra pas de tapis de passage; mais chaque lit

pourra être pourvu d'une descente. Il n'y aura pas de rideaux de lit, et on mettra aux fenêtres des rideaux qui pourront être facilement et fréquemment lavés.

PRIVÉS. — Les privés doivent être construits, aménagés et entretenus de façon telle que les élèves puissent en faire usage commodément, décemment et sans répugnance. Lorsqu'ils sont malpropres, les élèves répugnent à s'y rendre, ce qui favorise les désordres fonctionnels de l'intestin et de l'estomac, cause fréquente de l'affaiblissement de l'organisme.

Le bon aménagement et l'entretien minutieux des privés sont donc des facteurs importants de la conservation de la santé; aussi ne doit-on négliger rien de ce qui peut assurer leur parfaite salubrité.

b) LE PERSONNEL SCOLAIRE

LES MAITRES. — Nul ne doit pouvoir être admis comme maître dans un établissement d'enseignement, de quelque ordre qu'il soit, s'il n'a préalablement subi un examen médical.

Cet examen médical doit avoir pour sanction l'élimination de tous les candidats chez lesquels il aura révélé l'existence de lésions tuberculeuses des poumons.

Il importe donc de soumettre les candidats à la visite médicale avant qu'ils n'aient acquis aucun droit.

Lorsque la tuberculose apparaîtra chez un maître, dans le cours de ses fonctions, il conviendra de le mettre en inactivité avec traitement soumis à la retenue, pendant le temps nécessaire à sa guérison.

Il ne pourra être admis à reprendre ses fonctions qu'après un examen médical.

Cet examen médical doit être imposé à toute personne suspecte de tuberculose et l'on doit également imposer aux malades toute mesure prophylactique nécessaire à la préservation de son entourage (usage du crachoir individuel, mise en congé...).

La fréquence de la tuberculose chez les jeunes filles des écoles normales et chez les professeurs femmes nécessite une application particulièrement rigoureuse des règles précédentes.

LES SERVITEURS. — Les règles précédentes s'appliquent

au personnel des serviteurs. Nul ne doit être admis comme serviteur dans un établissement d'enseignement s'il n'a été soumis à un examen médical à l'entrée. Cet examen médical doit être renouvelé chaque fois qu'un serviteur sera suspect de tuberculose.

Tout serviteur tuberculeux doit être rigoureusement éliminé du service des établissements d'enseignement.

Les élèves. — La tuberculose pulmonaire ouverte, contagieuse, est relativement rare chez l'enfant. On peut donc aisément prendre des mesures à l'égard des écoliers atteints de telles lésions.

Aucun enfant atteint de lésions tuberculeuses ouvertes contagieuses (lésions suppurées ouvertes des os ou des ganglions, lésions pulmonaires ouvertes avec toux et expectorations chargées de bacilles) ne doit être admis à l'école...

I) Loi du 15 avril 1909 relative à la création de classes de perfectionnement annexées aux écoles élémentaires publiques et d'écoles autonomes de perfectionnement pour les enfants arriérés.

ART. 1. — *Sur la demande des communes et des départements peuvent être créées pour les enfants arriérés des deux sexes :*

1o Des classes de perfectionnement annexées aux écoles élémentaires publiques ;

2o Des écoles autonomes de perfectionnement qui pourront comprendre un demi-pensionnat et un internat.

Les classes annexées et les écoles autonomes sont mises au nombre des établissements d'enseignement primaire public.

ART. 2. — *Les classes annexées recevront les enfants de six à treize ans.*

Les écoles autonomes pourront, en outre, continuer

la scolarité jusqu'à seize ans, donnant à la fois l'instruction primaire et l'enseignement professionnel.

Les élèves des écoles annexées qui, vers treize ans, seront reconnus incapables d'apprendre une profession au dehors pourront être reçus dans les écoles autonomes.

Les enfants trop gravement atteints pour que leur éducation puisse se faire dans la famille suivront de préférence le régime de l'internat.

. . . .

ART. 9. — *La décision ministérielle portant création de la classe annexée ou de l'école autonome déterminera pour chacune d'elles les conditions spéciales de son organisation et de son fonctionnement, notamment :*

1o Le nombre maximum d'élèves à admettre dans chaque division ;

2o Le nombre hebdomadaire de jours d'enseignement, la durée des classes et des exercices quotidiens...

. . . .

ART. 11. — *Les classes et les écoles de perfectionnement seront soumises :*

1o A l'inspection exercée dans les conditions prévues par l'article 9 de la loi du 30 octobre 1886 ;

2o A une inspection médicale organisée par les communes ou les départements fondateurs. Elle portera sur chacun des enfants qui seront examinés au moins chaque semestre. Les observations seront consignées sur un livret scolaire et sanitaire individuel.

ART. 12. — *Une commission composée de l'inspecteur primaire, d'un directeur ou maître d'une école de perfectionnement et d'un médecin, déterminera quels sont les enfants qui ne peuvent être admis ou maintenus dans les écoles primaires publiques et pourra autoriser leur admission dans une classe annexée ou dans une école de perfectionnement, si l'enseignement ne doit pas leur être donné dans la famille.*

Un représentant de la famille sera toujours invité à assister à l'examen de l'enfant.

ART. 13. — *Un comité de patronage, nommé par le conseil municipal, si l'établissement est communal, ou par le conseil général, si l'établissement est départemental, sera institué auprès de chaque école de perfectionnement ; il comprendra toujours un représentant du ministère de l'instruction publique, un représentant du préfet du département dans lequel est situé l'établissement et au moins un médecin.*

. . . .

But de la loi. — La loi organique du 30 octobre 1886 sur l'enseignement primaire a établi (art. 9) le principe de l'inspection médicale des écoles, et le décret du 18 janvier 1887 organisant cet enseignement primaire a réglé approximativement (art. 141) le rôle du médecin scolaire; mais, rares sont les communes qui ont organisé cette inspection, en dehors de Paris et de quelques grandes villes. Encore, dans la plupart des cas, cette inspection n'est-elle limitée qu'aux mesures à prendre lors de maladies épidémiques signalées parmi les élèves d'une école, elle ne vise que les maladies déclarées, non la prophylaxie générale des maladies transmissibles, ou des maladies scolaires proprement dites, elle est donc absolument insuffisante.

Un projet de loi vient heureusement d'être déposé pour combler cette lacune, comme conclusion des travaux de la commission instituée au ministère de l'instruction publique en vue d'étudier les mesures à prendre pour éviter la contagion des maladies infectieuses, en général, et de la tuberculose en particulier, dans les établissements d'enseignement à quelque ordre qu'ils appartiennent : *publics* ou *privés, externats* ou *internats.*

Ce projet, nous le donnons aux documents (Voir p. 166); il organise l'inspection médicale des écoles de façon vraiment efficace et répond à la plupart des desiderata formulés par les hygiénistes scolaires : il ne peut tarder d'être voté et appliqué. C'est en vue de faciliter l'exercice de leurs nouvelles fonctions, et afin qu'ils soient prêts dès le vote de la loi, que nous rappelons aux médecins, qui auront à inspecter les écoles, les principes d'hygiène scolaire qu'ils auront à appliquer et que nous donnons aux documents, les règlements principaux dont ils auront à surveiller l'application. Nous n'insisterons ici que sur la partie technique, la plus importante pour le médecin, négligeant quelque peu la partie administrative, qui n'est pas encore déterminée et qui sera fixée par le règlement d'administration publique qui suivra la promulgation de la loi.

Rôle du médecin scolaire. — Toute l'hygiène scolaire peut se résumer en quelques mots : fournir à l'enfant l'air, la lumière, l'alimentation et le repos nécessaires en classe et le mettre à l'abri des maladies qui le guettent à l'école, par contagion, par mauvaise attitude ou du fait de sa croissance. L'inspection médicale des écoles a pour but de veiller à ce que toutes les prescriptions, officielles ou non, qui visent à obtenir ce double résultat, soient prises dans chaque école publique ou privée.

Le rôle du médecin est donc des plus importants et la loi le détermine très explicitement ainsi : Le médecin scolaire :

1º Donne son avis sur le choix des emplacements, sur les plans et aménagements des établissements scolaires *à construire,* sur le choix du mobilier scolaire;

2º Inspecte les établissements déjà *existants* et signale les imperfections des locaux et du matériel, indique les améliorations à réaliser; surveille l'hygiène des locaux et assure l'observation des règlements concernant l'aération, le chauffage, l'éclairage et la propreté de ces bâtiments;

3º Surveille l'hygiène des élèves et assure de même l'observation des règlements relatifs aux soins de propreté, alimentation, durée du travail, du repos, des repas, des exercices physiques;

4º Procède, au moins deux fois par an, à l'examen individuel de chaque élève et consigne sur un livret sanitaire dont il a la responsabilité, les résultats de cet examen;

5º Assure également l'observation des règlements relatifs à l'hygiène des maîtres et du personnel des écoles;

6º Assure l'observation de toutes les prescriptions tendant à mettre l'école et les élèves à l'abri de la contagion de la tuberculose et des maladies transmissibles;

7º Signe les certificats de guérison des élèves qui ont été malades;

8º S'assure que les élèves ont des notions élémentaires d'hygiène;

9º Enfin, rédige un rapport à la suite de chacune de ses visites.

Nous allons reprendre et développer chacun de ces points en particulier et rappeler chemin faisant les notions d'hygiène scolaire qui se rapportent à l'école d'abord, à l'élève ensuite.

I — LE BATIMENT SCOLAIRE A CONSTRUIRE

Une école doit se construire; le médecin inspecteur est aussitôt appelé par l'autorité à donner son avis sur le choix de l'emplacement, l'orientation, le plan, l'aménagement de la future école, sur les conditions de salubrité, d'éclairage, chauffage, ventilation, etc. de cet établissement. Les deux instructions ministérielles (I. M.) du 18 janvier 1887 relatives à la construction et au mobilier des écoles maternelles et écoles primaires publiques que nous donnons aux documents (Voir p. 169 et 175) lui seront, dans cette circonstance, d'un grand secours; mais « ces instructions n'ont de caractère impératif ni pour les écoles publiques, ni, *a fortiori*, pour les écoles privées; les dispositions qu'elles contiennent sont seulement données à titre d'indication » ainsi que nous en informe la circulaire ministérielle elle-même; le médecin sera donc libre de n'en tenir aucun compte, s'il estime que d'autres dispositions permettent de mieux atteindre le but poursuivi.

Emplacement. — « Ménager aux enfants l'air, la lumière et la tranquillité; les mettre à l'abri des impuretés de l'atmosphère ambiante, de la souillure et de l'humidité du sol : tels sont les principes qui doivent guider le choix de l'emplacement d'une école. » (LAYET).

Il faut donc choisir pour cet emplacement un point élevé et isolé des maisons voisines, si c'est possible. La distance de 8 mètres qu'indique le règlement est insuffisante si les maisons voisines sont élevées, 20 à 25 mètres seraient nécessaires sur la face éclairante, pour laisser pénétrer à flots dans les classes l'air et la lumière. Le sol sera sec ou tout au moins assaini par le drainage. Enfin le terrain sera choisi loin d'une usine trop bruyante, d'une gare, d'une caserne, d'une rue trop fréquentée dont le bruit distrait les enfants et fatigue le maître; loin aussi, de 100 mètres au moins, d'un foyer d'infection (mare, rivière polluée, cimetière, etc.) ou d'un établissement insalubre par ses odeurs et ses fumées.

La superficie sera évaluée à raison de 10 mètres environ par élève, sans être de moins de 400 mètres pour une école maternelle, de 500 mètres pour une école primaire.

Orientation. — L'orientation la meilleure varie selon les régions; elle doit être combinée de façon à laisser pénétrer dans les classes le maximum de lumière, tout en évitant que les vents régnants ou un soleil trop ardent ne viennent frapper directement la façade. On devra donc éviter l'orientation directe à l'ouest d'où viennent les vents humides, au nord dans les régions froides, au midi dans les régions chaudes; et on a préconisé l'orientation mixte : S.-E. dans le nord et le centre, N.-E. dans le midi.

La commission d'hygiène scolaire conseille de donner la direction : N.-N.-E.—S.-S.-O. à l'axe de la classe; Baudin préfère l'orientation S.-S.-E., c'est-à-dire l'axe E.-N.-E.—O.-S.-O. « qui assure dans les meilleures conditions, outre un ensoleillement normal et rationnel, une lumière très régulière et met la façade à l'abri des vents et de la pluie. »

Ces principes seront plus facilement applicables à la campagne que dans les villes où il faut tenir compte de la direction des rues, de la hauteur des maisons voisines et d'autres conditions particulières, sans perdre de vue que le but principal à atteindre est de *ménager l'éclairage le meilleur aux classes.*

Plan. — Sans être architecte, le médecin doit savoir lire un plan, ce qui n'est pas toujours chose bien difficile; il doit surtout contrôler si ce plan respecte les données physiologiques et hygiéniques relatives à la surface carrée et à l'espace cubique par élève; si l'aération, l'éclairage et le chauffage sont prévus de façon suffisante; si les détails de construction réglementés au nom de l'hygiène (enduits des murs, planchers, sol, etc...) sont respectés; si les dépendances (cours, préaux, cabinets d'aisances, etc.) ont les dimensions nécessaires, etc.

De toutes ces conditions réunies dépend la salubrité de l'école qui est le but primordial poursuivi.

LA CLASSE

Dimensions de la classe. — Ces dimensions sont données dans les I. M. du 18 janvier 1887. Sur quoi sont-elles basées ? Nous allons le rappeler.

La *surface carrée* par élève est l'emplacement que doit occuper théoriquement un écolier; elle varie suivant l'âge : les petits ont besoin, en largeur, d'environ 60 centimètres, les grands, 70 centimètres; la profondeur est mesurée par la profondeur des tables (70 à 80 centimètres). Mais il faut tenir compte en plus des passages longitudinaux ou transversaux entre les tables d'un ou deux élèves, de l'emplacement pour le maître; on arrive ainsi à ce résultat que la surface carrée moyenne est de 1 mètre carré pour les petits, 1^{m2} 25 pour les grands. Et l'on ne doit pas descendre au-dessous de ces chiffres sous peine de risquer l'encombrement et la gêne mutuelle des élèves en classe.

La salle, en forme d'un rectangle peu allongé pour les classes de plus de quarante élèves, pourra être de forme carrée pour celles d'un effectif moindre, sans que toutefois le maximum de longueur dépasse 10 mètres, afin que les élèves les plus éloignés puissent sans fatiguer leur vue ou leur ouïe suivre la leçon écrite ou orale du maître. Une classe pour quarante grands élèves, devra dont avoir une superficie de 50 mètres carrés environ, soit 6^m 25 sur 8 mètres par exemple.

L'*espace cubique* par élève est le volume d'air qui revient à chaque élève dans une salle de classe. L'arrêté ministériel fixe l'espace cubique minimum à 5 mètres cubes, ce qui nécessite une hauteur de classe de 4 à 5 mètres, si la surface carrée est respectée et si le nombre des élèves ne dépasse le nombre de 50 qui doit être considéré comme un maximum.

Ventilation et chauffage. — La ventilation des classes doit être assurée de façon sérieuse si l'on veut bien se rappeler que l'acide carbonique et les miasmes exhalés sont de 10 à 15 litres par heure, par enfant de huit à treize ans, et de 15 à 20 litres pour les enfants plus âgés, ce qui fait qu'une classe, non ventilée, de quarante élèves par exemple, cubant 200 mètres cubes, soit 200.000 litres d'air, se trouvera contenir au bout d'une heure de classe environ 600 litres de gaz délétères, soit 3 millièmes du volume d'air. Cette proportion représente la viciation de l'air. Or, il est admis que lorsque cette viciation atteint un millième, cet air est impropre à la respiration et nocif; d'où la nécessité d'une ventilation active de toutes les salles de classe.

Si, l'été, il est possible, à la campagne surtout, d'aérer au maximum les salles en tenant les fenêtres ouvertes, le plus souvent, on devra se contenter de tenir ouverts, pendant la classe, les *vasistas* ou les *panneaux à bascule* situés à la partie supérieure des fenêtres; il est dans le rôle du médecin scolaire de vérifier s'ils n'ont pas été oubliés sur le plan, et si des baies d'aération ont été prévues dans la face opposée à la face d'éclairage.

Dans la mauvaise saison, d'octobre à mai, où l'ouverture des fenêtres et même des vasistas pendant la classe entraînerait des risques pour la santé des enfants et empêcherait le chauffage de la salle, il faut recourir à la *ventilation artificielle* basée sur le principe de l'appel d'air par différence de température; et la question de la ventilation en hiver, pour les petites écoles surtout, devient inséparable de la question chauffage.

En hiver, une température de 15° au moins doit être entretenue de façon constante et régulière dans la classe; quel est le système de chauffage qui remplira le mieux ces conditions et assurera en même temps une ventilation artificielle convenable de la salle?

Nous laissons de côté la cheminée, excellent moyen de chauffage et de ventilation, qui n'est pas pratique dans une salle d'école. Restent le poêle et le calorifère. Le *poêle de fonte* ou de tôle, à feu direct, a de graves inconvénients : c'est un mauvais ventilateur, il ne chauffe que les parties proches, dessèche l'air, dégage de l'oxyde de carbone et de mauvaises odeurs et de plus, facilite les accidents. Le *poêle de céramique* ou à *double enveloppe métallique* n'a pas ces inconvénients, surtout s'il est pourvu d'un réservoir d'eau d'évaporation; il conserve bien sa chaleur, il est à recommander dans les petites écoles, en tenant compte des précautions indiquées à l'article 26 de l'I. M. du 18 janvier 1887.

Le *calorifère*, à air chaud ou à circulation d'eau chaude, ne peut être installé que dans les écoles urbaines et n'est pas sans inconvénient : le calorifère à air chaud est très irrégulier et antihygiénique, car il fournit un air desséché, il est à rejeter. Le système à circulation d'eau chaude est assurément bien supérieur et c'est lui qu'on devra préconiser dans les écoles à classes nombreuses; mais ce n'est pas un agent de ventilation locale, et il est nécessaire, si on adopte ce mode de chauffage, de compléter l'installation dans chaque classe par une cheminée ventilatrice prenant accès immédiatement à l'extérieur et par des orifices d'échappement de l'air vicié, d'une section suffisante pour ne pas être obstrués.

Éclairage. — L'éclairage de la classe est une des

questions qui doit tout spécialement attirer l'attention du médecin-inspecteur, tant elle est liée à la question si importante de la *myopie scolaire*, sur laquelle nous reviendrons plus loin.

L'*éclairage naturel* d'une classe ne doit être ni trop intense ni surtout trop faible; il doit être, en principe, suffisant pour que l'élève le moins favorisé à ce point de vue, ait, même par temps sombre, une quantité de lumière suffisante pour lire facilement à 35 centimètres environ, un livre ouvert sur son pupitre. L'éclairage de face ou de dos est défectueux, de même celui venant d'un plafond vitré qui a de plus l'inconvénient de donner trop de chaleur en été sans permettre une bonne ventilation. Le meilleur éclairage sera donc *latéral*.

Ici se pose une question qui a fait l'objet de vives discussions : l'éclairage doit-il être unilatéral ou bilatéral? Les deux sont bons; mais c'est l'éclairage *unilatéral* qui est adopté le plus généralement, *venant de gauche* par rapport à la position des élèves, afin que la main droite ne fasse pas d'ombre; ou *bilatéral inégal*, les baies du côté droit prévues surtout pour l'aération, éclairant moins que celles du côté gauche.

Certaines écoles américaines ont une *surface de vitrage* égale à la superficie de la classe; Trélat admet suffisante une proportion d'un tiers; Hermann Cohn a calculé qu'il fallait environ 25 décimètres carrés de vitrage par élève. Ces chiffres sont supérieurs à ce qui existe en général. La « commission de l'hygiène de la vue dans les écoles » a posé en principe (1881) que de toute place de la classe, à la hauteur des pupitres, on doit apercevoir le ciel dans une étendue verticale d'au moins 30 centimètres comptés sur la partie supérieure des fenêtres.

Les fenêtres rondes ou ogivales seront bannies;

elles seront rectangulaires ou légèrement cintrées;
leurs dimensions sont indiquées à l'article 19 de l'I. M.
du 18 janvier 1887. Elles seront tournées, ainsi que
nous l'avons indiqué plus haut, de façon que le soleil
ne vienne pas frapper directement dans la classe, afin
d'éviter les stores et rideaux et une trop grande chaleur en été. L'orientation mixte est celle qui remplira
le mieux ces conditions.

Dans les internats seulement, l'*éclairage artificiel*
devra être prévu. Bien inférieur à l'éclairage solaire,
par son manque d'intensité le plus souvent et de régularité, l'éclairage artificiel tend à devenir de jour en
jour plus perfectionné. Rares sont les écoles éclairées
à l'*électricité* en raison de sa cherté, c'est cependant
l'éclairage le meilleur au point de vue hygiénique,
s'il est suffisamment intense; la plupart du temps, les
écoles sont éclairées au gaz ou au pétrole. L'éclairage
par le *gaz* n'est acceptable que si l'on emploie des man-
chons incandescents qui lui donnent la blancheur,
l'intensité et la fixité nécessaires, tout en diminuant la
quantité de chaleur produite. Le *pétrole* et les *essences
minérales* qui ont l'inconvénient de répandre une odeur
désagréable, de vicier l'air et d'être très volatils, ont
un grand pouvoir éclairant et sont d'un prix peu élevé :
ce sont des avantages sérieux qui les font préférer
dans beaucoup de pensionnats et à la campagne où
le gaz n'est pas très répandu.

Le foyer lumineux, quel qu'il soit, peut éclairer
toute la salle à l'aide de réflecteurs qui se placent
sous les becs fixés près du plafond : on obtient ainsi
une *lumière diffuse,* uniforme et sans ombre; ou bien
le foyer lumineux n'est destiné qu'à trois ou quatre
élèves et doit se trouver à une hauteur de 40 à 50 centimètres au-dessus de la table, avec abat-jour qui ren-
voie la lumière sur les pupitres. L'éclairage le meilleur

serait évidemment fourni par un foyer lumineux avec abat-jour, pour chaque élève.

Murs et sol. — Les matériaux à employer, l'épaisseur des murs intéressent aussi le médecin-inspecteur : les articles 5, 6 et 22 de l'I. M. le renseignent à ce sujet.

En vue d'assurer la salubrité du sol, il sera bon que le rez-de-chaussée soit exhaussé de 60 centimètres environ au-dessus du niveau extérieur ; et si le plancher n'est pas établi sur une cave, il sera posé sur une plate-forme ou couche de matériaux imperméables.

Le *sol* des classes sera parqueté en bois dur, scellé, autant que possible, sur bitume, dit l'I. M. du 18 janvier 1887 (art. 23) ; mais celle du 20 octobre 1902 insiste tout spécialement (p. 186) pour que dans les écoles nouvelles on emploie, pour la structure du sol, des matériaux qui soient lisses, imperméables et résistants : grès-céramé, carreaux, pavés de verre ou de bois hermétiquement jointés, afin que des lavages fréquents à grande eau puissent être faits. Pour éviter, s'il y a lieu, le refroidissement que pourrait provoquer l'emploi de ces matériaux, on pourra placer sous les pieds des élèves des planches mobiles.

Les *murs* doivent, eux aussi, pouvoir être fréquemment lavés : la peinture à l'huile, qui se prête bien aux lavages à grande eau, pourra être préconisée, de couleur jaune clair ou mieux vert d'eau, plus favorables quant à l'éclairage. Les angles de rencontre des murs seront arrondis.

Études. — Les *études*, dans les internats, seront construites et aménagées selon les mêmes principes que les classes.

LES DÉPENDANCES

Cour et préau. — La *cour* doit être spacieuse de façon à permettre les jeux, la course, etc... et les 5 mètres carrés par élève indiqués par l'I. M. du 18 janvier 1887, qui fixe aussi les conditions d'aménagement (art. 33, 34 et 35) sont à peine suffisants. A la campagne, un jardin destiné aux élèves peut être prévu è côté de la cour; il est plus difficile de le prévoir en ville, où il est préférable de donner plus d'espace aux cours.

Un *préau* couvert est indispensable pour les jours de pluie; il sera installé comme il est dit aux articles 30, 31 et 32. Si l'on peut, le préau sera relié aux cabinets d'aisance directement ou par un chemin couvert.

Cabinets d'aisances. — Les cabinets d'aisances ou *privés* sont une des principales causes d'insalubrité des écoles de construction ancienne, par leur installation défectueuse, leur malpropreté et les émanations nocives qui arrivent jusque dans les classes; il est donc de toute nécessité que le médecin scolaire fixe particulièrement son attention sur le mode d'installation des water-closets dans les écoles à construire; c'est un des grands points de l'hygiène scolaire.

Deux principes doivent le diriger : d'abord la suppression des émanations dangereuses; ensuite la facilité de l'entretien, de façon que les élèves puissent faire usage des cabinets, commodément et sans répugnance, dans l'intérêt du fonctionnement normal de leur intestin et de leur estomac.

Le premier point sera assuré dans les villes par le « tout-à-l'égout » ou les fosses imperméables avec aspiration par le vide. A la campagne, il faut, en principe, rejeter la fosse fixe qui, si imperméable soit-elle, risque toujours de devenir un foyer d'infection; il est préférable d'adopter la *fosse mobile* ou *tinette*, placée dans une sorte de caveau fermé et qui peut être vidée aussi fréquemment qu'il est utile. Les fosses auront les dimensions indiquées à l'article 40 de l'I. M. du 18 janvier 1887; elles seront ventilées par un tuyau d'évent sur lequel on pourra installer un des appareils qui ont pour but de décomposer les gaz qui s'échappent de la fosse, avant leur arrivée à l'extérieur. Enfin les cabinets seront toujours placés dans la cour, non dans l'intérieur du bâtiment.

La salubrité des water-closets sera assurée complètement par la propreté absolue des ouvertures et des lavages fréquents à grande eau. Ici se pose la question des ouvertures sans siège, dites *à la turque* ou des ouvertures avec siège en bois lavé ou ciré qui sont préférables au point de vue commodité. Pour les garçons, tout au moins, peu soigneux en général, il sera toujours plus facile d'assurer une propreté plus grande, plus permanente, avec les ouvertures « à la turque » qu'avec le siège, sur lequel ils peuvent monter; pour les écoles maternelles et les écoles de filles, on pourra adopter l'ouverture avec siège en bois.

Nous n'insisterons pas sur le nombre de privés ou d'*urinoirs*, leurs dimensions et autres conditions d'installation, qui sont données par l'I. M. (art. 36 et suivants).

Lavabos. — *Bains-douches.* — Les *lavabos* sont aussi nécessaires que les water-closets, et doivent être prévus, très simples d'ailleurs, sous le préau ou dans le vestibule d'entrée.

Les *bains-douches* n'existent à peu près nulle part

encore dans les écoles de France; c'est un grave tort et c'est un des points sur lequel le médecin scolaire doit s'attacher à refouler la routine et les préjugés. Tous les élèves, sauf indication spéciale reconnue par le médecin, devraient recevoir leur douche une ou deux fois par semaine; ce serait là de la bonne prophylaxie des maladies contagieuses, pour une dépense relativement minime.

Vestiaire. — Un *vestiaire* doit également être prévu afin que les élèves n'apportent pas dans la classe des paniers ou des vêtements mouillés. Il peut ne comprendre que des porte-manteaux scellés aux murs du vestibule et espacés de 30 centimètres au moins, de façon que les vêtements qui peuvent être contaminés ne touchent pas les vêtements voisins. Au-dessus, un rayon pour recevoir les paniers. Dans le vestibule, un *paillasson* est nécessaire, à la campagne surtout, en raison de la boue que risquent d'apporter dans la classe les élèves habitant quelque peu loin.

Cantines scolaires. — Les cantines scolaires qui sont destinées à fonctionner dans la plupart des écoles primaires pour donner un repas chaud à midi aux enfants pauvres ou habitant loin, nécessitent l'installation d'un fourneau qui pourra être établi à proximité du préau, afin que l'odeur de la cuisine ne puisse parvenir jusqu'aux classes. Nous parlerons plus loin de leur fonctionnement.

Eau potable. — La question de l'eau ne se pose pas dans les villes, où existe une distribution contrôlée d'eau potable; il n'en est pas de même dans les localités où l'on utilise l'eau des puits ou même des citernes. Cette eau qui, théoriquement, devrait être aussi pure que l'eau de source, peut être souillée par des infiltrations venues des fosses d'aisances non étanches voisines, ou de fosses à purin, par des produits résiduaires industriels, ou même par des eaux de pluie ou d'arrosage polluées sur la voie publique. Il est donc bon d'examiner l'eau des puits et même de la faire analyser au point de vue chimique et bactériologique.

Une eau potable doit être limpide, incolore, inodore et d'une saveur agréable et fraîche; si elle fait un dépôt, si elle présente une odeur quelconque ou une saveur désagréable (amère, salée, métallique, etc.), elle doit être rejetée. De plus, elle doit faire mousser le savon et cuire les légumes sans les durcir.

Les caractères chimiques de l'eau seront déterminés par une analyse faite par un spécialiste. La teneur en substances minérales ne doit pas dépasser 50 centigrammes par litre; en particulier, le *degré hydrotimétrique* (teneur des sels calcaires) doit être de 20 à 30°; au delà de 35° l'eau est *dure* et non potable. La présence de NaCl en excès ou d'ammoniaque doit faire penser à la pollution de l'eau par des matières fécales ou par des eaux-vannes industrielles. Enfin, les matières organiques ne doivent exister qu'en très petite quantité; la présence dans une eau, de l'oxygène libre ($0^{gr}05$ par litre) incompatible avec leur existence, est donc une garantie à ce sujet; au contraire, si l'analyse porte : *oxygène empruntée au permanganate, plus de 2 milligrammes*, l'eau doit être rejetée.

L'analyse bactériologique a pour but de rechercher la quantité et la qualité des microbes contenus dans 1 centilitre cube d'eau. Il fut un temps où on admettait, en principe, qu'une eau qui contenait plus de 1.000 colonies microbiennes par centimètre cube n'était pas potable; aujourd'hui, on s'inquiète moins de la quantité de ces colonies que de leur qualité : une eau peut être très chargée en bactéries et être néanmoins de bonne qualité; mais la présence dans une eau du coli-bacille, du bacille d'Éberth, du bacille virgule, etc., doivent la faire rejeter ou du moins nécessiter son épuration préalable, s'il n'existe pas d'autre eau.

Un procédé simple de désinfection consiste, après jaugeage approximatif du volume d'eau du puits, à verser dans cette eau une solution chaude de permanganate de potasse, à raison de 50 à 60 grammes de sel par mètre cube d'eau de puits. On agite avec le seau et on attend pour utiliser l'eau qu'elle soit devenue incolore, ce qui ne tarde pas.

Parallèlement, on conseille des mesures de protection : suppression ou modification des fosses d'aisances ou à purin voisines, cimentage des parois du puits, bétonnage du sol autour du puits, couverture, etc. Ces précautions sont en général suffisantes. Si cependant une seconde analyse démontre la contamination nouvelle de l'eau, c'est que la pollution est permanente et provient de la nappe souterraine elle-même : il est préférable d'abandonner complètement ce puits.

Dans un internat, l'eau de boisson doit être bouillie ou filtrée.

Réfectoire. — Les internats comprendront, en outre, un ou plusieurs *réfectoires* avec tables de marbre d'un nettoyage facile, lavabo absolument nécessaire, sol carrelé recouvert sous les pieds des élèves d'une planche mobile, murs recouverts d'un enduit à l'huile, facilement lavable.

Dortoirs. — Les *dortoirs* communs méritent une attention spéciale de la part du médecin-inspecteur, au point de vue de l'exposition qui doit être essentiellement favorable à leur ensoleillement et surtout de l'aération, nulle pièce des pensionnats ne présentant, en général, une atmosphère aussi viciée.

Le règlement du 30 octobre 1886 dit qu'il doit être prévu au moins 15 mètres cubes d'air par élève, dans les dortoirs : c'est peu si l'on songe que chaque élève a besoin de 40 mètres cubes d'air par heure; il faut donc lui fournir l'excédent par une ventilation bien comprise : les fenêtres se feront face afin d'assurer, le jour, un ensoleillement et une aération maxima. La nuit, un bec de gaz brûlant derrière une glace, dans une cheminée d'appel d'air, assurera la ventilation et l'éclairage.

Les dortoirs seront surveillés et ne devront pas compter plus de vingt-cinq à trente lits séparés par un espace de 1 mètre au moins. Il serait à souhaiter, comme le veut l'I. M. du 20 octobre 1902, qu'à partir de douze à treize ans, les dortoirs communs fussent supprimés et remplacés par des chambres individuelles avec un lavabo dans chaque chambre, de façon à permettre des soins plus complets : c'est un des points sur lesquels a le plus insisté la commission de la prophylaxie de la tuberculose dans les écoles.

Dortoirs communs ou chambres individuelles auront un plancher non ciré facilement lavable, sans aucun tapis; des murs peints à l'huile; des lits sans rideaux.

II — CHOIX DU MOBILIER ET MATÉRIEL SCOLAIRES

L'école est achevée, il faut la meubler et le médecin-inspecteur est appelé à donner son avis sur le mobilier et le matériel destinés aux élèves, notamment sur les tables-bancs, parfois sur les livres, cartes, crachoirs, etc.

Tables-bancs. — La *table-banc* doit assurer à l'écolier une station assise commode, tout en lui évitant de se laisser aller à une attitude défectueuse qui agit de façon désastreuse sur sa croissance régulière, sa respiration, sa circulation et sa vue.

Le vieux mobilier, la longue table de six à huit places à laquelle est soudé un banc éloigné et sans dossier, ne peuvent que favoriser ces attitudes vicieuses parce que la table et le banc sont séparés par une trop grande distance horizontale et verticale, distances invariables quels que soient l'âge et la taille des élèves. — ce qui favorise le « plongeon » de la tête et du thorax et la station unifessière, principales causes, à la longue, des déformations rachidiennes et thoraciques.

La table-banc doit s'approprier à l'élève, non l'élève à la table-banc, tel est le principe qui doit guider le choix du mobilier. Dans ce but, la table-banc doit remplir les conditions suivantes pour chacun des élèves :

1° *Banc :* la distance du banc au sol doit être égale à la hauteur de la jambe de l'élève de façon que les pieds reposent naturellement sur le plancher; la largeur du banc doit être environ des deux tiers de la longueur de la cuisse, pour que la plus grande partie de la cuisse repose à plat et forme un angle droit avec la jambe; le dossier est indispensable, car il permet le repos, le tronc restant vertical; il est à peine incliné, sa hauteur est déterminée par la hauteur des reins au-dessus du siège;

2° *Table :* le bord extérieur doit être à la hauteur de l'épigastre, l'enfant étant assis, le tronc maintenu droit; le bord intérieur ou bord d'appui est un peu moins élevé en raison de l'inclinaison de 15 à 18° qu'on donne au pupitre pour que les rayons lumineux le frappent perpendiculairement, la tête étant légèrement inclinée en avant;

3° La *position du banc par rapport à la table* a une grande importance : la distance horizontale du banc à la table doit être *nulle*, le bord d'appui étant sur le même plan vertical que le bord intérieur du banc, ou même cette distance peut être *négative*, le pupitre surplombant légèrement le bord interne du banc, de façon à obliger l'élève assis à garder la rectitude nécessaire entre la table et le dossier. La distance verticale du banc à la table est déterminée par les conditions énoncées plus haut.

La taille de l'élève devient donc un élément indispensable pour l'attribution de la table-banc voulue qui ne peut être que pour un élève ou deux de la même taille. Ces tables sont, en France, de cinq types correspondant aux tailles de 1 mètre à $1^m\,10$, $1^m\,11$ à $1^m\,20$, $1^m\,21$ à $1^m\,35$, $1^m\,36$ à $1^m\,50$, $1^m\,51$ et au-dessus. L'I. M. du 18 janvier 1887 donne les dimensions de chacune des parties, pour chaque type.

Sur ces données, on a construit un grand nombre de modèles qui peuvent se diviser en deux grandes catégories : les tables-bancs d'école à *distance variable* dont une ou plusieurs parties sont mobiles, soit le pupitre, soit le siège, soit les deux à la fois; ils sont souvent bruyants, compliqués et coûteux, ils ne valent pas, au point de vue hygiénique, les tables-bancs d'école *à distance invariable*, plus simples, plus solides et plus économiques. Le modèle dit *de la ville de Paris*, bien qu'un peu étroit, est à recommander, et surtout le modèle *Nisius* (Delagrave); ils ne se font qu'à une ou deux places. On devra toujours choisir un modèle où la distance horizontale entre le pupitre et le banc soit *nulle*.

M. Cardot, dans une statistique des écoles de Paris, a trouvé que la répartition des élèves d'après leurs tailles, était la suivante : 21 % ont moins de $1^m\,10$

et peuvent se servir de la table-banc type I, le plus petit :

```
21 %. . . . . . . . . . . .   type   I
22 —. . . . . . . . . . . .    —    II
44 —. . . . . . . . . . . .    —    III
11 —. . . . . . . . . . . .    —    IV
 2 —. . . . . . . . . . . .    —    V
```

Livres et cartes. — Les *livres*, s'ils sont mal imprimés ou en caractères trop fins, provoquent de la fatigue oculaire; il est du ressort du médecin scolaire d'examiner cette question. La pratique a montré que l'impression noire sur papier jaune ou bois, donne une lisibilité bien plus grande que sur papier blanc; le nombre de lettres ne devant pas dépasser 7 au centimètre, et la ligne ayant 8 centimètres de longueur. Tout livre qui ne peut être lu par un œil normal à la distance de 75 ou 80 centimètres avec un bon éclairage, doit être rejeté de l'école.

Les *tableaux de lecture* aux lettres de couleurs variées fatiguent extrêmement la vue et doivent être rejetés; ceux à fond jaune ou bis et à lettres noires sont les plus lisibles.

Les *cartes murales* doivent avoir des caractères suffisamment gros pour être lus facilement à 12 mètres environ; seules les cartes géographiques ne peuvent présenter d'aussi gros caractères.

Crachoirs. — Des *crachoirs* doivent être prévus dans le matériel scolaire : un ou plusieurs crachoirs élevés au-dessus du sol de 50 centimètres au moins, dans chaque classe, dans les vestibules. Ces crachoirs seront toujours à demi remplis d'un liquide antiseptique : lysol, eau phéniquée à 5 %, etc.

III — ENTRETIEN ET HYGIÈNE DES LOCAUX ANCIENS

Deux fois par an le médecin-inspecteur visite l'école de fond en comble, passe dans toutes les pièces où séjournent les élèves, pour étudier les imperfections des locaux et du matériel qui peuvent exister, et indiquer, s'il y a lieu, les améliorations à réaliser. Ces deux visites se font un peu avant les vacances du jour de l'an et d'août, c'est-à-dire une en hiver, l'autre en été, afin de permettre d'apporter les changements nécessaires pendant l'absence des élèves.

Deux fois par mois et même une fois par semaine, aura lieu, en outre, une visite de cette même école, en vue de contrôler l'observation des règlements concernant l'hygiène des locaux. Nous allons revenir sur ces deux inspections.

Inspection semestrielle. — Dans les écoles nouvellement construites, il y aura, en général, peu de critiques à formuler et l'inspection sera rapide; mais dans les vieux locaux, que d'imperfections à signaler, que de changements à apporter! Tous ne se feront pas sur la simple et première indication du médecin; mais, petit à petit, à force de ténacité et de persuasion, celui-ci arrivera au but pour le plus grand bien des élèves.

L'inspection semestrielle portera sur tous les points que nous avons rappelés à propos de la construction et l'aménagement d'une école nouvelle; on devra s'attacher à en réaliser, dans la mesure du possible, les conditions signalées :

La ventilation et le chauffage sont-ils assurés de façon suffisante? Existe-t-il une grille en fer autour du poêle?

L'éclairage de toutes les parties de la classe est-il suffisant? Voit-on le ciel de toutes les places sur une hauteur de 30 centimètres? L'éclairage vient-il de gauche?

Le nombre des élèves n'est-il pas trop grand par rapport aux dimensions de la classe?

Les enduits des murs ont-ils été refaits récemment? Sont-ils lavables? Sont-ils d'une couleur favorable au bon éclairage de la salle? vert d'eau, jaune clair, etc., etc.?

Les planchers sont-ils en bon état? Ceux usés sont-ils remplacés par des matériaux permettant des lavages fréquents : grès-céramé, carreaux, etc.? (I. M. 20 oct. 1902).

Existe-t-il un vestiaire? Les rampes d'escalier sont-elles pourvues d'une main courante garnie de boutons saillants de mètre en mètre pour éviter les glissades sur la rampe? Les portes de dégagement sont-elles suffisamment larges et nombreuses pour permettre une évacuation rapide en cas de sinistre?

Existe-t-il un lavabo? des crachoirs?

Se sert-on de l'ancien mobilier ou de tables-bancs réglementaires à une ou deux places? Y a-t-il des tables-bancs de types différents en nombre suffisant?

Les odeurs des cabinets ou de la cuisine arrivent-elles jusqu'à la classe?

La cour est-elle suffisamment grande? ne présente-t-elle pas d'excavation dangereuse? N'est-elle pas humide? Existe-t-il une canalisation pour l'écoulement des eaux ménagères et des eaux de pluie?

Y a-t-il de l'eau potable?

Y a-t-il un préau? Existe-t-il une installation pour les exercices de gymnastique?

Les urinoirs et cabinets d'aisances sont-ils en nombre suffisant : deux par classe? Sont-ils installés convenablement? Ne répandent-ils pas d'odeurs? Sont-ils pourvus d'un système de lavage et d'un tuyau d'aération suffisamment élevé?

Une cantine scolaire existe-t-elle?

Dans un pensionnat : les études sont-elles éclairées, ventilées et chauffées suffisamment? Les armoires ont-elles été lavées intérieurement? Les peintures ont-elles été refaites? Sont-elles lavables?

Le réfectoire est-il carrelé? Un lavabo y est-il annexé?

Le dortoir commun ne contient-il pas trop de lits? La ventilation est-elle possible, jour et nuit? N'y a-t-il pas de mauvaises odeurs?

Toutes ces questions et diverses autres qu'on pourra se poser, devront avoir une réponse conforme aux données de l'hygiène et aux règlements ou devront amener des modifications urgentes signalées dans le rapport qui suivra chaque visite.

Inspection bi-mensuelle. — Cette inspection qui pourra être hebdomadaire, selon le règlement, a pour but de surveiller l'hygiène des locaux et de contrôler si les règlements relatifs à l'aération, la propreté des bâtiments, etc., résumés pour la plupart dans l'I. M. du 20 octobre 1902, sont appliqués. Elle est moins étendue, moins minutieuse que l'inspection semestrielle, mais aussi sévère quant aux points sur lesquels elle porte :

L'ouverture large des portes et fenêtres des salles se fait-elle durant l'intervalle des classes, quelle que soit la saison?

Le balayage se fait-il avec de la sciure de bois ou le faubert? A-t-on renoncé au balayage à sec?

Crache-t-on à terre? Les crachoirs sont-ils pourvus de solution désinfectante? lysol, eau phéniquée ou autre?

Le sol des classes est-il lavé, brossé et désinfecté toutes les semaines? Les murs sont-ils lavés fréquemment?

Y a-t-il de mauvaises odeurs dans la classe?

Si c'est l'hiver, la classe est-elle suffisamment chauffée?

Les urinoirs et cabinets sont-ils propres? Sont-ils désinfectés fréquemment?

A la cantine scolaire : les aliments sont-ils de bonne qualité et en quantité suffisante? Le régime est-il approprié à l'âge des enfants? Les ustensiles sont-ils tenus en bon état?

S'il y a un dortoir : les fenêtres sont-elles ouvertes toute la journée? N'y a -t-il pas de mauvaises odeurs?

D'autres points pourront encore attirer l'attention durant la visite bi-mensuelle, nous n'avons fait qu'énumérer les principaux.

IV — HYGIÈNE ET SURVEILLANCE GÉNÉRALE
DES ÉLÈVES

Dans sa visite bi-mensuelle le médecin-inspecteur doit également s'assurer que les règlements relatifs à l'hygiène des élèves reçoivent leur stricte application : propreté et vêture des enfants, méthodes et position de travail, durée du travail et du repos, exercices physiques, alimentation dans les cantines ou les internats.

Propreté; vêtements. — La *propreté* laisse parfois à désirer chez certains élèves et c'est là une des causes qui facilitent le plus la propagation des maladies infectieuses, de la tuberculose en particulier. Les enfants doivent être propres à leur arrivée et à leur départ;

des lavabos doivent exister dans ce but. Et si les élèves prennent leur repas à l'école, ils doivent se laver les mains avant de manger. Les enfants qui à plusieurs reprises seraient venus à l'école malpropres, devront être renvoyés à leurs parents. Le maître seul peut veiller à la propreté des élèves par une inspection quotidienne, mais le médecin facilitera sa tâche en examinant à ce point de vue, à chacune de ses visites, quelques-uns des enfants.

Les *vêtements* seront propres et amples afin de ne pas gêner les mouvements de l'enfant; les vêtements du dessous : chemise, bas, chaussettes, etc. seront également inspectés au point de vue de leur propreté. Les capuchons, pardessus, cache-nez, etc. seront laissés au vestiaire.

Position de travail. — La position de travail a une certaine influence, nous l'avons dit, à propos des tables-bancs, sur la vision et la croissance régulière de l'élève; le médecin scolaire doit donc veiller particulièrement avec l'instituteur à ce que l'enfant, au travail, évite les attitudes vicieuses et asymétriques de la tête, du tronc ou des jambes qui aboutissent à la scoliose le plus souvent, chez les prédisposés.

Le matériel scolaire doit être approprié à la taille de chaque élève et doit l'obliger en quelque sorte à prendre la position normale, naturelle, de travail scolaire : *l'élève est assis sur les deux fesses, les pieds reposant en plein sur le plancher, les jambes perpendiculaires au sol, les cuisses appuyées dans leur plus grande longueur sur le banc, le tronc maintenu droit et de face, les avant-bras légèrement relevés reposant par les deux poignets sur le bord interne de la table, la tête droite, le menton un peu incliné sur le cou, les yeux tenus à 30 ou 35 centimètres du livre ou du cahier.*

Les élèves devront être placés en classe en tenant compte de leur taille, non de leur ordre de mérite. S'ils sont atteints de myopie ou d'une altération quelconque de la vue ou de l'ouïe, ils devront être placés de façon que l'effort que doit faire l'organe défectueux, soit atténué le plus possible.

Méthode d'écriture. — En dehors des défectuosités de l'ancien matériel, on incrimine beaucoup, comme cause des attitudes vicieuses de travail, l'*écriture penchée*, en particulier l' « anglaise », qui est en quelque sorte l'écriture officielle en France. Sans avoir toute l'importance néfaste que certains hygiénistes lui attribuent, il est certain que cette méthode d'écriture favorise les mauvaises attitudes physiques, par la position unifessière, la torsion du buste, l'inclinaison asymétrique de la tête qu'elle tend à faire prendre dans les débuts. L'*écriture droite*, qui est plus lisible, mais moins rapide que l'écriture penchée, semble permettre mieux la rectitude du corps et la rectitude de la tête. Mais nous ne pensons cependant pas que ce soit là une grande cause de scoliose et nous nous associons aux conclusions du mémoire (1) du Dr Moreau, ophtalmologiste des hôpitaux de Saint-Étienne, sur cette question. D'ailleurs nous revenons plus loin sur les causes de la scoliose scolaire et nous pensons que les attitudes vicieuses n'ont pas l'importance primordiale qu'on leur accorde généralement dans l'éclosion de cette affection.

Durée du travail. — Trente heures de travail par semaine en classe suffisent bien chez les enfants si l'on veut éviter le surmenage cérébral et aussi le sur-

---

(1) *Droite ou penchée* (*Lyon médical*, 1er août 1909).

menage oculaire et physique. L'instruction vraie ne devrait commencer qu'à six ans, sans aucun travail à la maison, ni aucun devoir jusqu'à huit ans. Au-dessous de six ans : des écoles enfantines pour surveiller les enfants, avec seulement des récits intéressants et instructifs et des jeux.

Dans les écoles maternelles, le médecin scolaire aura le devoir de s'assurer que les leçons ne durent pas plus de vingt minutes et sont suivies de chants ou d'exercices gymnastiques, évolutions, etc. Dans les écoles primaires aucune leçon ne doit durer plus d'une heure, avec récréation effective d'un quart d'heure, vers 9ʰ 30 et vers 2ʰ 30; et repos complet le jeudi et le dimanche.

Exercices physiques. — C'est là encore un des points essentiels du rôle du médecin scolaire : s'assurer que des exercices physiques sont faits tous les jours ou au moins tous les deux jours.

Les exercices physiques sont aussi indispensables à l'enfant que l'air et la lumière : ils assouplissent les articulations, mais surtout ils impriment aux muscles un travail supplémentaire qui entraîne une suractivité de la circulation et de la respiration, et nécessite par cela même un travail compensateur de réparation : toutes les fonctions de nutrition en sont influencées.

Ce n'est d'ailleurs qu'à partir de dix ans qu'on cherchera à mettre en jeu le système musculaire pour développer la force, l'agilité et pour lutter contre les tendances aux déviations; chez les jeunes enfants, il faut surtout avoir en vue l'affermissement de la santé par le développement du jeu respiratoire; c'est à quoi vise la gymnastique sans appareils.

La *gymnastique sans appareils* — complétée par des exercices de chants rythmés et cadencés, mais non saccadés, par des exercices de respiration : inspirer par le nez, lentement et profondément, expirer par la bouche — consiste en des mouvements de flexion, d'extension et de rotation, simples ou combinés, portant sur la tête, le tronc, les bras, les jambes; en des sauts et des équilibres; des courses graduées ne dépassant pas 1 kilomètre jusqu'à onze ans, 2 kilomètres jusqu'à quatorze ans, 3 kilomètres au delà; des promenades et des marches de 15 kilomètres au plus, entrecoupées de haltes de cinq à sept minutes toutes les demi-heures. Cette gymnastique, qui développe le poumon est des plus importantes et la plus en rapport avec les principes hygiéniques de l'école.

La *gymnastique avec appareils* comporte des exercices élémentaires avec haltères, bâton ou canne; des exercices aux agrès : corde lisse, corde à nœuds, échelle de corde, échelle de bois horizontale, échelle inclinée, échelle orthopédique, barres parallèles, barre fixe, etc., des exercices militaires simples : marche de front, par le flanc, changement de direction par file, etc.; déploiement, rassemblement , notions de tir, etc... La gymnastique avec appareils n'aura lieu qu'à partir de dix ans.

Les exercices gymnastiques doivent être obligatoires pour tous les élèves, à moins qu'une fatigue ou une infirmité dûment constatée ne s'y oppose. Ils ne se feront jamais de suite après les repas, un intervalle d'une heure au moins est nécessaire; ils se feront en plein air aussi souvent que le temps le permettra, à l'ombre bien entendu. Pour les sauts on disposera du sable ou du tan au point de chute, ou on remuera la terre assez profondément. En été, les promenades ou les marches auront lieu avant 10 heures du matin ou après 3 heures après-midi.

Les *jeux* constituent d'excellents exercices physiques libres qui doivent occuper les récréations lorsqu'il fait beau temps. Spontanés, ils amènent une détente de l'esprit en même temps qu'un délassement physique; ils ne doivent donc pas être remplacés par des conversations ou par des récréations instructives qui nécessitent encore un travail cérébral au détriment des exercices du corps.

Travaux manuels. — Les *travaux manuels* doivent occuper, dit le règlement, deux à trois heures par semaine et c'est chose excellente non seulement au point de vue physique, dans le but de développer l'adresse manuelle, mais au point de vue moral, car c'est, avec les jeux, le palliatif le meilleur aux désastreux effets du surmenage.

Dans la pratique, les travaux manuels se font rarement, si ce n'est les travaux de couture dans les écoles de filles. Le médecin scolaire pourra s'employer à ne pas laisser inexécutée cette partie du programme qui ressort des exercices physiques.

Alimentation. — L'alimentation dans les cantines scolaires destinées à devenir de plus en plus nombreuses ou dans les internats, mérite toute l'attention du médecin-inspecteur tant au point de vue du régime suivi qu'au point de vue de la qualité et de la quantité des mets et de la préparation des aliments.

Le régime varie avec l'âge des enfants et n'est évidemment pas le même à l'école maternelle qu'à l'école primaire; le repas doit être dans tous les cas substantiel, car c'est parfois le seul bon repas que fait l'enfant, et il doit être aussi varié que le permettent les faibles ressources dont dispose en général la caisse des cantines scolaires; à plus forte raison dans les pensionnats dont le budget est plus large.

A l'école maternelle, le menu comprendra essentiellement des purées de légumes, des œufs, des pâtes et toujours un potage. Pas de viande ou seulement vers six ans, deux fois par semaine de la viande hachée. Comme boisson de l'eau filtrée ou du lait bouilli.

A l'école primaire ou dans les internats la viande sera donnée, autant que possible, tous les jours, en plus d'un potage et d'un plat de légumes secs ou verts ou de pâtes. Éviter les conserves, les sauces et les mets épicés. Dans les cantines scolaires, les élèves apportent en général leur pain et leur boisson, parfois, à la campagne, des légumes. Le vin pur ne sera pas accepté, encore moins l'alcool, et pour les enfants pauvres, la cantine sera parfois amenée à fournir même le pain.

Les **viandes**, légumes, beurre, œufs, graisse, huile, pâtes, etc., qui sont fournis à la cantine scolaire sans être de premier choix, en raison du prix auquel ils sont livrés, doivent néanmoins être de bonne qualité et la cuisinière doit absolument refuser tout aliment avarié ou de trop mauvaise qualité. Il rentre dans le rôle du médecin scolaire de visiter à chacune de ses visites la cantine scolaire ou la cuisine et de se rendre compte par lui-même de la qualité et de la fraîcheur des aliments, de leur quantité aussi et de leur mode de préparation.

V — EXAMEN INDIVIDUEL DES ÉLÈVES — LIVRET SANITAIRE — MALADIES SCOLAIRES

En vue de contrôler efficacement la croissance régulière de l'enfant, de surveiller le développement normal de ses sens et de dépister sans retard une de ces affections dont la vie scolaire est responsable en grande partie, et qu'on appelle pour cela : *maladies scolaires*, la myopie, la scoliose, le surmenage, etc.; il importe que deux fois par an chacun des élèves soit examiné attentivement sur certains points et que le résultat de l'examen soit consigné sur un livret sanitaire.

Le *livret sanitaire* dont le modèle sera donné par un règlement d'administration, sera tenu et conservé à l'école par le médecin scolaire qui en sera responsable. Il pourra d'ailleurs être communiqué à la famille à qui il sera remis à la fin de la scolarité.

L'examen porte principalement sur la taille, le poids, le périmètre thoracique, l'état de la vue, de l'ouïe, de la dentition, de la colonne vertébrale, du poumon, et sur les malformations ou maladies existantes. Chacun de ces points donne lieu à une annotation sur le livret scolaire.

Cette visite a lieu à l'école même et dans un local spécialement affecté à ce but, si c'est possible; elle nécessite l'emploi de certains appareils de mesure dont quelques-uns ne sont pas indispensables d'ailleurs : une toise ou un double mètre rigide, un ruban métrique, une bascule, un thermomètre médical, une échelle optométrique.

Le premier examen de chaque élève sera particulièrement minutieux en vue de déceler une tare peu apparente, ou une prédisposition héréditaire si elle existe; mais point n'est besoin, à notre avis, de l'intervention de médecins spécialistes pour l'examen des yeux, oreilles, gorge, dentition de *tous* les élèves, puisqu'il ne s'agit pas de faire de la thérapeutique active, mais seulement de la prophylaxie. Les seuls enfants qui seront reconnus atteints d'une lésion ou d'un vice de ces organes, par le médecin-inspecteur, devront être soumis à l'examen d'un spécialiste.

MENSURATIONS. — Un accroissement régulier et
normal de la taille et du poids de l'enfant constitue
une forte présomption de bonne santé; c'est pourquoi
les mensurations sont indispensables et doivent porter
sur la taille, le poids et aussi sur le périmètre thoracique. Le médecin est assisté, autant que possible, par
un maître afin que les mensurations soient prises et
notées plus rapidement et le travail de classe entravé
au minimum.

Taille. — Poids. — La *taille* est mesurée à l'aide
de la toise ordinaire ou d'un double-mètre rigide appliqué contre le mur. L'élève a quitté ses chaussures
et se tient droit, les bras pendants, les talons joints,
la tête droite, talons et nuque appuyés naturellement
contre le mur ou le montant de la toise. La taille est
immédiatement notée sur le livret.

Le *poids* doit toujours être pris à la même heure (vers
10 à 11 heures du matin), avec les mêmes vêtements
(chemise, bas, pantalon ou jupon), sur la même bascule. Il suffit de noter les kilos et hectos.

Il existe des modèles de bascule et de toise enregis-
trant automatiquement sur un ticket le poids et la
taille de l'élève; les modèles du Dr Dufestel, l'apôtre
parisien de l'hygiène scolaire, sont particulièrement
ingénieux et recommandables.

Voici un tableau des tailles et poids moyens aux
différents âges de l'enfance et de l'adolescence; ces
chiffres ne sont et ne peuvent être qu'approximatifs
pour un âge donné, ils renseigneront néanmoins et ser-
viront de points de comparaison, la taille de naissance
étant comptée de 50 centimètres et le poids de naissance : 3^{kg}250 pour les garçons, 3 kilos pour les
filles.

AGE	GARÇONS		FILLES	
	Taille	Poids	Taille	Poids
	mètres	kilos	mètres	kilos
Naissance	0,50	3,250	0,49	3,000
1 an.	0,70	9,500	0,69	9,000
2 ans	0,77	11,350	0,77	10,800
3 ans	0,86	12,450	0,85	12,000
4 ans	0,93	14,200	0,91	13,000
5 ans	0,99	15,750	0,97	14,350
6 ans	1,05	17,200	1,10	16,000
7 ans	1,10	19,100	1,15	17,550
8 ans	1,16	20,750	1,18	19,100
9 ans	1,22	22,650	1,20	21,350
10 ans.	1,27	24,500	1,25	23,500
11 ans.	1,33	27,100	1,30	25,050
12 ans.	1,38	29,750	1,35	29,750
13 ans.	1,44	34,350	1,40	32,950
14 ans.	1,49	38,650	1,45	36,700
15 ans.	1,54	43,600	1,50	40,400
16 ans.	1,59	49,700	1,53	43,500

Il est à remarquer que la croissance en taille et en poids ne se fait pas selon une progression arithmétique dont la *raison* serait régulièrement décroissante : dès l'approche de la puberté, la taille et le poids s'accroissent subitement, ce qui fait que parfois les filles, dont la puberté est plus précoce, sont, à partir de dix ans, plus avancées, quant au poids et à la taille, que les garçons du même âge; mais après quatorze ans, les garçons reprennent l'avantage.

Comme procédé mnémotechnique on peut se rappeler qu'approximativement pour les garçons : le poids est cinq fois celui de naissance à cinq ans, et quatorze fois à quatorze ans avec fléchissement léger dans l'intervalle; la taille de naissance a doublé à cinq ans et triplé vers quatorze ans. Pour les filles : le poids est cinq fois celui de naissance à cinq ans, onze fois à douze ans, quinze fois à quinze ans ; la taille a doublé à cinq ans et triplé vers treize ans.

Périmètre thoracique. — Le *périmètre thoracique* se prend avec le ruban métrique au niveau de l'appendice xiphoïde, l'enfant étant droit, les bras pendant le long du corps, le thorax nu. On note les chiffres en centimètres, à la fin d'une inspiration profonde, puis d'une expiration. La différence constitue l'*amplitude respiratoire* très intéressante à connaître car elle renseigne approximativement sur la capacité pulmonaire.

EXAMEN DE LA VISION. — L'école agit très défavorablement sur l'appareil de la vision ; et c'est là un des points sur lequel l'examen doit être le plus sérieux en même temps que la surveillance ultérieure plus attentive. On rencontre en effet, très fréquemment : *conjonctivite catarrhale, trachome, kératite, taies de la cornée, blépharites,* etc., dues à la fatigue oculaire, à un mauvais éclairage et à l'infection chez des enfants déjà lymphatiques ou scrofuleux. On rencontre du *strabisme* aussi, mais surtout de la *myopie,* véritable maladie scolaire, due à l'allongement exagéré de l'axe antéro-postérieur de l'œil, dont il nous faut dès maintenant signaler les conditions d'éclosion pour mieux saisir l'importance de l'examen oculaire et des moyens préventifs à employer.

Myopie. — L'œil de l'enfant, à la naissance, est presque sphérique (hypermétropie), peu à peu il s'allonge et devient emmétrope (vision normale) ; mais que, pendant cette lente évolution l'œil soit soumis à un travail exagéré et répété d'accommodation et surtout de convergence, le muscle ciliaire et les muscles droits et obliques exercent sur les membranes et sur le globe oculaire une pression qui se traduit par l'allongement antéro-postérieur exagéré de l'œil, c'est-à-dire par la myopie.

La mauvaise impression des livres classiques, un éclairage défectueux ou insuffisant venant de n'importe quelle direction, et qui forcent l'enfant à regarder de trop près, d'une part; d'autre part, l'astigmatisme, le surmenage chez les trop jeunes élèves, l'écriture penchée en usage dans les écoles (?), le matériel mal adapté à la taille des écoliers, qui force la tête à s'incliner à 10 ou 15 centimètres du cahier au lieu d'être à 35 ou 40 centimètres, dans l'attitude normale, sont les principales causes qui provoquent le changement de structure du globe oculaire et aboutissent à la myopie. Il peut exister une prédisposition héréditaire à la myopie; mais, en règle générale : *on ne naît pas myope, on le devient.*

Germann n'a trouvé qu'un myope chez 300 nouveau-nés; et la proportion de myopes qui est de 10 % à six ans dans les collèges, arrive à être de 40 % à seize ans, en Allemagne, où elle est une « calamité sociale. » C'est donc bien l'école qui est, pour la grande part, responsable de la myopie; les écoles de la campagne, mieux éclairées, où l'on vient moins jeune, où l'on reste moins longtemps, présentent une proportion bien plus faible de myopes que les écoles urbaines, et les écoles secondaires, où les études se prolongent davantage, ont une proportion de myopes plus grande que les écoles primaires.

Il y a donc là une véritable infirmité scolaire qu'il doit être possible de conjurer en mettant les élèves et particulièrement les prédisposés héréditaires, dans de meilleures conditions d'éclairage, d'attitude et de travail; c'est à quoi doit s'employer le médecin scolaire, en dépistant tout d'abord les myopies naissantes ou autres troubles oculaires.

Mais là ne s'arrête pas le rôle de la société, car ces mesures sont prophylactiques et il est de toute nécessité de traiter les myopies existantes. On en comprendra toute l'importance lorsqu'on saura qu'une myopie de travail, par exemple, reste à peu près stationnaire vers quinze à dix-huit ans, si un verre correcteur permanent a été prescrit. Dans un très grand nombre de cas (certains auteurs donnent même le pourcentage élevé de 75 %), la myopie est arrêtée par des verres la corrigeant totalement. Il est donc absolument nécessaire de traiter cette infirmité. Mais le médecin scolaire n'est pas un spécialiste, et ce traitement à entreprendre est hors de sa compétence. Il faut donc qu'à chaque centre d'inspection scolaire soit attaché un médecin oculiste qui, seul, peut faire un diagnostic exact et prescrire les verres correcteurs nécessaires, chez les élèves qui auront été signalés par le médecin-inspecteur comme atteints d'un trouble visuel quelconque.

Des statistiques récentes ont donné la proportion moyenne des *malvoyants* dans la population scolaire : 1 à 3 sur 10 élèves; quelques-unes vont même jusqu'à 4 pour 10. Acceptons la moyenne de 1 hypo-normal visuel sur 10 et nous nous trouvons en présence d'*un demi-million d'enfants malvoyants* en France où la population scolaire est de 5 millions environ. Ces chiffres sont suffisamment éloquents pour légitimer la nécessité d'un examen oculaire spécial. Il va sans dire que le rôle du médecin oculiste se bornerait à prescrire les verres nécessaires; le traitement des affections oculaires, inflammatoires ou autres, regardant exclusivement le médecin choisi par les parents.

Cependant nous devons signaler à ce sujet le rapport

présenté par M. l'inspecteur général Rondel (1) dans son rapport sur l'assistance aux aveugles :

La délivrance de verres appropriés à la vision des enfants des écoles devrait s'effectuer aux frais de l'assistance médicale gratuite lorsque ceux qui en ont besoin appartiennent à des familles privées de ressources. Il est hors de doute que les « appareils », dont la fourniture est obligatoire d'après les termes mêmes de la loi du 15 juillet 1893, comprennent les lunettes de myopes ainsi que les lunettes de presbytes, et aussi les verres d'une construction plus délicate que prescrit l'oculiste pour certaines défectuosités de la vue. Dans beaucoup de départements, le règlement de l'assistance médicale gratuite avait omis de faire figurer les lunettes dans la nomenclature des appareils autorisés, ou même il les excluait expressément; mais il a suffi presque partout de l'observation faite par l'inspecteur général, pour que cette lacune fût comblée immédiatement : par exemple, dans les Ardennes, le Doubs, la Gironde, le Jura, la Haute-Savoie, la Saône-et-Loire. A la rigueur, on peut admettre que certaines mesures soient édictées pour empêcher les abus, par exemple, l'intervention du bureau de bienfaisance, à condition que cette intervention ne s'exerce pas elle-même de façon abusive; mais lorsque le conseil général refuse, ainsi que cela est arrivé dans plusieurs départements, de considérer la délivrance des verres comme une fourniture normale d'appareils, sa délibération est manifestement entachée d'illégalité.

Cet aspect de la question offre une importance particulière. D'après les déclarations d'un praticien recueillies par l'inspection générale, plus de 50 % des cécités certifiées pour l'assistance aux incurables dans une grande ville du nord-ouest de la France résulteraient vraisemblablement de myopies non soignées à temps ou mal soignées.

Quoi qu'il en soit de cette proportion, qui peut ne pas se retrouver dans la généralité des cas, on ne saurait mettre en doute que la myopie qui se développe à l'âge scolaire produit des ravages dont la manifestation ne se révèle souvent qu'à une époque tardive. C'est pourquoi il est éminemment souhaitable que l'inspection médicale des

____

(1) *Journal officiel,* du 6 décembre 1910.

écoles soit organisée dans toute la France et qu'elle comporte un examen oculistique de chaque enfant annuellement répété.

Examen des élèves. — L'examen comporte chez *tous* les écoliers la mesure de l'acuité visuelle pour chacun des deux yeux avec une *échelle optométrique.* Nous rappelons, page 373, la façon de s'en servir. Ainsi sont classés les enfants atteints d'une acuité normale et ceux atteints d'une insuffisance visuelle qui peut être due à l'astigmatisme, l'hypermétropie, la myopie, le strabisme, des taies de la cornée, de l'amblyopie, etc., il importe peu, pour le médecin scolaire dont le rôle se borne à sortir du rang des normaux les malvoyants. Le diagnostic relève de l'examen du spécialiste.

L'épreuve de la lecture optométrique n'a cependant pas dévoilé tous les malvoyants : il existe, dans le groupe des normaux visuels, des écoliers qui, tout en ayant une bonne acuité pour la distance, éprouvent un ensemble de troubles que seuls les parents ou l'instituteur peuvent constater. Il s'agit d'enfants qui sont obligés dans le cours d'un travail appliqué et prolongé, de se reposer parce que « tout se brouille ». Après s'être frottés les yeux ou reposés quelques minutes, ils reprennent une vision nette qui peut redevenir trouble au bout d'un certain temps d'application. Ces élèves, souvent atteints de céphalées, sont des *hyperopes,* justiciables eux aussi d'un examen oculaire spécial; ils font partie de ceux que le maître devra signaler lors des inspections bi-mensuelles.

Nous n'insistons pas sur le cas des écoliers atteints d'affections externes de l'œil : taies, strabisme, conjonctivites, etc.; rien n'est plus facile que leur diagnostic.

EXAMEN DE L'OUÏE. — Les troubles de l'ouïe sont

très fréquents chez les enfants : dans les écoles primaires on a trouvé que 17 à 25 % des élèves entendent mal d'une oreille ou des deux; 10 % seulement dans les écoles où vont les enfants de familles aisées.

Le plus souvent, il ne s'agit que d'un bouchon de *cerumen*, d'autres fois, cette surdité complète ou partielle est due à un *catarrhe naso-pharyngien*, à une *perforation du tympan*, à des végétations adénoïdes, etc.

Les *végétations adénoïdes* ont en particulier une importance extrême tant au point de vue de l'ouïe qu'au point de vue du développement général et de la croissance régulière : c'est ainsi qu'elles ont une action certaine sur la formation des déviations rachidiennes dont nous allons parler. A ce double point de vue, il est indispensable de les diagnostiquer, ce qui sera facile le plus souvent, même sans instrument, par la seule inspection de la face en lame de couteau : yeux éteints, air hébété, visage pâle, bouche ouverte, nez petit se continuant sans sillon avec les joues aplaties.

Beaucoup d'enfants qu'on croit distraits ne sont inattentifs qu'en apparence, en réalité ils entendent mal (WEIL). Il y a donc double nécessité à dépister ces troubles de l'ouïe chez l'écolier : d'abord pour tâcher de guérir cette infirmité qui n'est le plus souvent pas incurable à cet âge, et aussi pour éviter à cet enfant des punitions imméritées.

Mesure de l'acuité auditive. — Il faut avant tout, pour l'ouïe comme pour la vue, mesurer l'acuité de ce sens chez chaque élève et la noter. Nous rappelons, page 379, la façon la plus simple de procéder à cet examen.

Les élèves atteints de faiblesse de l'ouïe doivent être placés au premier rang, près du maître, quel que soit leur rang aux compositions. Le maître, prévenu de l'infirmité des élèves, n'attribuera pas à l'inattention les fautes dues à une mauvaise audition, et les parents prévenus auront le devoir de faire traiter l'affection.

EXAMEN DE LA COLONNE VERTÉBRALE. — Avec la myopie les troubles de la colonne vertébrale chez les écoliers tiennent la première place et réclament une surveillance soutenue de la part du médecin scolaire. Toutes les déviations du rachis peuvent se rencontrer et à tous les degrés chez ces enfants : dos rond, ensellure cervicale, ensellure lombaire, cyphose, lordose, mais surtout la *scoliose*, parfois compliquée et grave.

Scoliose. — Ces déviations *qui ne font que progresser une fois qu'elles ont commencé* sont la résultante d'attitudes vicieuses répétées et persistantes, à une période où, du fait de la croissance et peut-être d'une certaine prédisposition pathologique, le squelette prend aussi facilement une inclinaison défectueuse qu'une bonne direction. Ces *attitudes vicieuses* diverses — qui se traduisent le plus souvent par la *flexion exagérée de la tête en avant,* qui entraîne le thorax et rompt l'équilibre statique du corps et par la *position unifessière* avec point d'appui sur l'avant-bras gauche (d'où scoliose gauche plus fréquente) parfois sur l'avant-bras droit — sont provoquées par l'usage d'un matériel suranné et antihygiénique, par l'obligation d'écrire penché et quelquefois par l'éclairage défectueux de la classe. Mais l'influence scolaire est-elle seule en cause?

Pour certains hygiénistes, oui. Guillaume, par exemple, dit que sur 731 élèves il a rencontré 218 scoliotiques, 30 %, les cas de scoliose rachitique mis à part;

que la proportion admise le plus communément est
de 20 à 25 % des écoliers, avec 3 à 5 % de cas graves.
A la campagne, le nombre est moins grand qu'en ville
à cause des conditions générales, de la vie au grand
air qui combat l'influence du milieu scolaire. Le professeur Combes, de Lausanne, va jusqu'à dire : « Les
pays dans lesquels l'instruction est introduite sont aussi
ceux qui ont le plus grand nombre d'enfants déviés,
alors que les nations non civilisées ne montrent qu'exceptionnellement des scolioses. » Les filles sont bien
plus fréquemment atteintes que les garçons : 18 %
chez les garçons examinés, 41 % chez les filles, dans
la statistique de Guillaume; proportion énorme qui
tient aux habitudes sédentaires plus grandes, aux travaux de couture ou de broderie, aux études de mu-
sique, etc., qui nécessitent la station assise et par là
l'occasion d'attitudes vicieuses plus répétées et plus
prolongées.

Nous pensons avec de nombreux auteurs que ces
chiffres et cette thèse sont quelque peu exagérés.
G. Monod, qui a fait une enquête soigneuse parmi les
enfants des écoles de Lyon, a très justement fait les
remarques suivantes : « Les attitudes n'ont pas, chez
les écoliers, cette régularité et cette durée, exigées
des causes d'asymétrie dans les scolioses. Les positions
que prend l'enfant pour écrire sont variables, elles
se traduisent le plus souvent par une seule courbure
rachidienne, convexe en arrière et, soit à droite, soit
à gauche... Un enfant n'a pas des résistances rachidiennes affaiblies parce qu'il se tient mal, mais il se
tient mal parce que ses résistances rachidiennes sont
affaiblies. » D'où cette conclusion que les attitudes vicieuses prises en classe ont une certaine importance
dans la production des déviations rachidiennes, mais
que l'importance primordiale revient à un vice patho-

logique des os et des articulations. Comme l'a dit, depuis longtemps, Malgaigne : « Les attitudes demeurent innocentes tant que les articulations sont saines. » C'est à la prédisposition héréditaire, à la mauvaise hygiène, à une nourriture insuffisante, à un surmenage physiologique, à des causes pathologiques nombreuses, aux végétations adénoïdes en particulier, à des convalescences abrégées de maladies infectieuses qu'est due cette altération, « cette malléabilité anormale du système osseux pendant la période d'accroissement et d'ossification de la colonne vertébrale » (KIRMISSON), qui est la grande cause de la scoliose. C'est peut-être aussi, comme le disent MM. Poncet et Leriche, une sorte d'ostéomalacie vertébrale, de ramollissement osseux « dont la tuberculose inflammatoire est fréquemment responsable ». Les attitudes vicieuses n'auraient donc pour ces divers auteurs qu'un rôle occasionnel; c'est d'ailleurs suffisant pour justifier des mesures de préservation. Nous ne parlons pas des scolioses dues à une inégalité des jambes, qui ne sont plus des scolioses scolaires.

Examen. — L'examen se fait l'enfant déshabillé, les talons joints, les bras pendants, sans raideur, le dos tourné vers le médecin et bien éclairé. S'il existe une déviation, elle se dévoile immédiatement par l'asymétrie des épaules et du thorax, la saillie inégale et la différence de niveau des omoplates; enfin par la déviation elle-même de la colonne vertébrale en scoliose, cyphose ou lordose et, dans les cas graves, par la réunion de ces lésions. La scoliose est le plus souvent à convexité gauche, l'épaule du même côté étant la plus élevée.

Il peut se faire que la déviation ne soit pas confirmée, *consolidée :* il ne s'agit encore que d'une attitude vicieuse de l'enfant. On s'en rendra compte par le procédé indiqué par Gourdon : on fait fléchir le tronc déformé à angle droit sur les membres inférieurs; si l'on voit les côtes reprendre leur position régulière sur un même plan, dans la région dorsale, c'est qu'il ne s'agit que d'une mauvaise attitude; si les côtes conservent leur position asymétrique et vicieuse, avec une voussure du côté reconnu convexe de la colonne vertébrale, c'est que la scoliose est réelle, consolidée. Ne pas oublier de voir s'il y a, en même temps, des troubles oculaires, des végétations adénoïdes ou de l'inégalité des jambes (les mesurer au besoin).

Le rôle du médecin scolaire doit se borner, le diagnostic fait, à prévenir les parents en vue du traitement et à indiquer les conditions d'éclairage en classe, de tenue, de matériel, propres à favoriser le traitement ou à empêcher l'apparition de déviations chez les élèves prédisposés, mais indemnes jusque-là.

EXAMEN SOMATIQUE. — En dehors des points spéciaux que nous venons de signaler où l'influence scolaire a une part importante, l'examen semestriel de l'élève doit porter encore sur sa santé générale et sur les organes qui peuvent être atteints : cuir chevelu, gorge, amygdales, larynx, ganglions du cou, de l'aisselle et de l'aine; état du cœur, recherche de hernies ombilicale, inguinale ou crurale; et particulièrement état de la dentition, état du poumon.

Dentition. — La dentition, à une période où elle se renouvelle, demande une surveillance d'autant plus sérieuse que les fonctions digestives et nutritives dépendent en grande partie de l'état de la bouche. Et c'est précisément aussi l'âge où des soins hygiéniques minimes peuvent empêcher la carie dentaire, celle des premières grosses molaires permanentes, en particulier, si fréquente chez les enfants. Il est donc bon d'inculquer aux élèves la nécessité du nettoyage quotidien de la bouche et des dents, à l'aide d'une brosse à dents et du savon ordinaire par exemple; et d'en surveiller l'exécution par un examen de la bouche de quelques élèves, à chaque visite.

Poumons. — Encore que la tuberculose pulmonaire soit rare chez les enfants, il faut la dépister de bonne heure lorsqu'elle est latente, c'est pourquoi l'examen méthodique du sommet des poumons, dans les fosses sous-claviculaires et sous-épineuses, à gauche et à droite, est nécessaire lors de l'examen semestriel des élèves. Nous reviendrons sur les signes de la tuberculose au début en parlant, plus loin, de cette affection.

Du surmenage. — Le surmenage dû à un travail scolaire excessif mal proportionné à l'âge et aux facultés intellectuelles de l'élève, s'il est plus rare dans les écoles primaires que dans les collèges et lycées, n'en constitue pas moins une maladie scolaire bien réelle et un obstacle sérieux au développement normal physique et intellectuel de l'enfant qui en est atteint.

L'attention trop longtemps soutenue, les exercices de mémoire trop compliqués ou trop répétés, comme il arrive à l'approche des examens du certificat d'études, chez des écoliers en pleine croissance, par conséquent en état de moindre résistance, entraînent rapidement de la fatigue cérébrale et de l'anémie, qui sont en réalité un « empoisonnement » du cerveau et, par cela même, de l'organisme tout entier, par l'accumulation dans le sang d'un excès de déchets qui accompagnent tout travail cellulaire : acides divers, ptomaïnes, etc.

Cette intoxication entraîne un arrêt de développement de l'écolier ainsi qu'une prédisposition aux déformations vertébrales. Du côté du système nerveux, c'est de la torpeur intellectuelle et physique, de la paresse de la mémoire, de la céphalée et même des maux de tête intenses; parfois, de la congestion cérébrale et méningée passagère, qui peut aboutir, incidemment, à une méningite si un processus infectieux vient toucher à ce moment le petit surmené. Le surmenage provoque encore des palpitations cardiaques, de la dyspepsie; l'enfant est pâle, triste, paresseux, sans énergie : c'est un malade qui a besoin de repos physique et moral et de grand air.

On évitera le surmenage, d'une part en ne surchargeant pas trop les programmes d'études et d'autre part en donnant une importance plus grande à la saine répartition des heures de travail et de repos; cela rentre dans le rôle du médecin scolaire.

Le travail du matin, qui vient après le sommeil réparateur de la nuit, est de beaucoup le plus facile et le plus profitable : le médecin-inspecteur doit donc veiller à ce que les instructions, qui recommandent que les matières (calcul, grammaire, rédaction, etc.) nécessitant le plus d'attention, de raisonnement ou de mémoire soient réservées pour les classes du matin, soit bien observées ; les exercices plus faciles ou plus « machinaux » tels que l'écriture, le dessin, le travail manuel, etc., se faisant l'après-midi.

Les classes ne dureront pas plus d'une heure; les classes de deux heures admises dans l'enseignement secondaire sont bien trop longues pour des enfants de dix à douze ans, et ne devraient pas exister avant la troisième. Il ne devrait pas y avoir de travail écrit, ni de travail en dehors de l'école avant huit ans. Par contre, qu'on augmente les exercices de lecture, qui

sont une excellente gymnastique de l'esprit et de la respiration et qui ne fatiguent pas l'élève. Enfin, les vacances devront être de vraies vacances, avec, au moins
un mois de repos complet, sans aucun travail intellectuel; et, si l'on veut, un second mois pendant lequel
les devoirs de vacances prendront une heure environ
chaque jour, pas plus.

Les paresseux. — Les élèves qui sont signalés
comme paresseux par le maître méritent, autant que
les malades, l'attention du médecin scolaire, au moins
lors de la première visite — car il s'agit parfois de faux
paresseux. Le *vrai paresseux*, celui que le travail ennuie, relève de ses maîtres et non du médecin; mais le
faux paresseux, qui ne travaille pas parce qu'une infirmité, une tare pathologique l'en empêche, celui-là
relève du médecin scolaire qui doit le dépister sur l'indication du maître et diagnostiquer la cause de sa prétendue paresse.

Ce sera parfois la vue, par myopie, ou par taies de
la cornée, ou l'ouïe, par végétations adénoïdes, otite
chronique ou perforation du tympan, qui est en cause;
d'autres fois c'est la croissance trop rapide qui influe
sur les facultés intellectuelles pour les annihiler, momentanément du moins; c'est encore la scrofule, la
syphilis héréditaire, l'épilepsie à petites crises, les
névroses, qu'on reconnaît aux stigmates de dégénérescence (Voir p. 369) et aux signes particuliers que
présentent ces élèves.

Le diagnostic n'est pas toujours facile, mais lorsqu'on aura pu l'établir, quel service aura-t-on rendu
à l'élève dont les parents pourront poursuivre le traitement de l'affection, et au maître, qui ne punira plus
injustement un écolier inattentif qui n'est qu'un malade.

CLASSEMENT. — L'examen individuel terminé, chaque élève, après la première visite, est classé dans une des trois catégories : *sain, suspect, malade;* mais les visites semestrielles ultérieures peuvent modifier ce classement qui est inscrit au livret sanitaire.

Le *malade*, si sa maladie est sérieuse ou transmissible aux autres élèves, est provisoirement éloigné de l'école; si sa maladie n'est ni grave ni contagieuse, il peut continuer à suivre sa classe, mais avec les ménagements que comporte son état de santé et en mettant cet enfant dans les conditions les plus favorables, qu'il appartient au médecin d'indiquer, pour l'amélioration de son état.

Le *suspect* est surveillé particulièrement, comme le malade non renvoyé, lors des visites bi-mensuelles.

Le *sain* n'est examiné que tous les six mois, à moins que le maître n'ait remarqué un changement quelconque dans son état de santé ou son caractère qui puisse faire penser à l'existence d'un trouble latent ou d'une maladie en préparation.

VI — DES MALADIES TRANSMISSIBLES

Un des points essentiels de la mission du médecin scolaire, le seul d'ailleurs qui ait été pendant longtemps admis et appliqué, consiste à prévenir la dissémination dans une école des maladies transmissibles : *tuberculose, maladies parasitaires, maladies épidémiques* et aussi certaines maladies nerveuses qui peuvent se propager aux autres élèves *par imitation.* En s'élargissant, l'action du médecin-inspecteur doit viser à atteindre plus efficacement encore ces maladies, c'est pourquoi il importe de les bien connaître, d'être surtout bien fixé sur leurs prodromes, sur leurs premiers signes probants, afin qu'un diagnostic précoce, ou même une simple suspicion, permette de prendre tôt les mesures nécessaires, mesures que nous signalerons pour chaque maladie. Nous allons donc passer en revue ces diverses affections et rappeler les points qui méritent d'être précisés au point de vue du diagnostic précoce.

A) Tuberculose

La loi sur l'inspection scolaire insiste tout particulièrement sur l'importance de la prophylaxie de la tuberculose à l'école, qu'il s'agisse des maîtres, du personnel ou des élèves. Cette prophylaxie ne peut être vraiment efficace qu'autant que la maladie aura été tôt dépistée chez tout individu, porteur d'un foyer, qui fréquente l'école. Nous insisterons donc sur les signes de début de cette affection, qu'elle touche les poumons, les os, les articulations ou les ganglions.

Tuberculoses externes. — Chez les enfants il s'agit le plus souvent de tuberculose des ganglions ou des os; au contraire chez les maîtres, parmi le personnel ou parmi les élèves des écoles normales, les tuberculoses externes sont rares et il est plus fréquent de rencontrer la tuberculose pulmonaire.

Les adénites, abcès froids, arthrites et ostéites tuberculeuses, s'ils sont fermés ne sont pas contagieux et les écoliers qui les portent n'ont pas besoin d'être éloignés. Mais en présence d'un abcès froid ou d'un ganglion ouverts, d'une fistule osseuse ou articulaire, la contagion est possible, l'exclusion momentanée du malade est la règle : *on ne peut admettre à l'école une tuberculose ouverte,*

Adénopathie trachéo-bronchique. — C'est la lésion tuberculeuse de beaucoup la plus fréquente chez les enfants puisque le professeur Graucher estime qu'elle existe chez 15 à 20 % des enfants, sans aboutir, le plus souvent d'ailleurs, à la tuberculose pulmonaire. Mais cette adénopathie constitue une première menace qui sera d'autant moins sérieuse qu'elle aura été dépistée de bonne heure. Il y a donc un intérêt énorme à en faire le diagnostic chez l'écolier; en voici les signes :

Dans les régions qui correspondent aux ganglions — en avant, sous la clavicule près du sternum, en arrière, entre les deux épaules et dans les fosses sus-épineuses — une percussion légère indique un peu de *submatité* et surtout de la résistance, de l'*induration au doigt ;* la main placée en collier autour de la base du cou, pendant que l'enfant compte, perçoit de l'*exagération des vibrations*. A l'auscultation, suivant le professeur d'Espine, on perçoit, entre les deux épaules, de l'*expiration bronchique soufflante*, quelquefois rude, plus souvent humée et douce, qui se propage le long de la colonne vertébrale, vers le bas; et du *retentissement de la voix chuchotée* qu'on peut entendre jusqu'au niveau de la quatrième vertèbre dorsale, en auscultant sur les apophyses épineuses. Si l'adénopathie est très développée, en plus de l'expiration soufflante, l'inspiration peut être affaiblie dans tout le poumon, du côté où prédomine la tuméfaction et elle peut devenir soufflante. Mais il ne faut pas oublier que, chez l'enfant, la respiration est plus intense et plus rude que chez l'adulte, à l'auscultation, surtout sous les clavicules, sous les aisselles et aux bases à cause de la faible épaisseur des parois thoraciques dans ces régions — c'est la *respiration puérile*. Un autre signe d'adénopathie trachéo-bronchique consiste en une vascularisation superficielle excessive, qui se traduit par des *dilatations veineuses de la poitrine*.

Les écoliers atteints d'adénopathie trachéo-bronchique ne sont pas tous des tuberculeux, mais tous doivent être classés dans les « suspects », et leurs parents doivent en être prévenus afin qu'ils leur fassent donner les soins nécessaires. Même si l'adénopathie est tuberculeuse il n'y a aucune précaution spéciale à prendre à l'école car c'est là une lésion *fermée* et par conséquent non contagieuse.

Tuberculose pulmonaire (Diagnostic précoce). — La tuberculose pulmonaire peut se rencontrer chez les élèves, surtout dans les écoles supérieures ou les écoles normales, et chez les maîtres. Le diagnostic précoce est indispensable car c'est une lésion rapidement ouverte, par conséquent contagieuse, par les crachats surtout — et ce diagnostic précoce se fait en tenant compte de certains stigmates, et surtout de l'auscultation. Nous laisserons de côté toutes les méthodes de laboratoire, en particulier l'ophtalmo-réaction, bien que simple et recommandable, parce qu'il n'est pas possible d'employer à l'école des procédés d'exploration qui demandent une instrumentation spéciale. Chez les enfants suspects on recherchera toujours les signes d'adénopathie trachéo-bronchique que nous avons indiqués plus haut ou de scrofule; chez les adolescents et les adultes, les stigmates tuberculeux.

Les *stigmates* qui dénoncent une prédisposition héréditaire ou une tuberculose latente sont assez nombreux : c'est la blancheur de la peau et la gracilité des formes; l'hypotension artérielle avec sudation intense; la maigreur générale avec le thorax aplati et rétréci, les clavicules enfoncées, le périmètre thoracique très réduit; la micropolyadénite; les cicatrices d'abcès froids, le développement anormal du système pileux et sa coloration spéciale, non pas le blond vénitien comme on l'a dit, à tort, mais ce qu'on a appelé l'*erythréisme partiel*, c'est-à-dire la coloration rousse, par place, des cheveux et des poils.
L'*auscultation* renseigne plus sûrement; le professeur Grancher qui a poursuivi avec opiniâtreté ses recherches sur cette question est arrivé aux conclusions suivantes : le thorax doit être ausculté presque exclusivement au point

de vue de l'*inspiration* et des modifications qu'elle subit dans les sommets, surtout à la partie externe des fosses sous-claviculaires et sus-épineuses. Cette façon de procéder permet d'avancer le diagnostic de la tuberculose pulmonaire de plusieurs mois avant que soit déclaré le premier degré classique : c'est la *période prétuberculeuse* ou de *germination* pendant laquelle l'action thérapeutique est bien plus efficace et la prophylaxie vraiment sérieuse. La personne est auscultée au point de vue de l'inspiration seule, alternativement, à gauche et à droite, devant et derrière dans les points indiqués; elle est debout, les bras pendants, la bouche entr'ouverte et respirant largement mais sans bruit.

Normalement, à l'auscultation, l'inspiration paraît plus longue et domine nettement l'expiration; elle est légère, moelleuse, caressante et égale à gauche et à droite. Si le parenchyme pulmonaire présente un travail de germination tuberculeuse, l'inspiration perd ces caractères au niveau du sommet atteint : elle est *rude, râpeuse* et d'un timbre plus *grave ;* ou bien *le murmure vésiculaire est affaibli* ou même *aboli ;* ou encore l'inspiration, et parfois l'expiration, au lieu de se faire en un seul temps, se fait par petites saccades (deux à cinq), c'est la *respiration saccadée* (Raciborsky). De l'avis de Grancher, il suffit, pour rendre un poumon *suspect* de tuberculose, de constater une de ces modifications inspiratoires, surtout la diminution du murmure vésiculaire, dans un sommet, à condition toutefois que cette inspiration anormale soit *persistante,* constatée à plusieurs reprises, toujours au *même point,* concurremment avec un *fléchissement de la santé et des forces* — car il ne faut pas oublier qu'il n'est pas rare de rencontrer, *normalement,* sous la clavicule droite, de la faiblesse inspiratoire.

A ces signes qui peuvent persister seuls et sans aggravation pendant plusieurs mois, se joignent, si la germination est un peu ancienne, le *retentissement de la voix chuchotée* au niveau des cinq premières vertèbres dorsales du côté malade (d'Espine), et *l'augmentation des vibrations vocales* au sommet atteint, qui indiquent déjà de la condensation du parenchyme pulmonaire. Et si, chez ce « suspect », on prend la température de suite après une marche de deux heures, puis après un repos étendu d'une heure, et qu'on constate une différence de plusieurs dixièmes entre les deux températures, c'est encore un bon signe de début de tuberculose.

A un stade plus avancé, alors que les tubercules sont formés et conglomérés, c'est le *premier degré* classique avec la *submatité* et *l'augmentation des vibrations thoraciques* au niveau du sommet atteint, *l'expiration prolongée* à tendance *soufflante* qui prend la prédominance sur *l'inspiration affaiblie*, le *retentissement exagéré de la parole et de la toux*, les *craquements*, quelquefois les *râles sous-crépitants, une toux sèche*, une *hemoptysie* parfois, l'amaigrissement, les *ongles hippocratiques*, les sueurs nocturnes, le mauvais état général, etc., qui témoignent d'une agglomération déjà vieille de tubercules. A cette période le diagnostic est facile et déjà tardif au point de vue thérapeutique.

Que la tuberculose pulmonaire soit constatée chez un élève, chez un maître ou chez un serviteur de l'école, la règle absolue, et qui ne peut souffrir d'exception, est : pour l'élève ou l'employé, le renvoi de l'école; pour le maître, la mise en inactivité avec traitement, conformément à la C. M. du 20 octobre 1902 (page 191). Aucun d'eux ne pourra être réintégré qu'après guérison complète constatée par un ou plusieurs examens médicaux.

B) Maladies parasitaires du cuir chevelu et de la peau

Nous réunissons dans ce même chapitre des affections parasitaires proprement dites : pédiculose et gale, et des affections, parasitaires aussi, mais dont l'agent échappe à l'examen direct ou même n'est pas connu. Toutes présentent ces caractères communs d'affecter le cuir chevelu et la peau, d'être transmissibles et de nécessiter des mesures de préservation : ce sont les teignes, l'impetigo, l'ecthyma et aussi la syphilis secondaire. Nous dirons un mot de la pelade, mais nous ne nous occuperons pas du psoriasis, des eczémas et autres affections cutanées non contagieuses.

Pédiculose. — La *pédiculose* ou *phtyriase* par poux du corps, poux du pubis, mais surtout par les poux de tête est excessivement fréquente, dans les écoles. Elle est due le plus souvent au manque de soins de propreté, mais parfois à une négligence voulue, par suite de préjugés, admis dans le peuple, sur les vertus préservatrices et même curatives des poux dans les maladies aiguës. Le Dr Huet dit, dans sa thèse : « Des institutrices se font les propagatrices de ces préjugés. Un appât du gain, inattendu en cette matière, incite les parents à faire l'élevage des poux sur la tête de leurs enfants. Enfin les scrupules des médecins-inspecteurs qui ne portent pas souvent le diagnostic de « poux », empêchent de se rendre compte de l'étendue des ravages. »

Si, d'ailleurs, le plus souvent le pronostic de la phtyriase est bénin, il arrive parfois que les complications soient graves : anémie, impétigo et ses suites qui font de l'enfant un terrain tout préparé pour l'éclosion de la tuberculose. Il entre donc dans le rôle du médecin scolaire d'intervenir contre cette invasion en s'élevant auprès des maîtres contre les préjugés et en prenant des mesures sérieuses en vue du traitement et de la prophylaxie.

La femme de service pourrait être chargée, comme cela se pratique en Suisse, avec l'agrément des parents et sur les indications du médecin, de la destruction des poux. A cet effet l'enfant ayant été préalablement tondu de près sera frictionné avec un mélange à parties égales de vinaigre ordinaire et de liqueur de Van Swieten ; ensuite peignage soigneux des cheveux et savonnage pendant deux à trois jours. C'est suffisant s'il n'y a ni croûtes ni infection.

S'il y a de l'impétigo, le Dr Huet conseille de pratiquer pendant quelques jours des frictions avec le mélange suivant qui a l'avantage d'être peu cher et à la portée de tout le monde : « Une bonne méthode consiste à employer le mélange d'huile d'olive et de pétrole à parties égales.....; il détruit les poux de façon suffisante et cette matière grasse ramollit les croûtes d'impétigo et les fait vite tomber. » Il sera bon de séparer l'élève des autres, en prévenant les parents de son renvoi prochain si les poux n'ont pas complètement disparu.

Impétigo. — L'*impétigo*, appelé communément *gourme*, est caractérisé par l'apparition de petites pustules auxquelles succèdent en deux à trois jours des croûtes jaune miel qui, par la suite, deviennent grisâtres. Chez les enfants il forme souvent de grands placards sur les lèvres, le menton ou dans le cuir chevelu, principalement à la nuque, où en croûtes sèches, il coïncide souvent avec l'existence de poux dont on voit les *lentes* collées aux cheveux.

C'est une maladie très fréquente chez les enfants lymphatiques et ordinairement bénigne, mais qui peut s'accompagner d'adénites cervicales, d'infection et ouvrir la porte à des affections plus graves : néphrite aiguë et même tuberculose. Sa contagiosité est certaine, il est nécessaire d'éloigner momentanément les élèves qui en sont atteints si les lésions sont étendues. Bien soignée la gourme guérit rapidement, sauf si elle est due à la phtyriase qu'il importe avant tout de faire disparaître.

Teignes. — Les *teignes*, lésions du système pilaire

provoquées par des champignons parasites, se presentent sous deux grandes variétés : les *trichophyties* et le *favus*, localisées chez les enfants au cuir chevelu. Il importe de les bien connaître car, éminemment contagieuses, elles sont fort longues à guérir.

a) *Teignes tondantes.* — Les *trichophyties* ou *teignes tondantes* des enfants se présentent sous la forme générale d'une ou plusieurs plaques squameuses arrondies du cuir chevelu, plus ou moins larges, au niveau desquelles les cheveux sont *cassés* à ras, ou presque, de la peau.

La *teigne tondante à petites spores* ou *microsporie* (due au *microsporum Audouini*) est la plus fréquente. Elle présente une ou plusieurs plaques, larges de 2 à 5 centimètres, fusionnées parfois (petite spore, grande plaque) au milieu desquelles on aperçoit quelques cheveux normaux et d'autres cheveux, courts de 3 à 4 millimètres, très cassants si on les saisit, ce qui est un excellent signe de diagnostic. Examinés à la loupe, ces cheveux cassés sont décolorés, raides, comme s'ils étaient revêtus d'une écorce grisâtre ou bien enduits de colle puis roulés dans du sable fin.

La *teigne tondante à grosses spores* ou *macrosporie* (due au *trichophyton endothrix*) est plus difficile à voir parce que ses plaques nombreuses sont petites (grosse spore, petite plaque) et recouvertes d'un petit amas croûteux de squames qui agglomère cinq à dix cheveux et les tient couchés et incurvés. Le diagnostic est facilité par l'extension très fréquente de l'affection aux parties glabres, se traduisant par la présence sur la joue ou au poignet de plaques d'*herpès circiné*, roses, arrondies, de la dimension d'une pièce de 2 francs et plus, squameuses au centre, avec, à la périphérie, un cercle souvent incomplet plus rouge, légèrement vésiculeux.

Les teignes tondantes, indifférentes aux adultes, sont extrêmement contagieuses pour les enfants et peuvent atteindre en quelques semaines plus de la moitié des élèves d'une classe. Elles sont plus fréquentes dans les villes qu'à la campagne. Tout élève atteint doit être immédiatement éloigné de l'école et ne peut y être admis à nouveau avant complète guérison, bien constatée par deux à trois examens successifs du médecin scolaire. Le diagnostic doit s'étayer au besoin sur l'examen microscopique des cheveux suspects. La durée des teignes tondantes est excessivement longue, plusieurs mois parfois, et, à Paris, on a annexé à l'hôpital Saint-Louis une école spécialement destinée aux teigneux en traitement; depuis qu'on a appliqué le traitement radiothérapique à ces affections, cette durée est bien réduite : trois mois suffisent en général.

b) *Teigne faveuse.* — Le *favus* ou *teigne faveuse* (due à l'*Achorion Schœnleinii*) est, comme les teignes tondantes, une affection des enfants, mais bien moins contagieuse. Il a ses contrées de prédilection : le nord, l'ouest, le sud-ouest de la France, en particulier, dans les campagnes surtout.

Il est caractérisé par un prurit intense et par la présence à la base des cheveux de petites croûtes jaunâtres, arrondies, en forme de *godets* parfois punctiformes, d'autre fois ayant jusqu'à 1 centimètre de diamètre. Les cheveux sont rares sur les plaques, décolorés, ternes et secs, mais non cassés comme dans la teigne tondante; enfin, du cuir chevelu se dégage une odeur spéciale, odeur de souris qui aide à faire le diagnostic.

Les élèves atteints de favus doivent être éloignés de l'école pendant toute la durée de l'affection qui est toujours longue, à cause des rechutes faciles. La guérison obtenue, il persiste des cicatrices du cuir chevelu et une alopécie qu'on ne peut éviter, mais dont il faut être prévenu.

Pelade. — La *pelade*, caractérisée par une alopécie en plaques arrondies et lisses, disséminées, sans lésion apparente du cuir chevelu, est encore à l'étude au point de vue étiologique; il semble bien cependant, d'après les travaux du Dr Jacquet, que ce ne soit pas une affection contagieuse, comme on l'a cru longtemps. On la rencontre fréquemment chez les écoliers et sa durée est longue.

Une forme particulière aux enfants est la *pelade ophiasique* en aires larges et symétriques situées à la périphérie du cuir chevelu, et pouvant faire le tour de la tête. De longue durée, cette variété ne semble pas, non plus, contagieuse.

En présence d'une pelade chez un écolier, on eût, il y a quelques années, immédiatement isolé celui-ci de ses camarades. Aujourd'hui on se contente de signaler l'affection pour qu'elle soit traitée, et la pelade n'est plus inscrite au nombre des maladies qui nécessitent l'éviction.

Gale. — La *gale* due à l'invasion de la peau par l'*acarus scabiei* ou *sarcopte*, à la suite d'un contact direct et prolongé, est bien moins fréquente dans les écoles que la phtyriase. On la diagnostique facilement en constatant le *sillon* du parasite et la multiplicité des lésions localisées surtout aux mains, aux espaces interdigitaux, au plis palmaires des poignets, au sommet des coudes, à l'aisselle, aux seins, à la verge; à son absence constante à la face, au prurit intense qui s'exacerbe encore la nuit.

La gale nécessite le renvoi momentané de l'élève et la désinfection de ses vêtements. Bien soignée la gale guérit très rapidement.

Ecthyma. — Les lésions de l'*ecthyma aigu* ressemblent à de petits furoncles sans bourbillon, disséminés, peu nombreux, siégeant surtout sur les membres et les extrémités, et de la surface d'une lentille à un pièce de 1 franc. En trois à quatre jours la pustule est formée, et bientôt se trouve recouverte d'une croûte brune, mince, sous laquelle suinte une sérosité rousse et qui est entourée d'une aréole rougeâtre; si la croûte est enlevée, la pustule est creusée en cratère à fond sanieux et bords à pic.

L'ecthyma est dû à la pénétration sur l'épiderme des microbes de la suppuration, en particulier du *staphylocoque doré;* c'est une sorte d'impétigo devenu ulcéreux, qui guérit rapidement sauf chez les enfants mal soignés ou débiles. Il nécessite l'isolement.

Syphilis. — La syphilis héréditaire ou acquise (c'est le cas le plus rare chez les enfants) se rencontre assez fréquemment chez les écoliers des villes, et il y a urgence à la diagnostiquer pour éviter une contagion facile à l'époque des accidents secondaires entre enfants qui se prêtent un porte-plume tenu à la bouche, qui peuvent boire au même verre, etc.

Le plus souvent il s'agit d'*heredo-syphilis* et certains stigmates permettent de dépister l'affection. C'est la déformation du nez en « coup de hache », du *nez en lorgnette ;* c'est, sur le bord des incisives médianes, une encoche semi-lunaire ou des petits godets solitaires ou juxtaposés, ou encore des sillons parallèles ou en V ou W (*dents d'Hutchinson*); c'est l'existence de *cicatrices commissurales* ou buccales, témoins d'ulcérations antérieures; ou une *kératite interstitielle* qui laisse sur la cornée des taches plus ou moins indélébiles; un *sarcocèle* ou testicules atrophiés, durs et sclérosés. C'est encore l'*atrophie cuspidienne,* c'est-à-dire la disparition des mamelons (*cuspides*) des premières grosses molaires dont la surface triturante apparaît aplatie comme celle des ruminants; et le *désordre des dents* sous le rapport de l'arrangement, de la longueur, etc. Ces lésions dontaires qui ont une importance extrême au point de vue du diagnostic ne s'observent en général que sur la seconde dentition. Plus tôt, on peut constater encore des lésions osseuses : le *crâne natiforme*, comme dans le rachitisme : front bombé et bosses pariétales saillantes; des *hyperostoses du tibia* dont la crête antérieure est émoussée, les faces noueuses, etc. Aucune de ces lésions n'est contagieuse et ne peut provoquer l'éviction de l'enfant qui en est atteint; mais elles attirent l'attention du médecin et l'incitent à rechercher, plus spécialement chez cet élève, l'existence de lésions contagieuses.

Les lésions, qui doivent nécessiter le renvoi momentané sont : les *plaques muqueuses*, accidents secondaires les plus contagieux et qui peuvent le plus facilement transmettre la syphilis entre enfants, parce qu'elles siègent sur les lèvres, la langue, la face interne des joues, etc.; leur diagnostic est simple; et les *syphilides*, variées de forme (roséole, plaques, papules, vésicules, pustules, ulcérations, etc.), mais qui présentent des caractères communs que nous avons rappelés précédemment (page 39).

C) Maladies épidémiques

Ce n'est pas sans raison que l'école passe, d'une façon générale, pour être le foyer ordinaire de propagation et le renforcement des fièvres éruptives et des maladies épidémiques. Tous les éléments d'agglomération, de milieu, de contact, qui favorisent la dissémination de ces maladies, s'y rencontrent et ce n'est pas un petit côté du rôle du médecin scolaire de dépister rapidement ces affections afin de soustraire le plus tôt possible les élèves à la contagion. C'est précisément dans ces cas qu'il importe de bien connaître les prodromes et les signes de début de ces maladies, en même temps que leurs conditions de contagiosité et les mesures de préservation à prendre vis-à-vis du malade et vis-à-vis des autres élèves. C'est ce que nous allons rappeler, moins pour les médecins que pour les maîtres qui consulteraient ce guide.

Variole. — La *variole*, si rare aujourd'hui en raison de l'immunité acquise par la vaccination et la revaccination obligatoires, est cependant endémique dans certaines grandes villes et peut réapparaître, sous forme épidémique, par importation maritime surtout. Mais on la verra très rarement à l'école parce que, dans la forme ordinaire, *discrète*, si l'incubation d'une dizaine de jours est sourde et ne laisse pas prévoir ce qui va suivre, la période d'invasion est d'emblée très bruyante : fièvre, céphalée, vomissements et douleur lombaire intenses, *rash* passager et éruption, qui retiendront fatalement de bonne heure le petit malade chez lui.

La contamination des autres enfants est donc peu à craindre à l'école, car la petite vérole est peu contagieuse avant l'éruption; elle réclame un contact direct le plus souvent et c'est surtout à la période de suppuration et de desquamation que la contagiosité est grande, par diffusion plus facile des éléments contaminateurs par excellence : les squames. On sait que les squames conservées, dans de certaines conditions, par les Chinois pour pratiquer la variolisation préventive, sont encore virulentes après deux ans. La chute des croûtes commence vers le dix-huitième jour et peut durer quinze à vingt jours.

Les mesures à prendre, dictées par l'instruction ministérielle du 18 août 1893 (page 183) sont, à part l'éloignement des enfants malades, la destruction par le feu de leurs livres et cahiers; la désinfection générale, la revaccination de tous les maîtres et élèves de l'école. On n'acceptera pas la rentrée du malade avant le quarantième jour.

La *varioloïde,* forme atténuée de la variole, exige les mêmes conditions d'éloignement et durée ainsi que de désinfection que la variole elle-même.

Scarlatine. — La *scarlatine* se voit assez fréquemment à l'école car c'est une maladie presque exclusivement de l'enfance et qui confère, en général, l'immunité à ceux qui en ont été atteints. Elle règne presque à l'état endémique dans les grandes villes avec exacerbation à l'automne.

La période d'incubation est assez courte : trois à cinq jours, suivie d'une période d'invasion violente caractérisée par une forte *angine,* frissons, fièvre intense, etc. Dès ce moment, en temps d'épidémie du moins, on peut prévoir la scarlatine en examinant la gorge : le voile du palais, les amygdales sont gonflés et recouverts d'une rougeur diffuse, foncée, vernissée. En même temps, il est possible de dévoiler l'imminence de l'éruption cutanée en rayant l'épiderme avec le doigt et l'ongle : on voit se dessiner aussitôt sur la peau la *raie scarlatineuse,* raie blanche, persistante, au milieu de laquelle se distingue une étroite raie rouge. Le lendemain l'exanthème rouge *piqueté* apparaît discrètement en plusieurs points à la fois : au cou et aux points de flexion et de frottement : aisselles, aines, plis du coude; ensuite au visage, etc. Vers le douzième jour la desquamation commence par squames assez larges.

Ces squames, en dépit de ce qu'on a prétendu, sont éminemment contagieuses et sont l'un des principaux agents vecteurs du microbe, encore inconnu, de la scarlatine; c'est la *contagion indirecte.* C'est, au contraire, à la période d'invasion et d'éruption, par l'angine et les produits de sécrétion de la gorge, que la *contagion directe* du malade à une autre personne est plus facile et plus fréquente. Il importe donc d'éloigner rapidement les élèves suspects de scarlatine pour éviter la contagion directe et de maintenir cette éviction pendant quarante jours et plus même, si la desquamation n'est pas terminée à cette échéance ou si la maladie a été forte.

Les livres, cahiers et jouets de l'enfant doivent être détruits, la classe désinfectée, les frères et sœurs, les camarades de classe du malade surveillés de près. Enfin si plusieurs cas se produisent de suite dans la même école, malgré ces précautions, la question de la fermeture de l'école peut se poser. Nous y reviendrons plus loin.

Rougeole. — La *rougeole,* de beaucoup la plus fréquente et la plus contagieuse des fièvres éruptives, se transmet, en général, d'enfants à enfants. Elle est contagieuse à toutes ses périodes mais surtout au début, même *trois à quatre jours avant l'éruption;* et c'est là que gît la grosse difficulté prophylactique, car il arrive que la contamination s'est déjà faite autour du malade, alors que la maladie n'est même pas soupçonnée. Le diagnostic précoce de la rougeole, plus peut-être que pour les autres maladies infectieuses, en raison de cette grande contagiosité du début, doit être fait. Difficile pour les cas isolés, il sera relativement facile en temps d'épidémie.

L'incubation, comptée entre la contagion et l'éruption, est de quatorze à quinze jours; mais vers le dixième jour commence la période prodromique avec température d'abord légère, courbature générale et *catarrhe oculo-nasallaryngé :* yeux injectés et larmoyants, rhume de cerveau, toux quinteuse, ferrine, enrouée. C'est la période dangereuse, quant à la contamination, par la toux et les éternuements qui sans cesse projettent les sécrétions nasales et pharyngées chargées du micro-organisme spécifique, encore inconnu, de la rougeole. Outre ces symptômes, il existe encore, dès le premier jour de la période d'invasion, des signes objectifs assez probants, qu'on trouve à l'examen de la gorge avec un bon éclairage. C'est d'abord l'existence d'un *exanthème* rouge, pharyngé, qui annonce l'éruption. C'est surtout la présence des *taches de Köplik* parfois très fugaces, qui se montrent un, deux, trois et même cinq jours avant l'exanthème et atteignent leur maximum le jour même où l'exanthème rosé apparaît sur la face, pour disparaître au deuxième ou troisième jour de l'éruption cutanée et quelquefois bien plus rapidement. Ce signe est le plus souvent constatable l'avant-veille de l'éruption, mais il faut parfois le chercher avec persévérance et minutie car les taches ne se montrent pas dans toute l'étendue de la muqueuse buccale mais *seulement sur la muqueuse qui recouvre la face interne des joues et des lèvres;* les autres portions de la bouche, le voile du palais en particulier, en sont toujours exemptes, ce fait est capital au point de vue du diagnostic. Chaque tache est constituée par une *aréole lenticulaire rouge ou rose présentant à son centre un point en saillie légère, de couleur blanc bleuâtre,* ressemblant à un grain très fin de semoule, ou à une petite éclaboussure de chaux, il en existe de cinq à vingt. C'est un signe très net qu'on a accusé à tort d'inconstance parce qu'on le recherche ou trop tard ou en des points où il n'existe pas; sa constatation doit faire faire d'emblée le diagnostic de rougeole et faire prendre de suite les mesures d'isolement nécessaires. Mais trop souvent ces taches ont disparu déjà lorsqu'on pratique l'examen de la gorge de l'enfant suspect.

Au bout de trois à cinq jours de prodromes, de fièvre croissante, l'*exanthème* apparaît : ce sont des *macules* roses qui prennent naissance à la racine des cheveux et dans la région parotidienne d'abord, à la face, autour du nez, puis sur les membres supérieurs, etc., éruption suivie, au bout d'une semaine environ, d'une desquamation furfuracée.

Les mesures à prendre doivent être sérieuses et rapides en raison de la facilité de la contagion : non seulement le malade doit être exclu pour seize jours, ses livres, cahiers et jouets brûlés; mais encore ses frères, sœurs et voisins de classe doivent être exclus, les premiers, pour la même durée que le malade, les seconds, pour le temps d'incubation : quinze jours. La désinfection de la classe, et particulièrement de la place du malade, sera faite sérieusement. Enfin, si l'épidémie persiste, on devra licencier les enfants au-dessous de six ans, ainsi que l'ordonne le règlement, et, si les cas se répètent, toute l'école, puisque l'immunité acquise n'est que relative.

Rubéole. — La *rubéole*, roséole épidémique encore à l'étude, est moins fréquente et moins contagieuse que la rougeole dont elle se rapproche beaucoup sans en être un diminutif, attendu que l'une n'empêche nullement l'autre. Elle est également contagieuse à toute période et sévit surtout en hiver et au printemps.

Après une incubation plutôt longue, dix à quinze jours, et un stade d'invasion qui dure un jour de courbature légère, l'éruption se fait subitement à la face, puis au cou et sur le tronc; elle tient de la rougeole par la couleur et de la scarlatine par la forme en plaques. Elle s'accompagne d'un peu de conjonctivite, d'angine et d'adénopathie douloureuse rétro-auriculaire ou jugulaire. L'affection est bénigne et se termine par une légère desquamation.

Elle nécessite l'éviction du malade dès que le diagnostic est fait, c'est-à-dire dès l'éruption parue, puisque c'est là en quelque sorte le premier symptôme sérieux.

Varicelle. — La *varicelle* ou *petite vérole volante* est tout à fait indépendante de la variole et de la vaccine qui ne confèrent pas l'immunité à son égard. Elle est très fréquente et contagieuse à toute période; mais la période de dessiccation des croutes semble être particulièrement favorable à la dissémination du contage, contrairement à ce que certains auteurs prétendent. Nous avons personnellement constaté des cas certains de contagion à cette période.

L'incubation de quatorze jours environ et la période prodromique de deux jours passent inaperçues, de sorte que l'apparition des petites *vésicules* sur le tronc, puis sur la face, est le premier symptôme important de la varicelle. La durée de la période aiguë est d'une semaine à peine, mais la dessiccation et la chute des croûtes sont lentes. L'éloignement des élèves atteints doit durer aussi longtemps qu'il persiste des croutes : trois à quatre semaines.

Oreillons. — Les *oreillons* ne sont pas particuliers à l'enfance mais on les rencontre fréquemment chez les écoliers. La contagion se fait par contacts direct ou indirect, mais non par l'air; elle est à craindre à toutes les périodes de la maladie mais surtout pendant les derniers jours de l'incubation qui est longue : dix-huit à vingt et un jours, d'où la grande difficulté de prendre des mesures prophylactiques efficaces.

Les prodromes sont peu sérieux; courbature pendant un à deux jours; puis de suite paraissent la douleur et la tuméfaction parotidiennes. Le diagnostic est facile et entraîne l'exclusion successive des enfants atteints. Le règlement indique un éloignement de dix jours seulement, c'est un peu court : quinze à vingt jours sont nécessaires dans les cas sérieux.

Diphtérie. — La *diphtérie* se voit plus rarement à l'école que les affections que nous venons de passer en revue; mais le petit malade a pu fréquenter la classe pendant l'incubation, ou c'est dans un internat qu'on constate la diphtérie : sa gravité commande des mesures rigoureuses.

C'est le plus souvent sous forme d'*angine à fausse membrane* en plaques, avec adénopathie cervicale, bien plus que sous forme de *croup* (diphtérie laryngée), que se présente cette maladie, due au bacille de Loeffler. Son début est très souvent insidieux, ce qui permet la contagion facile de l'entourage.

En dehors de l'isolement du malade et de la destruction, par le feu, de ses livres, cahiers, jouets et objets qui ont pu être contaminés, il est urgent de désinfecter la classe et particulièrement la place du malade. Ses frères, sœurs et voisins de classe seront l'objet d'une surveillance spéciale et il sera bon de conseiller à leurs familles de faire pratiquer une injection préventive de 10 centimètres cubes de sérum antidiphtérique à ces enfants. Si les cas viennent à se répéter, coup sur coup, le licenciement de l'école peut s'imposer.

Le malade ne doit pas être reçu avant quarante jours et seulement après qu'un examen sérieux a fait constater la guérison complète. Il est à souhaiter que, dans toutes les villes où existe un service d'analyses bactériologiques, aucun enfant ne soit admis en classe, après une diphtérie, sans qu'un examen bactériologique ne soit venu confirmer la guérison; c'est ce qui se fait à Paris (Arr. préfectoral, 16 avril 1896). Le certificat de désinfection du domicile des parents, doit, en outre, être exigé avant la rentrée de l'élève guéri.

Coqueluche. — La *coqueluche* est presque aussi fréquente et contagieuse que la rougeole et se propage surtout par contagion directe, d'un enfant à l'autre, d'autant plus facilement que pendant les quinze à vingt premiers jours de la maladie, le diagnostic sûr est le plus souvent impossible et que d'après le professeur Weill, de Lyon, c'est la période où la contagiosité est à son maximum. Comme pour la variole, la rougeole, la scarlatine, etc., on ne connaît pas l'agent spécifique de la coqueluche.

L'incubation est d'environ une semaine ; au bout de ce temps paraissent des symptômes de bronchite aiguë légère, de trachéo-bronchite plutôt, que rien ne permet de différencier, à ce moment, d'une trachéo-bronchite vulgaire, si ce n'est que la toux est surtout nocturne, plus sèche, plus tenace, et s'accompagne parfois de vomissements et, au bout de quelques jours, de bouffissure des paupières. Puis la toux est de plus en plus spasmodique pendant dix à quinze jours, époque à laquelle apparaissent les quintes typiques. La durée totale de la maladie est très variable : cinq à dix semaines, pendant lesquelles la contagion est à craindre, mais moins qu'au début.

Ce terme fixe la durée d'éloignement des écoliers atteints de coqueluche. Le règlement dit : trois semaines ; c'est évidemment trop peu et, d'après Comby, tant qu'il existe des quintes on ne doit pas accepter en classe un de ces enfants : il y aurait danger pour les autres. Le médecin scolaire serait peut-être couvert par le règlement, mais il est des cas où il faut savoir exagérer leur sévérité.

Fièvre typhoïde. — La *fièvre typhoïde* se voit rarement dans les écoles, elle intéresse néanmoins le médecin-inspecteur en ce que l'élève a pu séjourner en classe pendant la période d'incubation, ou en ce qu'il s'agit d'un internat. On sait que la voie de pénétration ordinaire du bacille d'Eberth, agent spécifique de la dothiénentérie, est le tube digestif, par ingestion d'eau ou d'aliments crus contaminés : lait, légumes, huîtres, etc. ; c'est aussi sa voie d'élimination. C'est pourquoi les selles constituent le principal agent vecteur de la contamination et de la dissémination de la maladie, alors que le simple contact du malade, ou sa respiration, ne semblent pas être des éléments de contagion bien importants ; d'où la rareté de la propagation de cette affection à l'école.

S'il s'agit d'un élève pensionnaire, il y a lieu de supposer que l'infection a pu se faire par l'eau de boisson de l'établissement, et l'analyse bactériologique de l'eau s'impose si cet élève n'est pas sorti depuis quinze jours environ. Le malade est, en tout cas, isolé et les cabinets d'aisance désinfectés soigneusement au chlorure de chaux ou au sulfate de cuivre additionné d'acide sulfurique. Si de nouveaux cas se produisent dans l'internat, le licenciement est indispensable; et le retour en classe des malades ne sera accepté qu'après guérison bien complète et désinfection du logement des parents.

Pour une école d'externes, il suffit de faire désinfecter la place de l'élève malade et les cabinets.

Méningite cérébro-spinale épidémique. — La *méningite cérébro-spinale épidémique*, due au méningocoque en grain de café de Weischelbaum, semble devenir de plus en plus fréquente et des épidémies meurtrières sont signalées un peu partout depuis quelques années. On a rarement à en faire le diagnostic à l'école, nous n'insisterons donc pas sur ses symptômes.

Une désinfection complète des locaux est nécessaire, avec examen et désinfection soigneuse de la gorge et des fosses nasales des frères, sœurs et voisins du petit malade, car ces cavités naturelles servent de refuge ordinaire au méningocoque latent et c'est de là que part l'infection. Si plusieurs cas, se produisent de suite, le licenciement de l'école doit être envisagé. En tout cas, le petit malade ne doit pas être reçu à nouveau, sans que ses exsudats pituitaires ou pharyngés aient été examinés bactériologiquement et reconnus sains. Éviction de quarante jours.

MESURES A PRENDRE. — La C. M. du 18 août 1893

fixe les mesures générales à prendre pour éviter l'éclosion et la dissémination des maladies infectieuses à l'école, nous n'y reviendrons pas. Il entre dans les fonctions du médecin scolaire de s'assurer que les précautions édictées sont effectivement prises.

Une mesure préventive qui ne doit pas non plus être négligée du maître est le renvoi immédiat chez ses parents ou à l'infirmerie de tout élève qui présente de la fièvre, en dehors de toute recherche de diagnostic exact que le maître n'est pas qualifié pour faire. Cet état fébrile n'est peut être que passager, et dès le lendemain l'enfant pourra revenir en classe, guéri; mais la précaution n'est pas inutile.

Dès qu'une maladie contagieuse est signalée chez un élève de l'école ou chez les maîtres habitant le local scolaire, interviennent diverses mesures d'ordre général : désinfection de la classe et au besoin licenciement partiel ou général de l'école — en dehors des mesures prises vis-à-vis du malade, de ses frères, sœurs et voisins de classe que nous avons signalées à propos de chaque maladie.

Désinfection. — La désinfection doit porter sur tout ce qui a touché le malade : vêtements, livres, cahiers, jouets, table, local, etc. Elle se fait selon les instructions de la C. M. du 18 août 1893 et doit s'étendre également au domicile des parents, en vertu de la déclaration obligatoire des maladies contagieuses (Décr. 10 févr. 1903).

Nous n'insisterons pas sur la façon dont s'opère la désinfection : la plupart des villes et des départements sont à l'heure actuelle pourvus ou en voie de se pourvoir d'un service de désinfection à domicile, et il suffit d'une déclaration du médecin pour provoquer la désinfection des locaux, mobilier et vêtements suspects.

Rappelons simplement qu'un excellent antiseptique liquide pour le lavage du mobilier, des planchers et boiseries est l'eau de Javel, à défaut d'une solution de sublimé à $\frac{1}{1.000}$; et que la pulvérisation dont parle la C. M. est avantageusement remplacée à tous points de vue par les vapeurs de formol fournies par divers systèmes, dont un des plus simples et des plus économiques est le « Fumigator ».

Pour les cabinets d'aisance, le meilleur désinfectant est le chlorure de chaux.

Licenciement d'une école. — Le licenciement d'une école est une mesure sérieuse, qui ne peut être prise à la légère, car si elle a pour but d'empêcher le contact direct entre élèves sains et élèves en état d'incubation sourde, mais tout de même contagieux, il ne faut pas qu'elle entraîne le vagabondage de ces enfants et substitue au contact scolaire surveillé, et par conséquent restreint, la promiscuité de la rue sans aucune surveillance. Le licenciement d'une école doit donc être une mesure exceptionnelle, ainsi que le dit la C. M.

Néanmoins, lorsque, malgré la désinfection sérieuse des locaux, les cas épidémiques se multiplient dans une école, il est préférable de la fermer et de licencier les élèves. La durée du licenciement varie selon la maladie qui est en jeu, car elle doit être aussi longue, au moins, que la période d'incubation de ladite maladie :

Variole.	15 à 18	jours.
Scarlatine	10	—
Rougeole.	15	—
Oreillons.	20	—
Diphtérie.	15	—
Coqueluche	15	—
Fièvre typhoïde.	10 à 15	—
Méningite cérébro-spinale . .	10	—

Pendant que l'école sera vide il sera procédé à une désinfection générale sous la direction du médecin scolaire, et les élèves, à leur rentrée, seront soumis à un examen médical. Lorsque ce sera possible un bain ou une douche sera donné ou exigé la veille de la rentrée.

L) **Maladies nerveuses — Imitation**

Parmi les maladies transmissibles à l'école, il faut comprendre un certain nombre de maladies nerveuses qui comportent des crises ou des mouvements anormaux et qui sont susceptibles de faire des victimes par *imitation* de la part des autres élèves. Il y a là comme une espèce de « contagion nerveuse » qui peut entraîner de véritables épidémies chez les névropathes prédisposés, chez les jeunes filles surtout à l'époque de la puberté. Il faut donc, pour éviter ces effets, prendre certaines mesures absolument légitimes.

L'*hystérie* assez rare à l'école primaire est plus fréquente dans les écoles supérieures ou secondaires de jeunes filles. Si ses manifestations sont bizarres ou trop bruyantes, ou s'il y a crise (attaque de nerfs) l'éviction est nécessaire pour le traitement et pour éviter la « contagion » qui est fréquente.

Les *tics* de la face, qui risquent de devenir définitifs et d'entraîner des conséquences désagréables pour le sujet, poussent à l'imitation chez les autres élèves : ils peuvent donc nécessiter l'éloignement momentané du malade.

L'*épilepsie*, avec grandes crises, nécessite le renvoi rapide du malade : on a vu des enfants indemnes jusque-là prendre une crise comme celle à laquelle ils venaient d'assister. S'il s'agit simplement de crises de *petit mal*, d'absences, vertige, l'éloignement du sujet n'est pas nécessaire, mais la maladie doit être signalée aux parents, pour traitement.

La *chorée de Sydenham* (danse de Saint-Guy) est une affection assez fréquente, chez les fillettes adolescentes surtout ; elle doit toujours entraîner l'exclusion de l'école, pour le bien du malade lui-même dont les mouvements s'exagèrent en public, et pour les autres élèves, qui risquent d'être atteintes par la « contagion nerveuse ».

Le *bégaiement*, comme les tics, est un trouble qu'on ne rencontre que chez les psycho-névropathes ; l'imitation peut favoriser son éclosion, mais la prédisposition nerveuse est constante. Il peut nécessiter l'éloignement de l'élève si d'autres enfants avaient tendance à l'imiter.

VII — VISITES SCOLAIRES — FORMALITÉS

Chaque école doit être visitée tous les huit ou quinze jours ; nous ne reviendrons pas sur les détails de la visite des locaux, nous les avons exposés plus haut, en même temps que ceux de la visite semestrielle. C'est au cours de chacune de ces visites que se fera l'examen des élèves *suspects*, c'est-à-dire des :

1º Élèves signalés par le maître comme étant fatigués, en incubation, peut-être, de maladie infectieuse ;

2º Élèves observés depuis longtemps par le maître, et sujets à des troubles légers divers. Cette catégorie d'enfants est assez importante, car nombre d'affections légères ont pu passer inaperçues lors de l'examen semestriel des élèves. Comment dépister à ce moment un instable, un tousseur chronique, un dur d'oreille, un malvoyant intermittent, un épileptique, un vicieux, etc.?

« La plupart de ces anomalies se trahissent par des signes apparents, perceptibles même pour des personnes étrangères à la médecine, à condition toutefois que l'enfant soit observé un temps suffisant et à des moments où il s'abandonne à ses habitudes naturelles. Le maître seul, à défaut de la famille, peut être frappé de ces manifestations. Seul il peut signaler ceux de ses élèves qui se penchent exagérément sur leurs livres, qui suivent avec difficulté au tableau, qui présentent de la toux chronique, qui s'abandonnent à des attitudes vicieuses, qui gardent habituellement la bouche ouverte, qui ont des penchants malsains, etc. Son concours est donc ici des plus précieux » (1);

3º Élèves signalés comme étant : frères, sœurs ou voisins de classe d'un écolier atteint de maladie contagieuse, afin de savoir s'ils ne présentent pas des signes précoces de la maladie;

4º Élèves notés comme malades, malingres ou suspects, sur leur livret sanitaire, afin de savoir où en est leur état de santé;

5º Élèves qui ont été absents pour cause de maladie transmissible, afin de contrôler leur guérison.

A chacune de ses visites le médecin scolaire devra également consacrer un instant à l'examen individuel de quelques-uns des élèves et procéder aux mensurations, examen des yeux, de l'ouïe, de la colonne vertébrale, des poumons, etc. prescrits deux fois par an pour chaque élève. Cette façon de procéder lui permettra de passer, petit à petit, en revue tous les enfants soumis à sa surveillance et de tenir à jour, selon la loi, le livret sanitaire de chacun d'eux.

Nous n'insistons pas sur la tenue de ce livret sani-

---

(1) *L'Avenir médical*, janvier 1911.

taire, non plus que sur les rapports qui doivent être adressés à l'autorité compétente à la suite de chaque visite scolaire; ce sont formalités qui n'ont rien de médical et qui feront l'objet de règlements administratifs.

Disons encore que le médecin scolaire doit signer le bulletin de guérison des enfants qui veulent rentrer en classe après une maladie, dans l'intervalle des visites bi-mensuelles; il examine ces enfants à l'heure habituelle de ses consultations et établit à ce moment le billet de rentrée en classe.

VIII — EXAMEN DES ÉCOLIERS ANORMAUX

Enfants anormaux. — Les *enfants anormaux mentalement* sont ceux qui sont atteints d'anomalies intellectuelles et morales sérieuses qui s'accompagnent en général de troubles physiques. Ils sont plus de 40.000 en France selon le Dr Roubinovitch (1), dont 5.000, parmi les plus gravement atteints, sont internés soit comme aveugles, sourds-muets, épileptiques ou hystériques, soit comme débiles, imbéciles, idiots ou aliénés. Mais 35.000 au moins — aveugles, sourds-muets, idiots, crétins, imbéciles, épileptiques, hystériques, choréiques, paralytiques, hémiplégiques, pervertis, arriérés, débiles mentaux, instables, déséquilibrés, indisciplinés, etc. — sont libres et ne suivent, ni d'ailleurs ne le peuvent, les classes d'une école primaire publique; ils sont destinés à rester, pour la plupart, pendant toute leur vie, un poids mort et lourd pour la collec-

---

(1) *Aliénés et anormaux,* par le Dr ROUBINOVITCH. F. Alcan, édit. 1910.

tivité et à former le recrutement des fous et des criminels de demain.

Certains, évidemment, sont incurables; mais, sans aucune exagération, plus de 20.000 sont *perfectibles,* c'est-à-dire peuvent être éduqués dans certaines conditions, et mis en état de subvenir plus tard à leurs besoins; ce sont : 1° les *arriérés,* ceux qui atteints d'arriération ou de débilité mentale faibles « ne possèdent qu'une intelligence et qu'une responsabilité atténuées qui ne leur permettent pas d'acquérir à l'école commune et par les méthodes ordinaires de l'enseignement, la moyenne d'instruction primaire que reçoivent les autres élèves », et 2° les *instables,* qui sont « affectés d'une incohérence de caractère, d'un manque d'équilibre mental qui leur rendent insupportable la discipline générale et qui nécessitent leur éloignement de l'école publique. » (Roubinovitch.)

C'est pour ces 20.000 arriérés mineurs perfectibles que la loi du 15 avril 1909 (Voir page 192) institue des écoles de perfectionnement. Il en existe déjà à Paris, Bordeaux, Lyon, Angers, Tours, etc., confiées à des instituteurs qui se sont spécialisés dans l'éducation de ces malheureux; il en existera bientôt dans toutes les grandes villes de France : internats pour les plus atteints ou simples classes annexes à une école publique pour les plus perfectibles.

L'article 12 dit qu'une commission, composée de l'inspecteur primaire, d'un directeur ou maître d'une école de perfectionnement et d'un médecin, déterminera quels sont les enfants qui peuvent être admis à ces écoles ou maintenus dans une école primaire publique. Le médecin scolaire est tout indiqué pour faire partie de cette commission, c'est pourquoi nous donnerons ici quelques conseils relatifs à l'examen des anormaux.

L'anormal est en général facile à reconnaître d'abord par son faciès, son allure, ses stigmates de dégénérescence, mais surtout par l'interrogatoire qui révèle soit la simple *arriération mentale*, soit la *débilité*, l'*imbécillité* ou même l'*idiotie* peu perfectible. Cet interrogatoire porte sur des choses simples, de la vie courante et vise à juger l'état du langage et de l'intelligence, spécialement de la mémoire, du jugement, du raisonnement, car le fait primordial pour les enfants arriérés est la difficulté ou même l'*impossibilité de fixer leur attention,* d'où insuffisance ou absence d'application, de mémoire, de raisonnement et *retard considérable de l'instruction* par rapport aux autres enfants du même âge, retard qui est déjà une forte présomption d'arriération mentale (1).

---

(1) MM. Bert et Simon ont établi une série d'exercices et de questions types, auxquelles, pour chaque âge, les enfants d'intelligence normale, doivent pouvoir répondre. Si un enfant ne peut satisfaire aux questions d'un âge bien au-dessous du sien, il doit être considéré comme arriéré; voici ces exercices :

Trois ans. — Montrer nez, yeux, bouche. — Énumérer ce qu'on voit dans une gravure simple. — Répéter 2 chiffres. — Répéter une phrase de 6 syllabes. — Donner son nom de famille.

Quatre ans. — Dire son sexe. — Nommer clef, couteau, sou. — Répéter 3 chiffres. — Comparer 2 lignes.

Cinq ans. — Comparer 2 boîtes de poids différents. — Copier un carré. — Répéter une phrase de 10 syllabes. — Compter 4 sous simples. — Recomposer un jeu de patience en 2 morceaux.

Six ans. — Répéter une phrase de 16 mots. — Dire la plus belle de 2 figures. — Dire à quoi servent quelques objets familiers. — Exécuter 3 commissions simultanées. — Donner son âge. — Distinguer matin et soir.

Sept ans. — Indiquer les lacunes des figures. — Donner le compte de ses 10 doigts. — Copier une phrase écrite. — Copier un triangle et un losange. — Répéter 5 chiffres. — Décrire une une gravure. — Compter 13 sous simples. — Nommer 4 pièces de monnaie.

Huit ans. — Lire un fait divers. — Conserver 2 souvenirs de cette lecture. — Compter 9 sous (3 simples et 3 doubles). —

L'examen porte aussi sur l'activité du sujet et sur son caractère ; c'est un *déprimé* lorsqu'il montre de l'inertie, de l'apathie, de la stupeur, qui peuvent s'accompagner d'une intelligence à peu près normale, ou de débilité mentale ; c'est un *excité* lorsqu'il y a : agitation, actes d'indiscipline ou de brutalité, tendance aux mensonges, aux querelles, aux mauvaises habitudes, aux vols, à l'onanisme, etc., accompagnés le plus souvent de débilité mentale, mais parfois aussi d'une intelligence ordinaire, le mauvais caractère du sujet ou sa mauvaise conduite, seuls, l'empêchant d'être gardé dans une école publique. Enfin le sujet peut être alternativement déprimé ou excité.

Examen d'un écolier anormal. — L'examen est fait en présence des parents ou de leur représentant, afin d'obtenir les renseignements nécessaires quant aux antécédents du sujet, à son caractère, son activité, etc. Il a pour but de constater d'abord si l'écolier est anormal ou non ; ensuite à quelle cause est dû son état ;

Nommer 4 couleurs. — Compter à rebours de 20 à 0. — Comparer 2 objets par le souvenir. — Écrire sous dictée.

Neuf ans. — Donner la date complète du jour (jour, mois quantième, année). — Énumérer les jours de la semaine. — Faire des définitions supérieures à l'usage. — Conserver 6 souvenirs après lecture d'un fait divers. — Rendre 4 sous sur 20 sous. — Ordonner 5 poids.

Dix ans. — Énumérer les mois. — Nommer 9 pièces de monnaie différentes. — Loger 3 mots en 2 phrases. — Répondre à 5 questions d'intelligence.

Onze ans. — Critiquer des phrases contenant des absurdités. — Loger 3 mots en 1 phrase. — Trouver plus de 60 mots en 3 minutes. — Faire des définitions abstraites. — Mettre des mots en ordre dans une longue phrase.

Douze ans. — Répéter 7 chiffres. — Trouver 3 rimes. — Répéter une phrase de 26 syllabes. — Interpréter des gravures. — Répondre à des questions nouvelles.

enfin s'il est possible d'améliorer *thérapeutiquement* cette anomalie, comme c'est le cas lorsque les végétations adénoïdes, le myxœdème, la syphilis, la misère physiologique, etc. en sont la cause.

L'examen porte sur les points suivants : antécédents héréditaires, antécédents personnels, examen physique. Nous ne pouvons mieux faire que donner le plan d'examen d'un anormal, présenté par les Drs Abadie et Humora, de Bordeaux, au troisième Congrès international d'hygiène scolaire tenu à Paris du 2 au 7 août 1910 — qui permet de faire un examen complet de l'enfant et de le classer nettement dans une des catégories dont nous parlerons plus loin.

a) *Antécédents héréditaires.* — Le médecin s'attachera à determiner l'existence d'infections et plus particulièrement de la tuberculose et de la syphilis, d'intoxications, en particulier de l'alcoolisme, de troubles mentaux ou nerveux, de la consanguinité, des aptitudes ou des défauts sociaux des ascendants.

b) *Antécédents personnels.* — Ce paragraphe doit comprendre les accidents de la gestation, de l'accouchement, des premiers jours (convulsions, fièvres, refus du sein), le nourrissage et l'alimentation dans la deuxième enfance, l'apparition de la dentition, de la parole, de la marche, la date des premières manifestations intellectuelles, les maladies successives, le développement.

c) *Examen physique.* — A notre avis, on doit procéder à l'examen de l'enfant région par région, en inscrivant pour chacune d'elle tout ce qui est digne de remarque clinique; mais auparavant, il est utile de réunir quelques renseignements numériques sur le poids du corps, la taille dans la position debout et la station assise, la grande envergure, le périmètre thoracique, la capacité respiratoire. Deux photographies en pied de l'enfant nu, de face et de dos, seront jointes à l'observation. Après ces données, on commencera l'examen de chaque région, et on observera successivement les points principaux suivants :

La tête et les dimensions du crâne.

Les cheveux et les poils.

Les yeux. Les oreilles. Le nez. La bouche. La langue. Les dents. Le voile du palais. Les maxillaires. Le cou et le corps thyroïde.

Le thorax et la colonne vertébrale. Les mamelles. Les organes intra-thoraciques (poumons, cœur, médiastin). Le type respiratoire.

L'abdomen, la ceinture pelvienne. Les organes intra-abdominaux (estomac, foie, intestin, etc.).

Les organes génitaux : leur développement; leurs anomalies, leurs fonctions. Les habitudes de masturbation.

Les membres, supérieurs, inférieurs. Le squelette des membres. Les anomalies des extrémités.

La motilité passive et active. La marche. La préhension. Les épreuves dynamométriques. Les paralysies. Les spasmes. Les tics.

La sensibilité générale. Les sensations kinesthésiques. Le sens de l'équilibre.

Les réflexes tendineux et cutanés.

Les fonctions respiratoires, circulatoire, digestive, urinaire.

Le sommeil. Rêves. Cauchemars. Terreurs nocturnes. Incontinence nocturne d'urine.

Les organes des sens. Cet examen doit être fait de préférence par des médecins spécialistes en ce qui concerne les yeux, le nez, la gorge, les oreilles et le larynx.

La vision : mesure de l'acuité visuelle, vices de réfraction, examen du fond de l'œil; sens chromatique.

L'ouïe : mesure de l'acuité auditive, otites.

L'odorat : examen des fosses nasales, coryza, acuité olfactive.

Le goût : acuité gustative, examen des amygdales, végétations adénoïdes, examen du larynx.

d) *Examen mental*. — Cette partie de l'observation a une importance capitale. Il s'agit ici de poser un diagnostic précis. Il faut déterminer en effet s'il s'agit d'un simple retard dans le développement des facultés intellectuelles, le définir, rechercher ses limites, découvrir ses causes, prévoir le degré de perfectibilité probable; dans le cas contraire où il s'agit d'une absence définitive, partielle ou totale du développement mental, il faut rechercher les dispositions qui peuvent être utilisées pour le plus grand bénéfice de l'anormal dans la vie.

Pour arriver à ce résultat, il est nécessaire de s'adresser à trois sources de renseignements différentes : la première, qu'on pourrait appeler la source clinique, et qui est faite de l'observation des réactions spontanées de l'enfant vis-à-vis des sollicitations intérieures et extérieures.

La seconde, source scolaire ou pédagogique, qui résulte des réactions de l'enfant dans l'enseignement scolaire ordinaire.

La troisième, source expérimentale ou psychologique, qui comprend les réactions de l'enfant vis-à-vis d'un certain nombre d'épreuves ou tests destinés à mettre en évidence telle ou telle de ses facultés.

Ces trois ordres de renseignements ne s'excluent pas, ils se complètent, ils sont nécessaires, chacun à un titre égal, pour fixer la valeur psychique de l'enfant. Les premiers et les derniers doivent être recueillis à la fois par le maître et par le médecin; les seconds sont fournis par le maître; mais tous doivent être analysés et jugés par la collaboration du maître et du médecin qui pourront ainsi formuler des conclusions pratiques. Ces préliminaires suffisent à montrer qu'il ne peut s'engager de discussion sérieuse sur les différentes façons de procéder à l'examen mental des anormaux. Nous nous bornerons à tracer à grands traits les lignes de cet examen.

Aspect extérieur de l'enfant : photographie en buste, de face, de profil, photographie dans l'attitude habituelle. Examen du maintien de l'enfant en liberté, dans la classe, devant l'observateur.

La mimique : mobilité ou immobilité de la physionomie, mimique discordante, mimique unilatérale, tics et stéréotypies de la face.

La voix et la parole : vices de langage, bégaiement, blésité, chuintement, sigmatisme, rhinolalie, hottentisme, mutisme entendant.

L'attention. Détermination de ses caractères : prompte ou lente; continue ou discontinue; facile ou fatigante.

Attention provoquée et attention volontaire.

La perceptivité. Reconnaissance des impressions sensorielles; auditives (bruits habituels ou non habituels); visuelles (images d'objets, de scènes, etc.); stéréognostiques (reconnaissance des objets les yeux fermés); gustatives : olfactives.

La curiosité et l'observation. Leur irrégularité et leur absence fréquentes.

La mémoire. Importance de la détermination du degré et des qualités de la mémoire pour l'utilisation future de l'arriéré. Examen du souvenir des sensations et des événements (mémoire spontanée); examen des souvenirs provenant de l'enseignement scolaire.

Mémoire des formes et des dimensions. Mesure du temps de conservation des souvenirs simples. Épreuve de répétition de mots sans suite, de phrases à sens facile, de phrases à mots et à sens ignorés de l'enfant, etc. Répétition de chiffres, de nombres en séries plus ou moins compliquées (mémoire provoquée ou volontaire).

L'imagination. Sa pauvreté, son absence fréquente dans l'arriération. Sa détermination par l'observation simple : analyse des récits spontanés, des récits provoqués. Examen de la richesse ou de la pauvreté des jeux des enfants. Épreuves expérimentales : dessins à compléter, coloriage. Exagération et perversion de l'imagination. Affabulation et mythomanie.

L'idéation. Détermination de l'idéation par l'observation et l'analyse de la richesse du langage, du contenu des récits, etc.

Identification personnelle. Identification d'autrui. Orientation dans le temps et l'espace. Examen expérimental : détermination des notions d'usage, de forme, des parties constitutives des objets communs. Recherche de la notion des couleurs et des nuances. Épreuve de l'assemblage d'objets géométriques de même forme ou de formes différentes. Épreuve de l'énonciation des mots en série plus ou moins longue. Préférence pour tel ou tel mot. Association des mots (spontanée ou provoquée). Recherche de l'automatisme dans l'association des mots; détermination des tendances idéatives mentales.

Le jugement et le raisonnement. Analyse de l'expression verbale des idées, des termes concrets et abstraits, de la richesse du contenu et de l'extension des idées. Épreuves expérimentales par la détermination de la matière d'objets usuels, de leur destination. Exercice de différence et de ressemblance à établir entre les objets désignés par leur nom. Exercice de phrases à compléter. Réponses à des demandes plus ou moins abstraites. Recherche de l'aptitude au calcul mental.

La volonté. La conception de l'acte volontaire, sa détermination, son exécution. L'effort volontaire. Le contrôle inhibitif. Les tendances instinctives. Les impulsions. Les fugues scolaires. L'esprit d'imitation. La suggestibilité.

Le caractère. L'humeur. L'humeur habituelle. Excitation, agitation. Apathie, dépression. Indifférence. Insubordination.

Les sentiments moraux. Notion du bien et du mal, de l'obligation morale, de la responsabilité. Satisfaction morale et remords. Mensonge. Estime et mépris. Affectivité. Égoïsme, altruisme. Sentiment de la tenue personnelle, habitudes d'ordre. Conduite morale à la maison, dans la rue, à l'école. Tendances délictueuses à la violence, à la destruction des objets, au vol.

Brutalité. Férocité.

Cet examen permet de classer les anormaux en trois catégories selon les indications de MM. les Drs Abadie et Dumora : Les *anormaux inférieurs* ou *arriérés profonds* qui comprennent les idiots, les imbéciles et les débiles mentaux (Voir page 369), dont l'intelligence est ou absente ou trop primitive ; les *anormaux non arriérés* qui comprennent surtout les amoraux, les vicieux ; enfin les *arriérés moyens ou légers* qui sont très perfectibles par les méthodes spéciales. Les premiers doivent nécessairement être placés dans des hospices spéciaux, les seconds dans des internats où ils peuvent s'améliorer sérieusement, les troisièmes sont justiciables des écoles de perfectionnement dont nous nous occupons ; ce sont de beaucoup les plus nombreux.

On les divise en deux groupes : 1º Les *arriérés légers* qui « sont susceptibles d'acquérir des notions théoriques grâce à des méthodes en rapport avec leur lenteur mentale. Dans ce groupe on pourrait admettre, pour le temps nécessaire, les *arriérés transitoires* ; on pourrait en retirer et replacer dans les écoles communes ceux qui auraient repris le courant normal des études »; 2° Les *arriérés moyens,* groupe qui « comprendrait les enfants incapables d'acquérir une instruction théorique étendue, quelle que soit la méthode de dressage employée. Ce groupe comprendrait les enfants qui ne seraient susceptibles d'acquérir qu'un minimum de connaissances scolaires et qu'il sera nécessaire de dresser le plus tôt possible à la pratique d'un métier adapté à leurs capacités respectives » (Abadie et Dumora [1]).

Les résultats obtenus par ces classes de perfectionnement, dans les villes où elles existent déjà, sont des plus encourageants, chez la plupart des arriérés. Mais il faut se garder de vouloir donner à ces malheureux une instruction trop élevée qui ne serait que factice et sans aucun profit pour eux, par la suite. L'éducateur devra s'attacher surtout à développer chez eux une solide instruction professionnelle dont ils pourront tirer parti avec l'aide des sociétés de patronage.

---

(1) Rapport au troisième Congrès international d'hygiène scolaire. Paris, 1910.

CHAPITRE VI

TRAVAIL DES ENFANTS DANS L'INDUSTRIE

———

A) Loi du 2 novembre 1892

SECTION PREMIÈRE

Dispositions générales — Age d'admission
Durée du travail

ART. 1. — *Le travail des enfants, des filles mineures et des femmes dans les usines, manufactures, mines, minières et carrières, chantiers, ateliers et leurs dépendances, de quelque nature que ce soit, publics ou privés, laïques ou religieux, même lorsque ces établissements ont un caractère d'enseignement professionnel ou de bienfaisance, est soumis aux obligations déterminées par la présente loi.*

Toutes les dispositions de la présente loi s'appliquent aux étrangers travaillant dans les établissements ci-dessus désignés.

Sont exceptés les travaux effectués dans les établissements où ne sont employés que les membres de la famille sous l'autorité soit du père soit de la mère, soit du tuteur.

Néanmoins, si le travail s'y fait à l'aide de chaudière à vapeur ou de moteur mécanique, ou si l'industrie exercée est classée au nombre des établissements dangereux ou insalubres, l'inspecteur du travail aura le droit de prescrire les mesures de sécurité et de salubrité à prendre, conformément aux articles 12, 13 et 14.

Art. 2. — *Les enfants ne peuvent être employés par les patrons ni être admis dans les établissements énumérés dans l'article 1 avant l'âge de treize ans révolus.*

Toutefois les enfants munis du certificat d'études primaires institué par la loi du 28 mars 1882 peuvent être employés à partir de l'âge de douze ans.

Aucun enfant âgé de moins de treize ans ne pourra être admis au travail dans les établissements ci-dessus visés s'il n'est muni d'un certificat d'aptitude physique, *délivré, à titre gratuit, par l'un des médecins chargé de la surveillance du premier âge ou l'un des médecins-inspecteurs des écoles ou tout autre médecin chargé d'un service public, désigné par le préfet. Cet examen sera contradictoire, si les parents le réclament.*

Les inspecteurs du travail pourront toujours requérir un examen médical de tous les enfants au-dessous de seize ans, déjà admis dans les établissements susvisés, à l'effet de constater si le travail dont ils sont chargés excède leurs forces.

Dans ce cas, les inspecteurs auront le droit d'exiger leur renvoi de l'établissement, sur l'avis conforme de l'un des médecins désignés au paragraphe 3 du présent article, et après examen contradictoire, si les parents le réclament.

Dans les orphelinats et institutions de bienfaisance visés à l'article 1 et dans lesquels l'instruction primaire est donnée, l'enseignement manuel ou professionnel, pour les enfants âgés de moins de treize ans, sauf pour les enfants âgés de douze ans munis du certificat d'études primaires, ne pourra pas dépasser trois heures par jour.

. . . .

B) Circulaire ministérielle du 20 décembre 1892

Monsieur le Préfet, la loi du 2 novembre 1892 sur le travail des enfants..., dans les établissements industriels, entre en vigueur le 1ᵉʳ janvier prochain. Je crois devoir vous transmettre un exemplaire des instructions que j'adresse aux inspecteurs du travail en vue d'assurer l'exécution de cette loi.

Un certain nombre des prescriptions légales concernent l'administration préfectorale ou les administrations communales. La présente circulaire a pour effet de les expliquer.

Art. 2. — Certificat d'aptitude physique. Examen médical.

La loi exige, avant l'admission au travail des enfants de douze à treize ans, la production d'un certificat d'aptitude physique ; en outre, pour les enfants au-dessous de seize ans, l'inspecteur a le droit de requérir un examen médical lorsque le travail auquel un enfant est employé paraît dépasser ses forces ; à la suite de cet examen, l'inspecteur peut, sur l'avis conforme du médecin, exiger le renvoi de l'enfant de l'établissement où il travaille.

La loi a indiqué les médecins qui ont qualité pour délivrer ces certificats ou procéder à cet examen, ce sont : 1° les médecins-inspecteurs des écoles ; 2° les médecins chargés de la surveillance du premier âge et 3° les médecins chargés d'un service public, qui auront été, à cet effet, désignés par le préfet.

Il importe de mettre partout à la disposition des familles ouvrières un médecin réunissant les conditions requises par la loi, pour délivrer aux enfants le certificat d'aptitude physique exigé ou procéder, s'il y a lieu, à l'examen médical qui serait requis par l'inspecteur. Vous aurez donc à désigner un médecin spécial dans toutes les localités ayant une certaine importance industrielle et où ne réside ni le médecin-inspecteur des écoles, ni celui chargé de la surveillance des enfants du premier âge. Toutefois, comme le certificat doit être délivré *à titre gratuit*, vous aurez soin, avant toute nomination, de vous assurer du consentement des médecins que vous désignerez.

La loi stipule que l'examen médical des enfants sera contradictoire si les parents le réclament, c'est-à-dire que ceux-ci pourront choisir un autre médecin pour examiner l'enfant en même temps que celui commis par la loi. Il va de soi que, dans ce cas, les honoraires du second médecin seront à la charge de la famille qui l'aura appelé.

L'article 2 n'a pas indiqué comment, en cas de désaccord entre les deux médecins, serait choisi l'arbitre chargé de les départager. La commission supérieure, instituée auprès de mon département pour veiller à l'application de la loi, estime qu'il nous appartiendrait, en cette circonstance, de prendre les mesures nécessaires pour éviter un conflit et au besoin de désigner un troisième médecin qui pourrait recevoir une indemnité. Ce fait se produira d'ailleurs très rarement.

Le certificat d'aptitude devra contenir les indications suivantes :

1º Nom et prénoms du médecin certifiant avec la mention de la qualité qui lui donne le droit de délivrer le certificat;

2º Nom, prénoms, âge et domicile de l'enfant;

3º Indication du travail ou des travaux industriels auxquels l'enfant peut être employé.

Afin que les familles connaissent les noms et adresses des médecins ayant qualité pour délivrer le certificat d'aptitude physique, vous pourriez recommander aux maires de faire afficher ces noms et adresses dans les écoles communales et dans la salle de la mairie, ouverte au public. Il y aurait intérêt, d'autre part, à fixer, dans les communes importantes, un jour à la fin de l'année scolaire où le médecin se tiendrait à la disposition des enfants dans une salle de l'école ou de la mairie.

. . . .

But de la loi. — La loi du 2 novembre 1892, dont nous ne citons que les deux premiers articles, les seuls intéressant le médecin inspecteur, tire son incontestable utilité de la nécessité où est l'État de protéger les enfants employés aux travaux industriels et que la législation antérieure sacrifiait, puisque la loi de 1841 autorisait le travail dès l'âge de huit ans, et que celle de 1874 avait fixé à dix ou douze ans, selon l'industrie, l'âge d'entrée à l'atelier.

On parle du surmenage des écoliers, avec raison parfois, mais que dirait-on des enfants dont les jeunes années s'écoulent dans des établissements autrement dangereux que l'internat des collèges et où, loin de trouver les soins nécessaires à leur âge, ils se trouvent exposés, comme de vieux ouvriers, à tous les inconvénients de l'atelier, précisément à l'âge de la croissance squelettique et du plein développement des organes essentiels; à l'âge, par conséquent, où le terrain est le plus favorable à l'éclosion des ostéomyélites, déformations rachitiques, déviations vertébrales et thoraciques, tuberculoses pulmonaires, osseuses et articulaires, blessures et mutilations manuelles « qui font rentrer le métier ».

Si de cet adolescent qui a besoin d'exercice, de gymnastique, de plein air, qui favorisent le développement physique et de l'école qui donne l'éducation mentale, on exige un travail exagéré, qui demande trop d'attention ou trop de fatigue physique, si on l'enferme trop tôt dans un atelier où l'hygiène est fatalement négligée, on entrave la croissance normale de cet enfant, et on empêche les poumons et le cœur d'acquérir leur développement dans un thorax trop étroit, mal formé et souvent déformé. Ces ouvriers et ces ouvrières n'auront jamais la santé et la force qu'ils auraient atteintes, s'ils avaient vécu, au grand air, la vie normale; on compromet ainsi l'avenir de la race, en usant avant l'heure la réserve des forces organiques qu'on devrait plutôt développer au lieu de les amoindrir. C'est pourquoi l'État a le droit et le devoir de protéger ses forces vives en préparant chez l'enfant, l'homme, le père de famille robuste, valide et vigoureusement constitué.

Alors que l'Italie a fixé l'âge d'admission dans les ateliers à neuf ans, l'Espagne à dix ans, l'Angleterre

à onze ans, la Belgique, Hollande, Russie, etc., à douze
ans, en limitant, il est vrai, les heures de travail, le
législateur français a fixé, par la présente loi, l'âge de
treize ans, comme en Allemagne, pour l'admission des
enfants dans les usines. Mais il a établi une dérogation,
fort critiquable, d'ailleurs, pour les enfants munis du
certificat d'études primaires, que l'on peut employer
à partir de douze ans, s'ils jouissent d'une bonne
santé. C'est ici qu'intervient le médecin.

Rôle du médecin. — Le rôle du médecin dans l'application de cette loi est double : c'est d'abord le contrôle que l'enfant âgé de moins de treize ans, muni
du certificat d'études primaires, qui désire rentrer
dans un atelier, jouit d'une bonne santé; c'est ensuite
l'examen des adolescents, âgés de moins de seize ans,
que l'inspecteur du travail soupçonne d'être employés
à des travaux trop pénibles pour leur état de santé.

L'examen des enfants de douze à treize ans est assurément le côté le plus important de cette intervention
médicale, si l'on veut bien considérer que le développement intellectuel précoce de l'enfant ne correspond
pas à son développement physique, et que, bien au
contraire, l'éveil prématuré de l'intelligence, l'effort
cérébral nécessité par la préparation d'un examen assez
sérieux pour cet âge, ne vont pas sans nuire à l'essor
organique et à la résistance physique du futur apprenti;
de là la nécessité d'une sorte de conseil de revision
avec délivrance ou non, d'un certificat d'aptitude physique au travail qui doit être présenté, obligatoirement, à la mairie, en même temps que le certificat
d'études primaires, par l'enfant de moins de treize ans,
pour obtenir le « livret » institué par la présente loi.

Le législateur n'a pas voulu laisser aux parents ou
aux industriels la faculté de choisir le médecin qui

peut délivrer ce certificat; pour être valable, l'examen de l'enfant et le certificat doivent être faits par un médecin chargé d'un service public, désigné par le préfet : médecin inspecteur des écoles ou médecin inspecteur des enfants du premier âge et, à leur défaut, par un médecin spécialement désigné à cet effet par le préfet, dans les localités industrielles importantes, les parents ayant toujours le droit de faire examiner leur enfant par un médecin quelconque, désigné par eux et à leurs frais, en même temps que par le médecin de l'administration. La circulaire ministérielle du 20 décembre 1892 fixe en détail ces divers points. Elle envisage même la possibilité d'un désaccord entre le médecin inspecteur et le médecin des parents et conseille l'arbitrage. C'est accorder, il nous semble, beaucoup d'importance à un conflit minime, qui, dans la pratique, se présente exceptionnellement.

Il va sans dire que le médecin inspecteur n'a pas à s'inquiéter de savoir si l'enfant qui se présente à son examen est muni de son certificat d'études primaires; mais il a le droit de refuser d'examiner un enfant âgé de moins de douze ans.

La circulaire ministérielle du 20 décembre 1892 recommande que les noms des médecins chargés de ce service soient portés par tous les moyens possibles à la connaissance des familles ouvrières; une circulaire ministérielle de 1896 ne se contente plus de conseiller, elle *ordonne* aux maires l'affichage dans les mairies et écoles, des noms et adresses de ces médecins, ainsi que la fixation d'un jour et d'une heure, à la fin de l'année scolaire, d'accord avec le médecin — jour où celui-ci se tiendra à la mairie ou à l'école à la disposition des élèves qui seraient dans l'intention de requérir le certificat d'aptitude physique. Malgré ces recommandations réitérées, les choses se passent autrement dans la pratique et, sauf dans quelques villes où une organisation a été faite comme il est prescrit, les enfants se présentent, le plus souvent, au cabinet même du médecin, à n'importe quelle époque de l'année, mais plutôt dans les mois de juillet, août et septembre.

La deuxième partie du rôle du médecin-inspecteur est définie par le paragraphe 3 de l'article 2, qui institue une garantie nouvelle contre l'emploi des enfants à un travail trop pénible; c'est le droit donné à l'inspecteur du travail de requérir un examen médical de *tout enfant âgé de douze à seize ans*, si le travail dont il est chargé semble dépasser ses forces. En effet, quel que soit l'âge auquel l'enfant commence à travailler, un accident peut se produire dans sa santé, après sa rentrée à l'atelier : le changement d'habitudes, la fatigue d'un travail auquel il n'était pas habitué, le séjour dans un milieu d'une hygiène défectueuse remplaçant la vie au grand air, toutes ces causes peuvent agrandir le champ d'évolution des maladies de l'adolescence et ajouter aux prédispositions naturelles qui jusque-là avaient pu être masquées. Dès lors, l'enfant, au lieu de se développer normalement peut, surpris par son nouveau genre de vie, se mettre à dépérir et n'être plus propre au travail habituel, en admettant que ce travail ne soit pas, par lui-même, trop pénible. C'est alors qu'intervient à nouveau le médecin-inspecteur à la demande de l'inspecteur du travail, et que, sur son avis, celui-ci a le droit d'exiger que l'enfant soit renvoyé de l'établissement ou qu'on lui donne, dans l'atelier, un autre travail moins fatigant et plus *adéquat* à ses forces.

Dans la pratique, les inspecteurs réclament très rarement cet examen médical — personnellement nous avons examiné jusqu'à ce jour plus de 400 enfants et délivré à peu près autant de certificats d'aptitude physique, pas une seule fois nous n'avons été appelé à examiner un enfant sur réquisition de l'inspecteur du travail — il leur suffit, en général, de signaler aux patrons que tel enfant leur paraît trop faible pour tel travail auquel il est occupé, pour que cet enfant soit soustrait à l'air confiné de l'atelier et employé à faire des courses ou occupé à tel travail, moins pénible, que l'inspecteur a le droit de spécifier.

Voilà donc bien établi le double rôle du médecin-inspecteur quant à cette loi; nous allons voir comment il doit le remplir, en pratique.

Examen de l'enfant de douze à treize ans. — Nous avons comparé cet examen au conseil de revision des conscrits; il y a cependant, au point de vue de l'examen en lui-même, une différence notable : au conseil de revision on se trouve en présence de conditions *nécessaires* et bien déterminées de taille, de poids, de périmètre thoracique, etc., du côté du conscrit, les fatigues à supporter étant à peu près les mêmes pour tous. Rien de pareil pour le certificat d'aptitude physique, ni du côté de l'examiné, ni surtout en ce qui concerne les travaux industriels, infiniment variés au point de vue de la fatigue qu'ils entraînent. La question du certificat est donc bien plus complexe.

D'autre part, la loi exige que ce certificat porte l'indication des travaux auxquels l'enfant est reconnu apte; c'est supposer que le médecin est au courant, dans les détails, des divers modes de travail industriel et des fatigues qu'ils comportent : c'est à peu près impossible. Le médecin doit donc limiter son rôle à l'examen de l'*aptitude générale* de l'enfant au travail et voir si l'enfant a atteint un développement normal et ne présente pas d'infirmité, de maladie, ou simplement même une prédisposition ou un état général qui l'empêchent de faire un travail quelconque, de difficulté moyenne ou qui puisse léser son état de santé.

Il va sans dire qu'il ne s'agit pas d'examiner cet enfant aussi minutieusement qu'on le fait pour un malade ou un candidat à une assurance sur la vie, c'est-à-dire organe par organe; ce n'est pas utile. En effet, une sélection se produit déjà par le fait qu'un contrôle existe et, ceci est une donnée de l'expérience : les enfants qu'on présente à l'examen du médecin-inspecteur sont, d'une façon générale, doués d'une bonne santé; la crainte d'être éliminés empêche la plupart des enfants qui ont des chances de l'être, d'affronter la visite médicale. Le médecin peut donc, le plus souvent, s'en tenir à un examen général et superficiel, et s'en rapporter à l'impression de bonne santé et de vie que respire l'enfant qui se porte bien et qui ne sait pas encore déguiser ses sensations.

Il peut cependant se présenter des enfants chétifs, d'aspect souffreteux, des malades même, que la cupidité ou la misère des parents pousse à faire travailler. Il n'est pas difficile à l'œil exercé du praticien de les classer d'emblée, et c'est dans ce cas seulement qu'un examen plus minutieux est nécessaire pour établir le diagnostic exact de leur affection qui est en général peu intense ou à son début.

C'est parfois une claudication ou une gêne des mouvements qui attirent d'abord l'attention : c'est du côté des os et des articulations qu'il faut chercher : *luxation congénitale de la hanche, déviation de la colonne vertébrale* au premier degré; *nouures* et déformations rachitiques légères : *tibias en lame de sabre, genu valgum, genu varum; exostoses de développement,* syphilitiques ou non, des os longs; *pied-bot;* cicatrices, raideurs ou ankyloses, provenant d'*ostéomyélite, synovite* ou *ostéoarthrite* anciennes guéries. D'autrefois, c'est une lésion nerveuse : *pied-bot* paralytique léger, *paralysie infantile* partielle d'une jambe ou *atrophie musculaire.*

Chez d'autres enfants, c'est la pâleur qui frappe de prime abord; mais qu'on ne se hâte pas de dire *chloro-anémie,* surtout si c'est un garçon, c'est peut-être du *chloro-brightisme* (recherche de l'albumine) résidu d'une ancienne scarlatine, ou de *l'anémie prétuberculeuse* que l'auscultation du sommet des poumons (Voir p. 244) permet de déceler, ou encore de *l'anémie adénoïdienne* (facies hébété, figure en lame de couteau, etc.). D'autrefois, cet enfant présente de la *polyadénite* qui dénonce l'adénopathie trachéo-bronchique (Voir p. 243); ou de la *scrofulose* (facies lymphatique, blepharo-conjonctivite, cicatrices écrouelleuses, etc.). Qu'on n'oublie pas de contrôler l'état de l'abdomen et de voir s'il n'existe pas de la laxité, de la faiblesse de la paroi ou même une *hernie* plus ou moins développée.

Un *goître,* un *bec de lièvre,* une *malformation digitale,* à moins d'être très importants, ne peuvent, le plus souvent, empêcher la délivrance du certificat, mais ils avertissent qu'il peut y avoir d'autres vices de développement plus sérieux : imperforations diverses, infantilisme, troubles nerveux ou psychiques qu'il faut rechercher par l'interrogatoire et l'examen : *palpitations* d'effort, *épilepsie,* etc. Du côté des organes des sens, c'est une forte diminution de l'acuité auditive, une *myopie* intense, des *ophtalmies* scrofuleuses; du côté de la peau ou du cuir chevelu, les *teignes* fort contagieuses et très longues à guérir. Ce n'est parfois même qu'une *croissance exagérée,* trop rapide, s'accompagnant d'amaigrissement, de pâleur et d'affaiblissement général, sans lésion encore déterminée, mais qui réclame impérieusement du grand air, de la gymnastique raisonnée et du repos — comme toutes les affections que nous venons de passer rapidement en revue et qui s'opposent à une entrée prématurée à l'atelier.

On aura rarement à examiner des enfants atteints de ces maladies à un degré avancé, encore moins à dépister une tumeur blanche, un mal de Pott, une arthropathie hérédo-syphilitique avec ou sans hydarthrose, un pied plat valgus douloureux, des ostéoalgies de croissance, etc., affections assez fréquentes chez l'adolescent et parfois compatibles, à leur période initiale, avec une mobilité presque normale et un état général assez bon, mais qui sont, même au début, des maladies douloureuses, plus ou moins aiguës et par conséquent, ne permettant pas à des parents, même fort cupides, de chercher à faire travailler les enfants qui en sont atteints. En tout cas, en présence d'une des affections que nous avons citées et dans d'autres qui s'y rapportent, le médecin-inspecteur ne doit pas hésiter à refuser le certificat d'aptitude physique qu'on lui demande.

Certificat d'aptitude physique. — Ce certificat est exempt de timbre; il est établi sur papier libre et comme la loi n'a pas fixé sa teneur, le médecin peut le rédiger comme il lui convient, à condition qu'il contienne les indications nécessaires.

Dans la pratique il existe des imprimés déposés dans les mairies où les enfants vont les prendre et après en avoir fait remplir les « blancs », se présentent à la visite du médecin qui n'a plus qu'à signer, si l'état de santé de l'enfant est satisfaisant et à rendre le certificat à l'examiné. En voici le libellé :

DÉPARTEMENT D...................................

COMMUNE D...................................

CERTIFICAT D'APTITUDE PHYSIQUE

DES ENFANTS DE DOUZE A TREIZE ANS
SE DESTINANT AU TRAVAIL DANS L'INDUSTRIE
(Loi du 2 novembre 1892)

Je soussigné, Docteur...................................
médecin (1)...................................
chargé de l'examen médical des enfants de douze à treize
ans qui se destinent à l'industrie, déclare avoir procédé à la
visite du jeune...................................
né le...................................domicilié...................................
et atteste que cet enfant peut être occupé, sans inconvénient
pour sa santé, comme ouvrier..................................., profession
à laquelle il m'a dit vouloir se livrer.

En foi de quoi j'ai délivré le présent certificat.

Fait à..................................., le...................................19 .

(Signature)

Qualité du médecin chargé de l'examen.

On remarquera que la formule ci-dessus ne comporte que la mention du travail que dit vouloir exercer le sujet, et non l'énoncé des travaux qu'il peut exécuter ainsi que le voudrait la loi : la compétence du médecin ne peut s'étendre jusque-là et il est préférable de s'en tenir à cette formule un peu vague, mais adoptée par l'administration.

Examen de l'enfant de douze à seize ans. — Nous savons que cet examen est parfois requis par l'inspecteur du travail à l'effet de constater si tel enfant est suffisamment robuste pour faire le travail auquel il est occupé. C'est un arbitrage, une expertise presque, qui nécessite un examen complet et minutieux de l'adolescent, et qui demande aussi une enquête sur le travail exécuté et les conditions dans lesquelles il se fait.

Le médecin visite le sujet comme un malade, organe par organe, et le diagnostic établi, il expose le résultat de son examen dans un rapport avec conclusion nette, affirmative ou négative, sur l'aptitude du jeune ouvrier à faire le travail dont il est chargé. Ce rapport est établi sur papier libre et son libellé est celui de tous les rapports.

Gratuité de l'intervention médicale. — Nous n'avons envisagé, jusqu'à présent, que le côté purement médical ou administratif de la question et nous n'avons pas parlé, à dessein, d'une obligation spéciale de cette loi : la *gratuité* de l'intervention médicale; examens et certificat ou rapport.

Le législateur a voulu ne pas imposer une dépense au père de famille ou au patron, c'est pourquoi il a décrété la gratuité du certificat; mais comme il ne pouvait espérer que tout le corps médical accepterait, sans honoraires, une semblable charge, il a pris soin de spécifier que l'on devrait s'adresser à des médecins chargés d'un service public déjà rémunéré, qui ne pouvaient se refuser à remplir cette nouvelle mission. D'ailleurs, les circulaires ministérielles recommandent expressément aux préfets de s'assurer préalablement de l'acceptation des médecins qu'ils doivent désigner pour ces services. Il n'est donc pas douteux que le médecin-inspecteur ne doive recevoir aucun honoraire pour l'examen médical et le certificat d'aptitude physique non plus que pour une visite d'enfant requise par l'inspecteur du travail.

Est-ce équitable? Je n'hésite pas à répondre non. « Tout travail mérite un salaire » répète-t-on à tout propos; or, si le médecin-inspecteur est déjà rétribué, il l'est pour des fonctions bien déterminées : inspection des enfants du premier âge, inspection des écoles, examen des infirmes et incurables, etc.; lui ajouter de nouvelles fonctions, c'est-à-dire une certaine responsabilité, des tracas, une perte de temps, implique rationnellement une rétribution nouvelle, surtout si l'on veut bien se souvenir combien sont mal « honorés » ces divers services d'inspection. Pourquoi, dès lors, en poussant ce principe à ses limites, ne pas décider que la visite des infirmes et incurables sera gratuite, de même que les vaccinations, puisque ces services sont remplis par ces mêmes médecins déjà rétribués pour l'inspection des écoles ou de la première enfance?...

On a dit aussi, pour refuser toute rétribution à propos de la loi qui nous occupe, que les quelques visites et certificats qu'aurait à faire chaque médecin ne constituaient pas pour lui un surcroît de travail bien considérable. Dans la campagne peut-être, mais non dans les villes industrielles et, pour ne citer que ce qui nous est personnel, c'est chaque année 80 ou 100 enfants que nous examinons ainsi,

Le législateur a commis là un abus de pouvoir et M. Pichon, député, a justement dit : « Du moment où l'on demandait aux médecins un travail supplémentaire qui sera considérable, il fallait rétribuer ce service. »

Dans la pratique, les préfets n'ont pas rencontré, au début surtout, toute la docilité qu'ils espéraient trouver chez les médecins-inspecteurs auprès de qui les appels aux sentiments et au désintéressement sont par trop fréquents : le syndicat des médecins du Calvados, entre autres, aurait même refusé catégoriquement de délivrer gratuitement le certificat d'aptitude physique; et dans certains centres la gratuité n'est assurée qu'aux enfants indigents.

Il y a là, en tout cas, une revendication légitime que les médecins-inspecteurs doivent faire aboutir : alors, la loi de 1892 ne lésant personne sera vraiment une belle loi.

CHAPITRE VII

ASSISTANCE OBLIGATOIRE AUX VIEILLARDS
AUX INFIRMES
ET AUX INCURABLES PRIVÉS DE RESSOURCES

A) Loi du 14 juillet 1905

ART. 1 (modifié par l'article 35 de la loi du 31 décembre 1907). — *Tout Français privé de ressources, soit âgé de soixante-dix ans, soit atteint d'une infirmité ou d'une maladie reconnue incurable qui le rend incapable de subvenir par son travail aux nécessités de l'existence, reçoit, aux conditions ci-après, l'assistance instituée par la présente loi.*

. . . .

ART. 18. — *L'assistance doit être retirée lorsque les conditions qui l'ont motivée ont cessé d'exister.....*

ART. 19. — *Les vieillards, les infirmes et les incurables ayant le domicile de secours communal ou départemental reçoivent l'assistance à domicile. Ceux qui ne peuvent être utilement assistés à domicile sont placés, s'ils y consentent, soit dans un hospice public, soit dans un établissement privé ou chez des particuliers, ou enfin dans les établissements publics ou privés où le logis seulement, et indépendamment d'une autre façon d'assistance, leur est assuré.*

*Le mode d'assistance appliqué à chaque cas indivi-
duel n'a aucun caractère définitif.*

. . . .

Art. 26. — *Les frais de visite occasionnés par la délivrance des certificats médicaux aux infirmes et aux incurables et les frais de transport des assistés sont supportés, s'il y a lieu, par la commune, par le département
ou par l'État, suivant que ceux-ci ont le domicile de secours communal ou départemental, ou qu'ils sont dépourvus de domicile de secours.....*

. . . .

Art. 38. — *Les certificats, significations, jugements,
contrats, quittances et autres actes faits en vertu de la
présente loi, et ayant exclusivement pour objet le service
de l'assistance aux vieillards, aux infirmes et aux incurables, sont dispensés du timbre et enregistrés gratis
lorsqu'il y aura lieu à la formalité de l'enregistrement.*

. . . .

Art. 40. — *Il n'est pas dérogé aux lois relatives aux
aliénés.*

. . . .

Fait à Paris, le 14 juillet 1905.

B) Décret portant règlement d'administration
publique du 3 août 1909

. . . .

Art. 5. — *La liste des personnes admises à l'assistance est adressée au sous-préfet, qui les transmet dans
les vingt jours au préfet.*

*La liste doit être accompagnée, pour chaque personne
admise à l'assistance, des pièces suivantes :*

1° Si la personne a plus de soixante-dix ans, son bul-

letin de naissance, et si elle n'a pas atteint cet âge, un certificat médical établissant qu'elle est atteinte d'une infirmité ou d'une maladie incurable la mettant dans l'impossibilité de subvenir par son travail aux nécessités de l'existence;

2º *Etc.*

. . . .

Fait à Paris, le 3 août 1909.

C) Circulaire du ministère de l'Intérieur du 16 avril 1906

(Direction de l'assistance et de l'hygiène publiques — 3ᵉ bureau)

INSTRUCTIONS POUR L'EXÉCUTION DE LA LOI

Monsieur le Préfet, je vous ai transmis, le 29 juillet dernier, le texte de la loi du 14 juillet 1905 relative, etc.; mais je vous annonçais en même temps l'envoi d'instructions détaillées qui vous serviraient de guide dans l'application dont vous êtes chargé. Ce sont ces instructions que je vous adresse aujourd'hui. Je me propose de passer en revue chacun des articles, en commentant le texte au moyen des travaux préparatoires et de la jurisprudence qui s'est formée autour des dispositions de la loi du 15 juillet 1893, sur l'assistance médicale gratuite, auxquelles le législateur de 1905 s'est maintes fois référé; je vous entretiendrai aussi des soins qui incombent à votre administration pour la mise en œuvre des prescriptions de la nouvelle loi et des directions que vous devrez donner aux autorités locales afin d'assurer au mieux le respect des intérêts en présence, à savoir : d'une part, le droit des bénéficiaires à recevoir le secours nécessaire, et d'autre part, le ménagement des deniers publics, qui ne doivent pas être grevés au delà du nécessaire.

ARTICLE 1

. . . .

II. — La deuxième condition requise est d'être *privé de ressources ;* il faut entendre par là, du moins pour les personnes qui peuvent être assistées à domicile, n'avoir point de revenus équivalents à ce qui sera reconnu, dans chaque commune, indispensable à l'existence, soit le taux de l'allocation mensuelle prévue par l'article 20. Quant aux personnes dont l'état réclame l'hospitalisation, devront être regardées comme privées de ressources celles qui ne sauraient, au moyen de leurs revenus, payer le prix fixé pour la pension...

III. — Une troisième condition est l'*incapacité de subvenir par le travail aux nécessités de l'existence.* L'obligation du travail est primordiale et, seule, l'impossibilité de la remplir justifie l'appel au concours d'autrui. On interprètera le terme « nécessités de l'existence » ainsi qu'il est dit sous le n° II ci-dessus....

Comment sera-t-il établi que tel invalide est incapable de subvenir par le travail aux nécessités de l'existence ? Le rapporteur de la Chambre des députés, M. Bienvenu-Martin, qui envisageait seulement l'infirme et l'incurable, s'exprimait ainsi sur ce point : « Dans la plupart des cas, l'infirmité ou la maladie incurable sera de notoriété publique : il serait superflu alors d'exiger un certificat médical qui occasionnerait une dépense sans utilité. Dans d'autres, où elle sera moins évidente, l'infirme ou l'incurable pourra produire un certificat délivré par un médecin de son choix, sauf au maire à faire contrôler ses attestations par tel autre médecin qu'il désignera. Et le conseil municipal statuera ensuite en toute liberté, sous réserve des recours organisés par la loi. »

On ne peut tracer aucune règle fixe. Tel aveugle, par exemple, malgré son infirmité, et grâce à une éducation appropriée, est en état de gagner largement sa vie ; et tel autre est réduit à l'impuissance. Les cas devront donc être élucidés et appréciés un à un, non seulement d'après les constatations médicales, mais d'après les témoignages et la notoriété publique.

IV. — La dernière condition est d'être septuagénaire, infirme ou incurable... L'infirmité et l'incurabilité sont choses relatives. Les autorités locales et la commission d'appel devront juger chaque espèce dans un esprit modéré, se gardant d'une trop grande rigueur, qui risquerait de méconnaître un droit et d'une trop grande facilité qui sacrifierait les deniers publics sans nécessité réelle. Surtout, elles devront écarter résolument toutes considérations étrangères; agir autrement serait compromettre le succès de cette loi humanitaire et contrevenir aux intentions de ses auteurs. On devra aussi distinguer avec soin l'infirmité et l'incurabilité de la maladie même chronique, qui reste du ressort de la loi du 15 juillet 1893. Il ne faudrait pas qu'après avoir, par un subterfuge qu'excusait l'humanité, traité comme malades des incurables pour lesquels l'assistance n'était pas encore obligatoire, on fît maintenant passer des malades pour des incurables afin d'atténuer, au détriment de l'État, la charge normale des finances communales et départementales.

. . . .

ARTICLE 18

Si l'assistance est obligatoire quand le besoin est légalement démontré, elle doit avoir ce besoin pour limite et cesser dès que le besoin lui-même a cessé, ce qui peut arriver de diverses façons : on découvre, par exemple, à l'assisté, des ressources qu'il avait dissimulées, ou il lui en survient de nouvelles suffisantes pour le faire vivre; ou bien il est condamné à l'emprisonnement ou placé dans un asile d'aliénés; dans ce cas, le retrait de l'assistance s'impose... Ce n'est pas seulement le fait de l'assistance qui doit être limité au besoin, c'est aussi la modalité; comme le porte le second paragraphe de l'article 19, le mode d'assistance appliqué à chaque cas individuel n'a aucun caractère définitif. Le retrait peut être partiel : par exemple, la survenance de quelques modiques ressources peut amener la réduction du chiffre de l'allocation mensuelle; un incurable, un infirme dont l'hospitalisation avait été jugée nécessaire, par l'effet d'une amélioration survenue dans son état, deviendra susceptible de recevoir l'assistance à domicile. Dans la première hypothèse, l'allocation *devra* être réduite; dans la seconde, l'assistance à domicile *devra* être substituée à l'hospitalisation.

La situation inverse se présentera; les circonstances

comporteront une augmentation de l'allocation mensuelle : une aggravation dans l'état de l'infirme ou de l'incurable, d'abord assisté à domicile, exigera son hospitalisation...

. . . .

Article 26

Cet article s'occupe des dépenses accessoires occasionnées soit par l'intervention du médecin, soit par les transports auxquels peut donner lieu le fonctionnement du service; ces dépenses ont le sort de la dépense principale de l'assistance : elles sont supportées par les collectivités débitrices de cette assistance...

Frais médicaux. — ... Les frais de visite auxquels donnera lieu la délivrance d'un certificat que le requérant aura spontanément réclamé à un médecin de son choix, pour appuyer sa demande d'assistance, incombent au requérant, non aux collectivités; c'est l'affaire propre du requérant. Mais si le bureau d'assistance, le conseil municipal, la commission cantonale, la commission départementale ou la commission centrale provoquent la délivrance d'un certificat médical, nul doute que les frais de visite occasionnés par cette délivrance ne soient dus par les collectivités, alors même que la demande de l'assistance serait écartée, car c'est dans l'intérêt de ces collectivités que l'intervention du médecin se sera produite.

L'article 26 mentionne seulement les frais de visite; c'est une expression générale qui doit aussi comprendre, suivant moi, les frais de consultation. Que le médecin se soit transporté chez l'indigent ou que celui-ci soit venu se faire examiner en son cabinet, il y a toujours eu visite et le praticien doit être rémunéré de sa peine.

. . . .

Paris, le 16 avril 1906.

Le Ministre,

G. Clemenceau.

D) Circulaire du ministère de l'Intérieur
du 14 juillet 1908

INSTRUCTIONS RELATIVES A L'APPLICATION DE LA LOI

Monsieur le Préfet,... Ma circulaire du 16 avril 1906 constituait un premier commentaire de la loi; depuis cette époque, de nombreuses questions se sont posées et sur quelques-unes la Commission centrale ou le Conseil d'État lui-même ont fixé leur jurisprudence...

ARTICLE 1

A) *Mineurs de seize ans* (1)

La loi du 14 juillet 1905 n'est pas applicable aux enfants, infirmes ou incurables, âgés de moins de seize ans. L'avis de la Commission centrale que je vous ai fait connaître par ma circulaire du 27 avril 1907 est nettement motivé...

En attendant qu'intervienne une loi spéciale, que peut-on faire pour les enfants, infirmes ou incurables, de moins de seize ans?

1° D'abord, s'il s'agit d'un jeune sourd-muet ou d'un aveugle, j'ai à peine besoin de rappeler qu'il convient de lui assurer, dès qu'il aura l'âge scolaire, les bienfaits de l'instruction en même temps générale et professionnelle, soit dans une de nos institutions nationales (sourds-muets : Paris et Chambéry; sourdes-muettes : Bordeaux et Chambéry; aveugles, filles et garçons : Paris), soit dans un établissement privé spécial...

. . . .

4° Ai-je besoin d'indiquer combien il serait grave de ranger prématurément parmi les « incurables » des enfants

---

(1) Depuis cette circulaire ministérielle, la loi sur les anormaux a été promulguée (15 avril 1909); de plus, il est question d'abaisser la limite d'âge à partir de laquelle est applicable la loi sur l'assistance aux vieillards, infirmes et incurables.

à l'égard desquels on n'aurait point épuisé tous les moyens possibles de cure? La loi du 15 juillet 1893 sur l'assistance médicale gratuite offre ici le mode d'action utile;

5° Enfin, j'attire votre attention sur le point suivant : il est de ces petits infirmes dont l'incurabilité est avérée, mais qui néanmoins, placés dans certaines conditions, grâce à un apprentissage spécial, peuvent être, au moins partiellement, adoptés à la vie économique et mis à même de gagner leur subsistance : c'est, par exemple, le cas d'enfants dont les membres inférieurs sont paralysés, et le devoir d'assistance sociale est ici de leur donner précisément cette éducation professionnelle appropriée à leur état physique. Il conviendra d'encourager les œuvres d'initiative privée qui se proposent un si noble but. Vous me les signalerez avec soin. Les enfants qui y seront placés pourront, comme les jeunes aveugles et sourds-muets, bénéficier de fractions de bourses allouées par l'État.

. . . .

B) *Infirmes*

Lorsque la personne qui demande le bénéfice de la loi est âgée de moins de soixante-dix ans, elle doit établir « la preuve qu'elle est atteinte d'une infirmité ou maladie reconnue incurable », et que cette infirmité ou maladie incurable la rend « incapable de subvenir par son travail aux nécessités de l'existence ». Dans certaines régions, se manifeste une tendance très fâcheuse à admettre des personnes atteintes d'une infirmité quelconque. S'il est vrai que cette infirmité constitue souvent une gêne fort grave, qui détermine une notable diminution de la faculté de travail et rend très difficile au malheureux l'obtention d'un emploi lucratif; s'il est vrai que ces situations sont très dignes d'intérêt, il n'en reste pas moins évident que la loi de 1905 n'a pas pu se proposer de venir en aide à toutes les misères. Si étendu qu'il soit, son champ d'action est limité, et, dans ces cas qui sont en dehors de son domaine, il appartient aux bureaux de bienfaisance d'intervenir.

Vous ne sauriez donc faire examiner avec trop d'attention les certificats médicaux. Dans les affaires qui lui ont été soumises, il a été donné à la Commission centrale de voir passer des certificats où un médecin déclarait, par exemple, que le postulant était « atteint de claudication, ce qui le met dans l'impossibilité de gagner sa vie ». Je ne crains pas de dire que ces certificats constituent de mauvaises actions, car ils donnent aux infirmes à qui ils sont délivrés de vaines illusions bientôt suivies de déceptions amères le jour où les commissions, appliquant la loi, rejettent leurs demandes.

Est-il besoin d'indiquer que le caractère de l'infirmité ne peut être apprécié, au point de vue qui nous occupe, qu'en tenant compte de l'âge? Un jeune homme de vingt ans, qui a eu le malheur de subir l'amputation d'une jambe, est souvent obligé d'abandonner sa profession, mais il en peut trouver une autre exigeant surtout l'usage des bras, tandis que cette nouvelle adaptation serait impossible pour une personne âgée.

C) *Incurables tuberculeux*

C'est surtout lorsqu'il s'agit de maladies proprement dites que le diagnostic est délicat, et délicate aussi la tâche des collectivités chargées de se prononcer. Il est ici nécessaire d'exiger un certificat descriptif précis, surtout lorsqu'il s'agit de tuberculose. Si l'on doit tenir pour certain que la tuberculose est une maladie guérissable, il est non moins certain malheureusement que, en l'état actuel de la science, elle ne l'est qu'autant que l'affection n'a pas atteint un certain degré; mais une déclaration médicale ne suffit pas. Il faut un certificat précis et détaillé sur lequel, en cas de recours, la commission cantonale et la Commission centrale pourront asseoir leur jugement. Souvent des contre-visites s'imposeront.

C'est spécialement sur les assistés admis à titre d'infirmes ou d'incurables que le contrôle sur place est indispensable pour prévenir, déceler et supprimer les abus.

D) *Idiots et épileptiques*

Il n'est pas dérogé, porte l'article 40, aux lois relatives aux aliénés. Les idiots et les épileptiques doivent-ils être regardés comme des aliénés régis par la loi de 1838, ou comme des infirmes ou incurables bénéficiaires de la loi de 1905? La question souvent posée ne comporte pas de réponse absolue. C'est par espèce qu'il faut chercher une solution, et, pour se décider, on devra presque toujours recourir à l'appréciation d'un médecin aliéniste qui examinera le sujet. D'une manière générale, il est à considérer que l'idiot, admis à l'assistance de la loi de 1905, serait presque toujours un objet de gêne considérable pour les autres pensionnaires de l'établissement s'il était hospitalisé, et, chose plus grave, qu'on ne pourrait l'hospitaliser que s'il y consentait, et seulement tant qu'il y consentirait; il lui serait loisible de réclamer l'assistance à domicile. Or, personne ne conteste les dangers que court l'idiot libre de vaguer et les dangers qu'il fait courir à autrui.

Quant aux épileptiques, on peut en dire à peu près autant, suivant la fréquence et la gravité des crises. Il se peut qu'un épileptique, même incurable, ne soit pas, du fait de sa triste maladie, empêché de subvenir par son travail aux nécessités de l'existence; il se peut qu'incapable de travailler, son état ne comporte pas le placement dans un asile d'aliénés; mais il se peut que ce placement soit le mode d'assistance qui convienne le mieux à la situation. C'est affaire au médecin aliéniste d'en juger.

. . . .

ARTICLE 3

E) *Enfants assistés infirmes ou incurables devenus majeurs*

Les enfants assistés infirmes ou incurables restent jusqu'à leur majorité ou leur émancipation à la charge du service départemental des enfants assistés; ils ne sont donc pas « privés de ressources » et la loi de 1905 ne leur est pas applicable.

Après leur majorité, cette charge incombe au nouveau service de la loi de 1905...

. . . .

Fait à Paris le 14 juillet 1908.

Le Ministre,
G. CLEMENCEAU.

E) Circulaire du ministère de l'Intérieur
du 6 mars 1910

Monsieur le Préfet,...
Art. 1. — *Conditions dont le postulant doit justifier.*

. . . .

D) *Infirmes et incurables*

Le rapport de l'inspection générale constate l'excessive facilité avec laquelle certains médecins délivrent des certificats d'infirmité ou d'incurabilité. Comme je l'indiquerai plus loin, une disposition de l'article 5 du règlement d'administration publique procure le moyen de remédier à cet abus; mais dès à présent j'appelle votre attention sur les points suivants :

16. — Parfois le médecin certificateur atteste que le postulant se trouve dans un cas prévu par l'article 1 ou, après avoir indiqué l'existence de telle infirmité ou de telle maladie incurable, en tire la conclusion que l'intéressé est incapable de subvenir aux besoins de la vie, sans que cette conclusion s'impose nullement; par exemple, après avoir certifié que telle personne est affectée d'un pied-bot, d'une hernie, le praticien ajoute que cette infirmité la rend incapable de tout travail. On ne doit pas s'arrêter à une telle conclusion; si le médecin a toute compétence pour signaler l'état physique du sujet soumis à son examen, c'est à d'autres que le législateur a confié le soin de statuer sur l'admission à l'assistance et donc d'apprécier si l'état physique décrit par l'homme de l'art correspond à la condition qu'exige l'article 1.

17. — Je n'ai pas à revenir sur les explications que vous a fournies la circulaire du 14 juillet 1908 sur l'exclusion des mineurs de seize ans, sur ses motifs et sur les conséquences qui en découlent...

18. — Certains médecins, formulant comme lorsqu'il s'agit d'accident du travail, spécifient que la faculté de travail de l'infirme ou de l'incurable est réduite d'une quotité donnée : à une moitié, un tiers, un quart, par exemple; ce serait une erreur d'en prendre texte pour

accorder la moitié, les deux tiers, ou les trois quarts du taux de l'allocation mensuelle; en effet, il est évident que si la faculté partielle de travail conservée par le postulant lui permet de se procurer un gain supérieur, ou même seulement égal à ce taux, nulle raison n'existe de l'admettre à l'assistance; la Commission centrale a jugé ainsi par décision, en date du 11 février 1909.

19. — Telles infirmités mettent le malheureux qui en est affligé dans l'impossibilité de gagner sa vie, mais sont susceptibles d'amélioration moyennant des soins appropriés. On n'est pas alors en présence d'un cas prévu par la loi de 1905; c'est à la loi du 15 juillet 1893 sur l'assistance médicale gratuite qu'il faut recourir (Commission centrale, 11 févr. 1909).

20. — C'est encore cette loi, à défaut de celle du 7 août 1851, qui est appplicable, et non la loi de 1905, quand le postulant, atteint d'une maladie plus ou moins lente, mais non incurable de sa nature, est arrivé à un point où les médecins désespèrent de la guérison.

Cette personne n'est pas une incurable au sens de l'article 1. Je ne méconnais point que la distinction présente des difficultés; il faut pourtant la faire sous peine d'arriver à cette conséquence absurde qu'autrement presque tous les malades, aux approches de la mort, relèveraient de la loi de 1905. Pour différencier les deux cas, la meilleure méthode paraît être de ne regarder comme incurables, dans la signification légale du mot, que ceux dont la place n'est pas dans une salle d'hôpital.

E) *Aliénés*

21. — Une dernière observation paraît nécessaire en ce qui touche les aliénés. Naguère il arrivait que des vieillards fussent maintenus dans un asile d'aliénés bien qu'ils n'eussent besoin ni de la surveillance, ni des soins spéciaux, qui ne peuvent être donnés que dans ces établissements; ils étaient conservés là par commisération, parce qu'ils étaient sans famille, sans ressources, parce que leur état de sénilité les mettait dans l'impossibilité de gagner leur vie par le travail et qu'il paraissait ainsi inhumain de les faire sortir de l'asile pour les laisser sans subsistance le long des routes. Mon prédécesseur a, dans sa circulaire du 10 novembre

1906, appelé votre attention sur ces cas; ces vieillards ont quitté l'asile pour l'hospice et ce n'est pas un des moindres bienfaits de la loi de 1905 d'avoir assuré à cette catégorie de malheureux une vieillesse plus paisible que celle qui leur aurait été réservée à l'asile d'aliénés.

22. — Mais, en sens inverse, il pourrait advenir que, pour des raisons diverses, on admît au bénéfice de la loi de 1905 des personnes qui sont notoirement atteintes d'aliénation mentale et auxquelles il serait impossible de laisser la pleine liberté de l'assistance à domicile ou la liberté réduite, mais si large encore, de l'hospice, sans danger pour l'ordre public, sans périls pour elles-mêmes ou pour autrui. Je vous prie de veiller à ce que de telles erreurs ne puissent être commises : il ne faut pas oublier que la loi de 1838 sur le régime spécial des aliénés subsiste tout entière (art. 40).

. . . .

ARTICLE 9

Envoi des listes au préfet — Constitution des dossiers
qui doivent les accompagner

. . . .

3. — Vous remarquerez que, sauf pour les vieillards de soixante-dix ans, le dossier doit contenir un certificat médical établissant que la personne admise à l'assistance est atteinte d'une infirmité ou d'une maladie incurable la mettant dans l'impossibilité de subvenir par son travail aux nécessités de l'existence. J'ai dit, dans l'article 1, comment il convenait que ce certificat fût délivré. L'intervention du médecin étant rendue obligatoire, il y a lieu d'appliquer la disposition de l'article 26 de la loi portant : « Les frais de visite occasionnés par la délivrance de certificats médicaux aux infirmes et aux incurables sont supportés par la commune, le département ou par l'État suivant que les assistés, etc.... »

4. — Les dépenses résultant de la délivrance des certificats médicaux incombent par là-même au service ; la conséquence est qu'il vous appartient de désigner des praticiens qualifiés pour attester l'état physique des impétrants. Avant de les investir de cette qualité, vous vous

assurerez qu'ils sont dans une situation assez indépendante pour que leur dire soit accepté sans hésitation. Ils devront rappeler sur le certificat le mandat dont votre confiance les aura investis.

5. — C'est au conseil général que reste confié le soin de fixer le tarif des honoraires auxquels les médecins de service auront droit; ce tarif distinguera suivant que le praticien visitera le postulant dans son cabinet, ou qu'il aura dû se rendre au domicile du postulant, ce qui ne sera pas le plus souvent nécessaire.

. . . .

Les pièces qui désormais vous doivent être obligatoirement adressées par le maire, en vertu des prescriptions du décret du 3 août, vous permettront d'instituer un premier examen des titres de chacun des nouveaux inscrits : s'il s'agit d'un vieillard pour lequel aucun certificat médical n'est produit, le bulletin de naissance devra être vérifié; s'il s'agit d'une personne de moins de soixante-dix ans, il conviendra de lire fort attentivement le certificat médical, de pointer les cas où ce certificat vous paraîtra insuffisant pour justifier l'attribution à l'intéressé du bénéfice de la loi.

A cet égard je vous présenterai une double observation.

Je vous rappellerai en premier lieu, que l'admission à soixante-dix ans est la règle, l'admission à un âge moindre devant rester l'exception; l'infirme ou l'incurable ne doit donc être admis que dans le cas d'invalidité grave nettement établie, lorsque cet état physique le met dans l'impossibilité de gagner, par son travail, un salaire au moins égal au taux de l'allocation mensuelle de la commune. Qu'il y ait en dehors des cas visés et définis ainsi par la loi des situations extrêmement intéressantes, cela est malheureusement certain, mais il convient de ne pas perdre de vue que, si étendus qu'en soient et doivent être les bienfaits, la loi du 14 juillet 1905 n'a pas et ne pouvait se proposer d'apporter un allègement à toutes les misères; dans bien des cas où elle ne saurait intervenir, il appartient d'ailleurs aux bureaux de bienfaisance de donner, s'il y a lieu, des secours.

En outre, ayant sous les yeux un certificat médical, vous ne devez considérer comme décisives les conclusions que si les prémisses mêmes sont suffisamment précises et convaincantes; un certificat constatant, par exemple, qu'une personne est atteinte de hernie, d'artério-sclérose, de rhumatismes ou de varices, et qu'elle est, en conséquence, hors d'état de travailler, n'a en aucune façon ce caractère décisif, quelle que soit la formule finale employée et qu'explique, sans la justifier, la complaisance du médecin. Si donc ne figurent pas au dossier d'autres éléments d'information desquels il résulte nettement qu'en fait la personne visée ne relève pas de la loi de 1893, qu'elle est incurable, qu'elle se trouve dans l'impossibilité absolue et définitive de tirer de son travail un salaire égal au taux de l'allocation mensuelle, vous n'hésiterez pas à prendre de suite l'initiative d'un recours. Tout cas où le médecin se sera borné à dire que l'intéressé est atteint de tuberculose ou de maladie de cœur sera aussi à examiner de très près. Vous ne manquerez pas de faire les observations nécessaires aux médecins ayant l'habitude de présenter des certificats si insuffisants. ..

Lorsque ces constatations auront été relevées avec soin, un état sera dressé des communes dans lesquelles il est le plus urgent que vous envoyiez le contrôleur sur place. Celui-ci s'adressera d'abord au maire, puis, s'il y a lieu, au bureau d'assistance, afin de leur signaler les anomalies que présente, dans la commune, l'application de la loi; il s'entourera de tous les renseignements utiles; il visitera spécialement les personnes inscrites comme infirmes et incurables et à l'égard desquelles les certificats médicaux semblent les plus douteux; il réunira ainsi, etc...

Paris, le 6 mars 1910.

Le Ministre,

Aristide BRIAND.

Parmi les lois sociales et humanitaires qui sont à l'honneur de la IIIe République il n'en est pas qui se justifie plus que celle qui institue l'assistance obligatoire aux vieillards, aux infirmes et aux incurables ; n'est-ce pas, en effet, pour toute société organisée, un impérieux devoir de venir en aide à ceux de ses membres indigents à qui l'âge ou les maladies ne permettent plus de subvenir, par leur travail, aux nécessités de l'existence. La charité publique et privée, depuis bien longtemps déjà, secourait ces malheureux, mais il appartenait à l'État de régulariser cette assistance et de remplacer les secours et les aumônes, trop aléatoires, par une pension qui fût un *droit* et n'impliquât aucune humiliation. La loi du 14 juillet 1905 remplit ce but.

Attributions du médecin. — Les attributions du médecin dans l'application de cette loi n'ont pas été, au début, nettement définies. Le rapporteur à la Chambre des députés, M. Bienvenu-Martin, avait dit : « Dans la plupart des cas, l'infirmité ou la maladie incurable sera de notoriété publique : il serait superflu alors d'exiger un certificat médical qui occasionnerait une dépense sans utilité. Dans d'autres, où elle sera moins évidente, l'infirme ou l'incurable pourra produire un certificat délivré par un médecin de son choix, sauf au maire à faire contrôler ses attestations par tel autre médecin qu'il désignera... », et la loi avait laissé facultatif l'examen médical.

Ce fut une grosse erreur car, seul, le médecin peut juger, par un diagnostic précis, de l'incurabilité des maladies invoquées, de l'existence réelle des infirmités et de l'importance de l'invalidité ; seul, il peut mettre la commission d'assistance à l'abri de toute critique sur la question : état de santé du sujet. La « notoriété publique », si elle peut exister à la campagne, en cette matière, est, comme la « voix publique », par trop anonyme et il n'est pas possible à une administration sérieuse d'en accepter sans contrôle les indications. Enfin, les formalités doivent être les mêmes pour tous les postulants, si l'on ne veut pas que la faveur et les recommandations, ne tiennent bientôt lieu d'infirmité. Et il faut reconnaître que dans la pratique, la plupart des départements exigèrent, dès le début, un examen médical des postulants.

Le décret du 3 août 1909 est venu, d'ailleurs, légaliser cette mesure et aujourd'hui *l'intervention médicale est obligatoire* pour tous les postulants âgés de moins de soixante-dix ans. C'est là un point essentiel que beaucoup de médecins et de bureaux d'assistance nous paraissent encore ignorer, et sur l'application duquel il est du devoir des syndicats médicaux de veiller dans leurs départements.

Cette intervention est celle d'un expert, ni plus ni moins : aucun soin ni conseil à donner, aucune surveillance à exercer : simplement examiner si le sujet qui demande l'assistance remplit les conditions d'infirmité ou d'incurabilité fixées par la loi, et relater les constatations en un certificat qui est une des pièces obligatoires du dossier de chaque postulant.

Ce certificat constitue, en somme, le point capital de l'intervention du médecin; il est donc nécessaire d'être bien fixé sur les points qu'il doit envisager, les questions auxquelles il doit implicitement répondre et qui ressortent de la loi et des circulaires qui la commentent. Ces questions sont au nombre de quatre, les deux dernières, non indispensables, n'étant posées que dans quelques départements :

1º Le postulant est-il atteint d'une ou plusieurs infirmités ou maladies incurables, lesquelles?

2º Est-il de ce fait *invalide*, c'est-à-dire « incapable de subvenir, par le travail, aux nécessités de l'existence » ?

3º Quel est le *taux* de l'incapacité permanente et définitive de travail dont est atteint le postulant ?

4º Quel est le mode d'assistance qui lui convient le mieux, en raison de son état de santé ?

Nous allons reprendre et développer chacun de ces points en particulier, au sujet desquels la loi, ni les circulaires ministérielles ne donnent les indications très précises qu'il serait à désirer au point de vue médical. Aucun ouvrage n'existe non plus, à notre connaissance, qui traite de ces questions pourtant importantes au point de vue pratique, nous nous appuierons exclusivement sur ce que notre expérience nous a enseigné durant ces quatre années pendant lesquelles nous avons eu à examiner plus de 3.000 postulants à l'assistance.

I — DES INFIRMITÉS ET MALADIES INCURABLES
EN GÉNÉRAL

Infirmités. — « L'infirmité est le cas dans lequel un individu, avec ou sans désordre appréciable de la disposition matérielle du corps, ne possède pas telle ou telle fonction, ou la possède d'une manière imparfaite ou irrégulière, tout en jouissant, d'ailleurs, d'une bonne santé, relativement aux conditions physiologiques qui lui sont propres dès la naissance, ou que les maladies antérieures lui ont faites » (Requin). C'est un peu confus ; nous dirons plus simplement : *l'infirmité consiste en une lésion organique définitive et à état stationnaire, d'origine congénitale ou bien acquise par suite d'une maladie, d'un traumatisme ou d'une opération.*

Exemples : une luxation congénitale de la hanche, une ankylose du coude, une amputation de membre, etc.

Ce qui constitue son caractère primordial, c'est que, contrairement à la maladie incurable qui évolue vers un état plus grave, l'infirmité est *définitive* et *stationnaire;* elle reste ce qu'elle est, ne s'améliore ni ne s'aggrave : « Dans l'infirmité la fonction n'a jamais existé ou bien est définitivement altérée ou abolie; la maladie est un fait qui s'opère et l'infirmité un fait accompli » (Littré-Gilbert).

Mais la chirurgie et l'orthopédie ont fait faire un pas de géant depuis quelques années à la thérapeutique de ces affections, et un grand nombre d'entre elles sont aujourd'hui curables, dans certaines conditions, ou tout au moins améliorables, qui étaient jadis réputées incurables.

Et, en présence de telle infirmité qui peut être guérie ou améliorée fortement par une opération qu'il est temps encore de pratiquer (si l'âge du postulant ou une contre-indication cardiaque ou autre ne s'y opposent pas), ou en face d'une infirmité dont les désordres et les inconvénients seront supprimés, tout ou partie, par un traitement orthopédique approprié, il est évident que le postulant ne peut être admis au bénéfice de la loi de 1905. C'est l'hôpital, c'est l'assistance médicale gratuite ou le bureau de bienfaisance qui lui conviennent et doivent lui venir en aide, mais non l'assistance obligatoire aux infirmes : *tant qu'il est possible d'améliorer une lésion par un procédé dont on dispose, tant qu'elle n'est pas définitive, tant qu'elle n'est pas* « *consolidée* » si l'on veut admettre ce mot avec un sens encore plus étendu qu'en matière d'accident du travail, *il n'y a pas infirmité, dans l'esprit de la loi de 1905.*

Et incidemment se pose cette question : Peut-on

obliger un malheureux, pas trop âgé, qui demande l'assistance pour cause de hernie irréductible grave, par exemple, ou de toute autre infirmité ou maladie incurable *opérable*, à subir l'intervention chirurgicale qui doit le délivrer de son infirmité et lui permettre de gagner sa vie? Assurément non, rien ne peut obliger cet individu à se faire opérer; mais son refus de laisser améliorer son état physique entraîne équitablement pour le postulant la perte d'une partie de ses droits à l'assistance; et le certificat rédigé à la suite de l'examen doit porter, à côté du diagnostic, la mention qu'une opération peut être pratiquée dans ce cas et peut réduire sérieusement l'invalidité ou la supprimer.

Maladies incurables. — Une maladie incurable est une affection chronique, à marche lente, constituée par une lésion organique permanente et dont on ne peut espérer la guérison. Deux sortes de causes rendent incurable une maladie : 1° l'impuissance de la médecine; 2° la nature du mal — qui, en réalité, n'en forment qu'une.

L'impuissance de la médecine est la cause qui s'applique à toutes les maladies chroniques d'emblée, qui ont une tendance invariable à s'aggraver en dépit des traitements qui sont mis en œuvre : le cancer, la paralysie agitante, l'épilepsie essentielle, etc. L'importance de cette cause diminue en proportion des progrès scientifiques et des découvertes médicales, et, à ce point de vue, notre époque a sérieusement restreint les limites de cette catégorie d'affections; nous n'en voulons pour preuve que la curabilité relative de la syphilis, du myxœdème, etc. Chaque jour apporte sa pierre à l'édifice et un avenir proche verra certainement la guérison de la tuberculose, du cancer et d'autres affections réputées jusqu'à ce jour incurables.

Une seconde cause d'incurabilité tient à la nature même de l'affection, lorsqu'un organe est détruit ou son parenchyme altéré de manière à ne plus pouvoir remplir ses fonctions, comme dans une cirrhose du foie, une néphrite interstielle, une maladie de Little, etc. Là encore rien d'absolu car l'incurabilité de ces maladies dépend souvent de l'époque à laquelle on l'envisage : il n'en est peut-être aucune qui n'offrît de sérieuses chances de guérison, s'il était toujours possible d'en entreprendre le traitement dès le début. Mais que de raisons s'opposent à cette thérapeutique précoce : c'est l'étiologie qui reste incertaine ou le diagnostic qui n'est complet qu'à une époque où le mal est déjà ancré; c'est, le plus souvent, le malade qui tarde à se faire soigner ou n'apporte pas toute l'assiduité et le bon vouloir nécessaires au traitement efficace d'organes déjà sérieusement altérés et dont l'affection devient insensiblement définitive.

Heureusement les progrès incessants de la science d'une part, d'autre part la diffusion des idées de prévoyance et d'assistance et par cela, la tendance bien accusée des individus et des collectivités de s'adresser plus facilement au médecin, font que ces causes d'incurabilité doivent diminuer de plus en plus, comme les premières. Disparaîtront-elles complètement? Il est prématuré, en tout cas, de l'affirmer, contentons-nous de le souhaiter.

De la définition, il ressort que pour être « incurable » au sens spécial du mot, une maladie doit être à la fois chronique, permanente et inguérissable. Il importe de reprendre et commenter ces termes si l'on veut résoudre cette question, parfois difficile à élucider, et qui se pose de prime abord au médecin : *Est-on en présence d'une maladie incurable?*

La première condition est la *chronicité :* aucune maladie aiguë, même non guérissable, ne peut être admise comme incurable au sens bien spécial que la loi attache à ce mot. Le second caractère est la *permanence des lésions* qui causent la maladie, leur présence constante dans les organes atteints; et cette condition permet d'éliminer nombre d'affections à rechutes mais qui n'ont pas une lésion permanente. Cependant « permanence des lésions » ne signifie pas obligatoirement : permanence des symptômes; et si certaines maladies sont permanentes par leurs lésions et leur manifestations extérieures (un cancer, une hémiplégie, une affection valvulaire du cœur non compensée, etc.) un grand nombre sont sujettes à des rémissions symptomatiques plus ou moins longues, à des périodes de calme succédant à des périodes de crise : l'épilepsie, le catarrhe bronchique avec emphysime, etc.; mais dans l'intervalle des crises il n'y a que cessation des manifestations extérieures du mal, sa lésion causale persiste : il y a permanence de la maladie.

Enfin, leur caractère *inguérissable* achève de déterminer ces maladies; c'est évidemment la « pierre de touche » de la question. Certaines affections sont dès leur début définitives : l'idiotie, un carcinome, l'atrophie musculaire progressive, la paralysie agitante, l'épilepsie, etc.; pour elles, le médecin examinateur ne saurait avoir d'hésitation : le mal est incurable, en l'état de nos connaissances.

Mais il n'en est pas toujours ainsi : un grand nombre de maladies, bien que chroniques, ne deviennent pas fatalement incurables ou ne le deviennent qu'à la longue (nous avons dit pourquoi) après avoir subi plusieurs phases, plus ou moins aiguës, pendant lesquelles la thérapeutique peut encore agir pour éviter cette terminaison. C'est le cas de la tuberculose pulmonaire, de la gastrite chronique, de la métrite chronique, etc. Doit-on considérer comme incurables ces affections arrivées à la période où la thérapeutique n'est utile qu'au point de vue sédatif, affections par conséquent inguérissables?

Si l'on s'en tient à la circulaire ministérielle du 6 mars 1910, il semble bien que non : « C'est la loi du 15 juillet 1893 sur l'A. M. G. qui est applicable et non la loi de 1905, quand le postulant, atteint d'une maladie plus ou moins lente, mais *non incurable de sa nature*, est arrivé à un point où les médecins désespèrent de sa guérison. Cette personne n'est pas une incurable au sens de l'article 1. Je ne méconnais point que la distinction présente des difficultés ; il faut pourtant la faire sous peine d'arriver à cette conséquence absurde, qu'autrement presque tous les malades aux approches de la mort relèveraient de la loi de 1905. » La tuberculose pulmonaire, l'ulcère de l'estomac avec hémorragies répétées, l'asthme, etc., ne sont pas incurables « de par leur nature » puisqu'il est possible, assez fréquemment, de les guérir et ces affections doivent être considérées, même si elles sont devenues inguérissables, comme justiciables de l'A. M. G., de l'hôpital ou du bureau de bienfaisance, non de la loi de 1905.

D'ailleurs, la circulaire du 6 mars 1910 ajoute : « Pour différencier les deux cas, la meilleure méthode paraît être de ne regarder comme incurables, dans la signification légale du mot, que ceux dont la place n'est pas dans une salle d'hôpital. » La méthode est quelque peu empirique et n'apporte pas la clarté souhaitable pour nettement différencier les sujets qui ont droit à la pension de ceux qui n'y ont pas droit, à ce point de vue ; pour notre part nous préférons la condition : « incurable de sa nature » moins élastique — bien que, nous l'avons déjà dit, la nature incurable d'une maladie ne dépend souvent que de l'époque à laquelle on l'envisage; une paralysie infantile ou une hémiplegie par ramollissement sont susceptibles de guérir à peu près complètement dans les semaines qui suivent l'atteinte aiguë; dira-t-on, à cause de cette guérison *qui aurait pu se produire,* que ces affections ne sont pas des maladies incurables, évidemment non; ce n'est que lorsque les lésions sont nettement établies, lorsque la maladie est confirmée, « *consolidée* » — selon le mot classique en matière d'accident du travail et que nous avons déjà employé à propos des infirmités — qu'on peut se prononcer sur « sa nature » et sur sa curabilité.

Nous accepterons donc comme « *incurable* » au sens de la loi, *toute maladie chronique et permanente qui,* DE PAR SA NATURE, DÈS LA PÉRIODE OU LES LÉSIONS SONT NETTES ET CONSOLIDÉES, EST INGUÉRISSABLE.

II — DE L'INVALIDITÉ

Ses bases. — Il ne suffit pas qu'un individu soit reconnu infirme ou incurable pour qu'il ait droit au bénéfice de la loi de 1905, il faut encore qu'il soit *incapable de subvenir par le travail aux nécessités de l'existence,* qu'il soit en un mot : *invalide.*

Cette condition restrictive ne s'applique pas aux septuagénaires qui n'ont pas à prouver leur invalidité : elle existe de droit... sinon de fait, et ils sont admis sans examen à l'assistance s'ils sont Français et privés de ressources. Mais l'invalidité est une condition évidemment obligatoire pour l'infirme et l'incurable, car une affection peut être permanente et définitive et ne pas empêcher celui qui en est atteint de travailler, par exemple : une ankylose du coude ou l'épilepsie à crises éloignées.

Est-ce à dire que seule, une affection entraînant une incapacité permanente totale (I. P. T.), puisse constituer l'invalidité? Les auteurs légistes ne sont pas absolument d'accord sur ce point ; M. Saget (1) dit : « L'incapacité de subvenir par son travail aux nécessités de l'existence n'implique pas une incapacité absolue de travail; un infirme ou un incurable, tout en étant capable de faire des menus travaux, peut être admis à l'assistance. » Mais M. Campagnole (2) semble dire le contraire, sans cependant l'affirmer : « Seule l'incapacité permanente absolue permettrait l'application de la loi du 14 juillet 1905, mais non l'incapacité partielle... », et plus loin : « Constitue une incapacité permanente partielle et ne semble pas, dès lors, donner droit, en principe, au bénéfice de la loi du 14 juillet 1905 : la perte d'un œil, l'amputation du bras droit, l'amputation de la main gauche, l'amputation d'une jambe, etc., etc. ».

Il ne peut pourtant y avoir doute à ce sujet, car ce que la loi ne demande pas aux septuagénaires assistés, capables encore de travailler assez souvent, elle ne peut le demander aux infirmes et aux incurables. D'autre part, le texte ne dit pas : incapable de tout travail; mais : incapable de subvenir à ses besoins par son travail. Enfin les instructions relatives à la rédaction des certificats portent dans quelques départements : « Si l'incapacité de travail est reconnue par le médecin, celui-ci exprime en chiffres la proportion dans laquelle la capacité est réduite, la capacité totale de travail étant considérée comme équivalant à 100. »

____

(1) *Assistance aux vieillards*, etc.
(2) *Assistance obligatoire aux vieillards*, etc., p. 85, 86.

C'est donc admettre, implicitement, que même l'incapacité permanente partielle (I. P. P.) de travail peut être admise au bénéfice de la loi — si cette incapacité est suffisante pour empêcher le sujet de subvenir aux nécessités de l'existence.

C'est là la deuxième question que se pose le médecin examinateur, assez délicate parfois à résoudre. Certaines infirmités ou maladies incurables, par la gravité des lésions qui les constituent et par l'impotence qu'elles causent, rendent, de toute évidence, celui qui en est atteint, incapable d'un travail quelconque : une atrophie musculaire progressive, une hémiplégie avec contractures, etc. Encore faut-il tenir compte de ce que — dans les affections congénitales ou survenues dans l'enfance, avec une éducation manuelle appropriée — tel infirme, jugé à première vue incapable de tout travail, peut arriver à faire : nous connaissons tous des « culs-de-jatte » qui exercent une profession : vannier, tailleur, etc., et des aveugles qui gagnent bien leur vie comme : accordeurs de pianos ou brossiers. C'est à ces cas d'adaptation que fait allusion la C. M. du 16 avril 1906.

Mais combien sont plus nombreux les sujets qui se présentent à notre examen, non complètement incapables de tout travail, du moins à première vue — soit que leur infirmité, une amputation de jambe, par exemple, ne les gêne que partiellement dans leur profession et leur permette un travail régulier et quotidien, mais réduit; soit que leur affection incurable, sujette à exacerbations, à crises plus ou moins fréquentes : l'épilepsie, le catarrhe bronchique avec emphysème, etc., par exemple, ne permette qu'un travail irrégulier, coupé de longs intervalles de repos forcé.

Il n'y a aucune règle, aucune base scientifique qui permette de résoudre cette question de l'invalidité;

c'est affaire d'appréciation personnelle, où non seulement l'importance de l'affection, mais l'époque où elle est apparue, l'âge du sujet, son état général, sa profession, ses dispositions intellectuelles, etc., doivent entrer en ligne de compte.

L'AGE peut constituer par lui-même un droit à la pension, passé soixante-dix ans, même si le sujet est encore capable de travailler : c'est la vieillesse *officielle* en quelque sorte. Mais en dehors d'elle, on peut dire qu'au delà de soixante ans, à peu près, commence, chez presque tous les hommes, une période de déchéance physique : la souplesse et la force diminuent, la sensibilité s'émousse, les grandes fonctions se ralentissent et le travail devient pénible, en l'absence même de toute maladie bien déterminée ou de toute infirmité. On a très justement comparé cet état à une diathèse : la *diathèse sénile*. Elle n'empêche pas d'accomplir la tâche accoutumée, de gagner sa vie, mais elle réduit quelque peu la capacité de travail; à plus forte raison intervient-elle s'il existe une infirmité, une maladie incurable ou un mauvais état général; d'où cette conclusion : l'incapacité de travail qui résulte d'une infirmité ou d'une maladie incurable chez un sexagénaire, est nettement plus grande que celle produite par la même infirmité, chez un adulte. C'est le *coefficient de sénilité*.

La PROFESSION du sujet, ses aptitudes particulières, ne sont pas indifférentes, si l'on veut être fixé sur les travaux qu'il est encore capable de faire, malgré son infirmité ou sa maladie incurable. C'est ainsi que, par exemple, la perte d'un bras, par amputation ou paralysie, qui entraîne une forte I. P. P. chez un ouvrier d'art, un mineur, un cultivateur, etc., n'empêche nullement un marchand ambulant, un berger, un charretier, une ménagère, etc., de vaquer à leur travail et de gagner leur vie. Telle infirmité pourra donc nécessiter la pension pour les uns, pas pour les autres, selon la profession; selon aussi l'*intelligence* du sujet, son degré d'*instruction*, qui permettent de se faire une idée du parti, plus ou moins important, qu'on peut espérer lui voir tirer de la capacité de travail qui lui reste.

L'ÉPOQUE OU EST SURVENUE L'INFIRMITÉ a une importance extrême dans cette recherche. En effet, les affections congénitales ou de l'enfance, donnent souvent lieu à une accommodation et à des suppléances extraordinaires de l'organe absent, par l'ingéniosité naturelle ou par l'éducation dans des écoles de perfectionnement spéciales pour ces anormaux. C'est le cas des aveugles, des sourds-muets, de certains paralytiques ou malformés de naissance, d'un grand nombre d'arriérés, d'instables, de débiles mentaux, que l'on voit exercer une profession suffisamment rémunératrice, en dépit de leur grave affection. Mais que ces infirmités se déclarent passé l'adolescence, c'est, le plus souvent, l'invalidité qui en résulte.

De tous ces points, le médecin doit tenir compte, à côté de l'examen de la lésion en elle-même, s'il veut se prononcer équitablement sur la question du travail possible du postulant, sans léser les droits de ce malheureux, et sans oublier, non plus, les droits de la collectivité et les obligations tracées par la loi,

La C. M. du 6 mars 1910 cherche, sur cette question, à apporter des précisions : « Il est évident que si la faculté partielle de travail conservée par le postulant lui permet de se procurer un gain supérieur ou même seulement égal au taux de l'allocation mensuelle, nulle raison n'existe de l'admettre à l'assistance; la Commission centrale a jugé ainsi par décision en date du 11 février 1909. » Ce qui revient à dire qu'il ne faut pas considérer comme invalide l'infirme ou l'incurable dont le travail permet un gain supérieur à 360 francs s'il **habite Paris**; 120 francs, Lyon; 300 francs, Saint-Étienne, etc.

Cette manière d'envisager la question a le grave inconvénient de faire que tel individu bénéficiera d'une pension dans une ville, et pas dans une autre, d'égale importance, où l'allocation est bien plus faible. Qu'il n'y ait pas d'unité, en ce qui regarde le chiffre des allocations, le législateur l'a voulu; mais il n'a pu vouloir que les conditions d'admission au bénéfice de la loi ne fussent pas les mêmes partout en France. Au point de vue médical, en particulier, les bases qui servent à déterminer l'invalidité doivent être les mêmes, c'est pourquoi il nous paraît équitable de juger cette invalidité d'après le travail possible, en lui-même, non d'après l'allocation mensuelle.

Il nous semble qu'un individu indigent dont l'infirmité a réduit la capacité de travail de *plus de moitié*, ou dont la maladie ne permet, en moyenne, qu'un travail irrégulier de *moins de 150 jours* (1) par an, ne peut être considéré comme capable de subvenir, par son travail, aux nécessités de l'existence. Cet individu peut fournir encore, *théoriquement* du moins, un certain travail utile, surtout s'il est jeune; mais ne faut-il pas lui tenir compte de la nécessité où il est, souvent, d'abandonner sa profession, de l'impossibilité de faire toute une série de travaux, de la difficulté qu'il éprouve à se placer, de la possibilité de perdre son emploi à chacune de ses crises, etc., conditions qui restreignent sérieusement ses facultés de travail déjà réduites par l'infirmité ou la maladie incurable.

Pour ces diverses raisons, il nous paraît équitable

---

(1) L'année de travail étant comptée de trois cents jours.

d'admettre l'invalidité lorsque l'infirmité ou la maladie incurable restreignent de plus de moitié la capacité de travail, c'est-à-dire entraînent une I. P. P. de PLUS DE 50 %.

QUANTUM DES INCAPACITÉS. — En premier lieu, pour établir qu'un postulant est ou n'est pas invalide, c'est-à-dire justiciable ou non de l'assistance, selon qu'il présente une incapacité de travail supérieure ou inférieure à 50 %; ensuite, pour donner à la commission d'assistance une base mathématique lui permettant de fixer la pension du sujet proportionnellement à son degré d'invalidité, le maximum (variable dans chaque commune, de 60 à 360 francs par an) correspondant à l'invalidité complète ou I. P. T. — on demande, en général, au médecin d'exprimer en chiffres la proportion dont l'infirmité ou la maladie incurable constatée réduit la capacité de travail du postulant; c'est le taux ou *quantum d'incapacité* comme en matière d'accident du travail.

Si tout travail est impossible, il y a incapacité permanente totale (I. P. T.) qui est représentée par le chiffre 100; si la capacité de travail n'est que d'un quart, on dit que l'incapacité permanente partielle (I. P. P.) est de 75 %; si la capacité de travail est de moitié, l'I. P. P. est de 50 %, etc.

Infirmités. — Lorsqu'il s'agit d'une infirmité, l'évaluation du taux de l'incapacité n'offre pas une difficulté bien grande car le médecin a pour l'aider l'expérience de la loi sur les accidents du travail et les tables d'évaluation des incapacités qui ont été établies très équitablement depuis douze ans, sur presque tous les cas d'invalidité totale ou partielle. Mais *ces chiffres ne peuvent être acceptés tels qu'ils sont,* les considérants n'étant plus les mêmes dans la loi de 1898 et dans celle de 1905.

La pension qui est servie à l'ouvrier infirme du travail a pour but de lui *rembourser,* dans une proportion fixée par la loi, le salaire qu'il a perdu du fait de son accident; il est donc juste de prendre comme une des bases d'évaluation du quantum de cette incapacité la différence des salaires avant l'accident et après, *pour une profession donnée.* D'autre part, si minime qu'elle soit, toute I. P. P. donne droit à une pension, en matière d'accident, qu'il y ait invalidité ou non. Tout autre est l'esprit de la loi d'assistance : elle ne prétend pas rembourser à un malheureux un salaire qu'il n'a plus ou qu'il n'a jamais eu : *elle lui vient en aide* par un secours permanent plus ou moins élevé, sous cette condition essentielle qu'il ne puisse gagner sa vie en faisant un *travail quelconque.*

Cette dernière condition *étend,* en quelque sorte, la capacité de travail restant chez le postulant à l'assistance, par conséquent elle restreint l'incapacité, c'est-à-dire entraîne une légère diminution des chiffres acceptés communément en matière d'accident du travail. Un exemple va en fournir la preuve : l'amputation d'un membre inférieur, suite d'accident du travail, entraîne une I. P. P. dont le taux est généralement fixé à 75 % environ. Attribuera-t-on ce chiffre aux sujets qui demandent l'assistance et qui présentent cette infirmité? Le plus souvent, non, car ce taux implique une capacité de travail réduite à un quart, pour une profession déterminée; alors que, dans la plupart des cas, celui qui est atteint de cette infirmité peut encore de ses deux mains valides, faire un travail quelconque suffisamment rémunérateur et il ne peut en aucune façon avoir droit à l'assistance, s'il est jeune. Autre exemple : la perte d'un bras, en matière d'accident du travail, est évaluée à 75 % d'I. P. P.; attribuera-t-on ce taux d'invalidité au jeune homme ou à l'adulte pleins de vigueur, à qui cette infirmité est survenue dans le bas-âge ou congénitalement, et dont l'éducation et le choix du métier ont été certainement dirigés de façon à se passer du membre absent? Ici encore, non. D'où cette conclusion qu'en règle générale, *les chiffres adoptés pour l'évaluation des incapacités en matière d'accidents du travail doivent être réduits pour les infirmités équivalentes, en matière d'assistance.*

Mais ils doivent être augmentés dans un cas : lorsque l'invalide est âgé; l'*équivalence* n'existe plus puisqu'une « donnée » varie : les I. P. P., dans les accidents du travail, sont calculées, d'une façon générale, pour des adultes; dans la loi d'assistance, elles doivent l'être, souvent, pour des vieillards. Nous avons expliqué comment la « diathèse sénile » comporte, par elle-même, un coefficient qui intervient dans la recherche du quantum d'invalidité; nous estimons ce coefficient de sénilité à : *un quart* environ; ce qui revient à dire qu'*entre soixante et soixante-dix ans, le chiffre ordinaire d'une I. P. P. doit être augmenté du quart.* Par exemple, telle infirmité qui correspond sur la table ordinaire d'évaluation à une I. P. P. de 60 %, doit être équitablement, entre soixante et soixante-dix ans, majorée du quart : 15 %; elle est donc comptée : 75 %.

Maladies incurables. — Ce n'est plus aussi simple lorsqu'il s'agit d'une maladie incurable. Nous ne parlons pas de celles qui touchent les membres — une paralysie, une ankylose rhumatismale, etc., qui sont, en quelque sorte, des infirmités auxquelles se rapporte également ce que nous venons d'exposer — mais des affections internes : une épilepsie, une cardiopathie, par exemple.

Ici les difficultés d'évaluation sont vraiment plus sérieuses : d'une part, aucun barème n'existe et ne peut exister en raison des variations extrêmes de formes, de l'incertitude du diagnostic et de l'étendue des ravages causés par l'affection; d'autre part, s'il est relativement facile d'évaluer en chiffres la valeur fonctionnelle d'un membre, par le travail qu'il peut produire, on ne peut songer à assigner un chiffre à la valeur d'un poumon ou d'un rein atteints de maladie incurable. Un seul moyen nous paraît rationnel et pratique pour fixer ce taux d'incapacité, c'est d'*évaluer combien d'heures par jour ou de journées par mois, ou de mois par an, il est possible à cet incurable de travailler malgré sa maladie incurable.*

Par l'examen et l'interrogatoire, on peut facilement répondre à cette question et évaluer le quantum de l'invalidité en tenant compte du coefficient de sénilité, s'il y a lieu, et des difficultés qu'éprouve tout incurable à conserver sa place ou même à trouver du travail; en tenant compte aussi de sa profession ou de ses occupations habituelles qui peuvent n'être que peu contrariées, comme c'est le cas pour une « ménagère » ou un ouvrier qui travaille à son domicile.

Un individu, par exemple, qui prend une crise d'épilepsie tous les mois environ, ne peut guère travailler, si l'on tient compte des circonstances supplémentaires que nous venons de citer, que quinze jours par mois en moyenne, peut-être moins; il présente donc une I. P. P. de 50 à 60 % environ. Mais cette I. P. P. est moins forte, s'il est tisseur chez lui par exemple ou cordonnier, s'il possède enfin une profession qui lui permette de n'avoir pas à chercher du travail au dehors dès qu'il sera rétabli.

Cas complexes. — En dehors des cas d'infirmité

simple ou de maladie incurable simple, que nous venoṉ̣s d'envisager, il en est de complexes qui présenteṉt à la fois plusieurs infirmités ou maladies incurables; par exemple : cataracte simple, rein flottant et varices volumineuses chez le même individu. Chacune de ces affections prises séparément n'entraîne pas l'invalidité mais réunies chez une même personne, elles constituent une I. P. P. suffisamment considérable pour causer une invalidité dont le quantum est, d'ailleurs, *inférieur* à la somme des taux attribués à chacune de ces infirmités prise à part.

Très souvent, à côté d'une infirmité dont le taux d'I. P. P. est bien défini, on constate une maladie chronique qui ne peut être admise comme incurable, mais qui intervient de la même façon que la soixantaine, et contribue à diminuer encore la capacité de travail du sujet. On ne peut pas ne pas en tenir compte, bien que ce ne soit pas une maladie incurable. Il faut donc admettre, en dehors du coefficient de sénilité, un *coefficient de santé,* plus ou moins fort, mais qui est d'au moins un quart, comme le coefficient de sénilité, et qui n'intervient, comme lui, que s'il existe déjà une infirmité ou une maladie incurable.

Invalidité totale. — Dans un certain nombre de cas l'invalidité est complète, le sujet étant totalement incapable de faire un travail utile quelconque et de subvenir à ses besoins. Cette I. P. T. est moins rare en matière d'assistance obligatoire que dans les accidents du travail, encore doit-on être fort réservé pour l'admettre, ainsi que nous l'avons dit précédemment. On pourra cependant, en principe, la considérer comme acquise en présence de :

a) La cécité absolue ou l'abaissement de l'acuité physiologique au-dessous de 1 dixième (TRUC);

b) La perte de deux membres (les deux bras ou les deux jambes ou un bras et une jambe) par amputation, paralysie, atrophie musculaire, etc.;

c) Une lésion cardiaque non compensée (avec asystolie);

d) L'idiotie complète, l'aliénation mentale et certaines névroses qui s'accompagnent de troubles cérébraux graves;

e) Un cancer du tube digestif ou de tout autre organe, à la période où il est nettement diagnosticable.

Une quelconque de ces affections entraîne l'I. P. T. qui se traduit par une invalidité de 100 %, et qui correspond au maximum de pension prévu pour chaque commune.

MODE D'ASSISTANCE; HOSPITALISATION. — Le postulant peut être assisté de trois façons :

1º A son domicile par le paiement d'une allocation mensuelle incessible et insaisissable variant de 5 à 30 francs selon les communes;

2º Chez un particulier à qui on paie cette allocation;

3º Dans un établissement hospitalier : hospice, charité, asiles spéciaux, etc.

Le médecin est appelé, dans quelques départements, à donner son avis sur le meilleur mode d'assistance à appliquer au postulant; c'est le quatrième et dernier point qui l'intéresse. En principe, la question se pose ainsi : le *postulant, en raison de son état de santé, doit-il être admis dans un hospice ou peut-il rester libre?*

Dans la grande majorité des cas, le sujet a un domicile, il est suffisamment valide ou sa famille désire lui donner ses soins : on conclut à l'assistance à domicile. On ne conclut en faveur de l'hospitalisation, bien plus onéreuse que la simple pension, que s'il s'agit d'une infirmité grave, comportant une I. P. P. de plus de 75 %, chez un individu qui n'a pas de domicile ou pas de famille en état de prendre soin de lui; ou encore s'il s'agit d'une affection spéciale : surdi-mutité, épilepsie, idiotie, etc. pour laquelle il existe des asiles spéciaux.

M. l'inspecteur général Constantin a fait à ce sujet de très intéressantes remarques dans son rapport paru au *Journal officiel* (6 déc. 1910).

« Il arrivera bien rarement qu'un vieillard ayant des ressources demandera à être hospitalisé; celui qui n'est pas réellement infirme ou incurable se gardera bien de solliciter son placement dans un hospice...

« Si, en ce qui concerne les bénéficiaires d'allocations mensuelles, le nombre a, dans presque tous les départements, plus ou moins largement dépassé les prévisions faites avant l'application de la loi, il n'en a pas été de même pour ce qui est de l'hospitalisation. Dans plus de la moitié des départements, le nombre des hospitalisés est inférieur au chiffre des prévisions. Dans certaines régions même, il y a une disproportion considérable entre le nombre des assistés à domicile et celui des hospitalisés.

« Il est relativement assez rare, surtout dans les campagnes, que des vieillards se trouvent absolument dépourvus de toute espèce de ressources; ou bien ils auront quelques petites économies, ou ils pourront encore travailler un peu, ou bien encore ils recevront quelques secours de voisins ou de parents. Dans ces conditions, si leur état de santé n'est pas trop mauvais, ils préféreront vivre avec ces petites ressources, auxquelles s'ajouteront les allocations mensuelles, plutôt que de solliciter un placement à l'hospice qui les éloignera du village où ils sont nés et où ils ont le désir de finir leurs jours. L'hospitalisation est un changement complet dans les habitudes, dans la manière de vivre; ce changement est toujours pénible pour des vieillards qui ne s'y résignent que lorsqu'il leur est impossible de faire autrement.

« Enfin, dans certaines régions, il y a une répugnance traditionnelle à aller à l'hospice. Tels assistés iront toucher chaque mois leur allocation mensuelle chez le percepteur, qui ne voudront pas être secourus par le bureau de bienfaisance et encore moins être placés dans un hospice. L'allocation en argent est, du reste, considérée par beaucoup comme une pension de retraite dont ils vont, à la fin de chaque mois, se faire payer les arrérages. Des enfants poussent leurs parents à se faire inscrire sur les listes d'assistance à domicile, mais, par une sorte de respect humain, ils ne voudraient pas qu'il fût dit qu'ils ont laissé leur vieux père ou leur vieille mère mourir à l'hospice. »

Mais il n'en est plus de même dans les villes, où le nombre des postulants à l'hospitalisation est toujours plus grand que le nombre des lits mis à leur disposition. C'est là que doit s'exercer surtout le contrôle du médecin-examinateur qui ne doit pas craindre de rejeter l'hospitalisation des postulants qui peuvent être utilement assistés à domicile. Et le médecin examinateur ne doit pas oublier que parfois des postulants demandent leur hospitalisation sans aucune envie de l'obtenir, mais dans le but, facile à dévoiler, d'obtenir une allocation mensuelle plus grande.

III — EXAMEN DES POSTULANTS — CERTIFICAT

Examen des postulants. — Après les considérations plutôt théoriques que nous venons d'exposer, il ne reste que peu de choses à dire sur l'examen en lui-même des postulants.

Les questions ordinaires d'identification faites, on demande immédiatement au sujet de quelle affection il est atteint et l'on procède à l'examen de *toutes* les lésions qu'il signale. L'examen est rapide, mais doit être suffisamment complet pour permettre d'affirmer le diagnostic exact, qui comprend la ou les maladies, leur modalité et leurs particularités s'il y a lieu. Il doit être plus sérieux encore lorsqu'il aboutit au rejet de la demande d'assistance — soit que le sujet ne présente que des affections qui n'entrent pas dans le cadre des maladies incurables, au sens spécial du mot, soit que l'infirmité ou la maladie incurable constatée n'entraîne pas une invalidité de plus de 50 % — car le sujet ne manquera pas, après le rejet, de se plaindre aux « autorités » que le médecin l'a mal examiné ou ne l'a pas examiné du tout.

L'examen du requérant a lieu parfois à l'hôpital; plus souvent au cabinet du médecin sur la présentation par le sujet d'une pièce : la demande d'assistance, par exemple, visée par la mairie ou le bureau d'assistance, ou un imprimé spécial, dont la forme varie avec les départements. Nous donnons, page 332, comme spécimen, celui en usage dans la Nièvre, qui sert en même temps de justification pour l'établissement du mémoire et qui porte le libellé du certificat à remplir. Dans les villes où ces postulants sont nombreux, si le médecin le demande, la visite peut avoir lieu dans un local mis à sa disposition, à jours fixes.

Lorsqu'un requérant est par trop invalide pour se rendre au lieu indiqué, l'examen a lieu à son domicile, sur l'indication du bureau d'assistance ou de la mairie, bien entendu; mais c'est l'exception. A plus forte raison l'examen des infirmes et incurables ne présente jamais un caractère d'urgence de nature à justifier, par exemple, une visite de nuit.

Les pièces, dossiers et certificats remplis, sont retournés à la mairie ou au bureau d'assistance, mais ne sont jamais remis à l'intéressé lui-même, cela va sans dire.

RÉPUBLIQUE FRANÇAISE — DÉPARTEMENT DE LA NIÈVRE

SERVICE DE L'ASSISTANCE
AUX VIEILLARDS, AUX INFIRMES ET AUX INCURABLES PRIVÉS DE RESSOURCES

COMMUNE D........................

BON pour une { **Visite (1)** *ou* **Consultation**

A M........................ Prénoms........................
résidence........................, à l'effet de se faire délivrer un certificat médical sur son état d'incapacité de subvenir par le travail aux nécessités de l'existence.

A........................, le........................19 .

Le Maire, Président du Bureau d'assistance (2),

(1) Le bon de visite ne doit être délivré que si le pétitionnaire est dans l'impossibilité de se rendre au domicile du médecin.
(2) Ou son délégué.

· ·

RÉPUBLIQUE FRANÇAISE — DÉPARTEMENT DE LA NIÈVRE

ASSISTANCE AUX VIEILLARDS, AUX INFIRMES ET AUX INCURABLES
PRIVÉS DE RESSOURCES (*Loi du 14 juillet 1905*)

COMMUNE D........................

CERTIFICAT MÉDICAL

(1) { *Vieillard* / *Infirme* / *Incurable*

Concernant l   nommé ....

qui sollicite son admission à l'assistance obligatoire des vieillards, des infirmes et des incurables

Je, soussigné, ... Médecin-Inspecteur des Enfants du premier âge, domicilié à .... certifie avoir examiné sur la demande de M. le Maire d .... l........................ nommé ...., âgé........................ de........................ ans, en résidence dans sa commune et avoir reconnu (2) ....

J'atteste que dans cet état, l........................ nommé .... est (3) .... dans l'impossibilité de subvenir par le travail aux nécessités de son existence.

En foi de quoi nous avons délivré le présent certificat.

A........................, le........................19——

(*Signature du médecin*)

(1) Indiquer à quelle catégorie appartient le postulant.
(2) Détail sur la nature, le caractère de l'infirmité ou de la maladie incurable et, s'il y a lieu, la débilité sénile.
(3) Ou *n'est pas.*

Rédaction du certificat (1). — Le postulant examiné au point de vue du diagnostic de son infirmité ou

---

(1) A Paris, les médecins, après le diagnostic détaillé de l'infirmité ou de la maladie incurable, attribuent un des *coefficients* suivants : n° 1 en cas d'I. P. T.; n° 2 pour l'I. P. P. grave; n° 3 pour l'I. P. P. légère; n° 4 pour l'incapacité momentanée; n° 0 pour l'absence d'incapacité.

Nota. — Notre texte était déjà rédigé et à l'impression, lorsque nous avons eu connaissance du très intéressant rapport de M. Paul Poncetton, vice-président de la commission administrative du bureau d'assistance de Saint-Étienne (4 février 1911), qui, entre autres questions, examine celle du certificat médical dans l'assistance aux vieillards, à divers points de vue. Il nous dit nettement ce que les bureaux et commissions d'assistance attendent de nous; c'est pourquoi nous nous permettons de reproduire intégralement quelques passages de son rapport, heureux que notre *Guide* y ait, par avance, répondu.   .

«...Aux regards du médecin rédacteur, la délivrance des certificats médicaux aux infirmes et incurables, candidats à l'assistance, constitue, selon moi, un travail des plus délicats et des plus difficiles. Aussi n'est-il pas étonnant que cette délivrance ait donné lieu plus d'une fois à des protestations...

Ces exemples prouvent évidemment que certains médecins n'ont pas accompli la mission qui leur était confiée par la loi de 1905. Ils ont exagéré la loi en faveur des postulants.

Dans cet ordre d'idées, et à titre d'exemples hypothétiques, on peut dire encore que n'appliquerait pas la loi le médecin qui libellerait son certificat ainsi : « Le sieur X... *se dit* atteint de troubles digestifs : 80 % d'incapacité de travail »; ou le médecin qui, n'ayant en somme rien constaté, se bornerait à mettre un point d'interrogation comme infirmité ou incurabilité et néanmoins alloueriat une incapacité quelconque; ou enfin, le médecin qui se permettrait de faire rédiger ses certificats par une personne diplômée ou non, autre que lui-même.

Mais si vous-mêmes, mes chers collègues, quelquefois, à tort ou à raison, au cours de l'examen des dossiers multiples qui, depuis cinq années, vous ont passé entre les mains, vous avez eu l'impression que le médecin certificateur, après avoir signalé l'état physique du postulant soumis à son examen, concluait à une réduction exagérée de sa faculté de travail — en revanche, il ne vous a jamais été donné de rencontrer un postulant qui avouât que le médecin lui avait reconnu une incapacité supérieure à l'incapacité véritable.

Le postulant a même une tendance toute contraire. C'est fréquemment que nous l'entendons protester contre la manière dont la visite médicale aurait été faite. A l'en croire, le médecin ne l'aurait pas examiné ou l'aurait examiné d'une façon incomplète, ou s'en serait rapporté à ses déclarations, ou n'aurait même pas voulu l'entendre, ou enfin n'aurait pas eu pour lui les égards que tout homme doit à son semblable : autant d'affirmations qu'il ne faut accueillir qu'avec la plus grande réserve et aussi avec la plus grande indulgence, car elles émanent de gens malheureux, la plupart souf-

maladie incurable et de l'invalidité qu'elle provoque, il reste à rédiger le certificat exigé par la loi. c'est facile. En voici un modèle qu'on peut modifier à son gré.

Je soussigné Dr Ravon, médecin à Saint-Étienne, certifie que M. Durand (Claude), âgé de soixante-deux ans, mineur, demeurant à Saint-Étienne (Loire), qui demande l'assistance obligatoire aux vieillards, aux infirmes et aux incurables privés de ressources est atteint d'ankylose presque complète de l'épaule droite, avec rhumatisme chronique des deux genoux et se trouve d'une manière définitive incapable de subvenir par le travail aux nécessités de l'existence.

J'évalue à 75 % l'incapacité qui frappe le postulant et j'estime que son état permet de l'assister utilement à domicile.

Saint-Étienne, le ...

Dr RAVON.

---

frants, les uns infirmes, les autres incurables, tous plus ou moins aigris par les heurts de la vie, et qui sont portés par leur nature dolente et inquiète à voir de l'injustice partout et toujours.

L'idée qu'une injustice a été commise à son encontre est une idée terrible à faire disparaître de l'esprit d'un postulant à l'assistance... Il y pense sans cesse, il en parle aux voisins et connaissances... Il compare son sort à celui des camarades... Sa comparaison, le plus souvent, ne porte pas : il en est d'autant plus aigri... Il ne faut donc pas laisser naître en lui cette idée, et pour cela il convient, tout en affirmant bien haut que les médecins de l'assistance désignée par M. le préfet sont pleinement à hauteur de leur tâche et s'en sont toujours acquittés avec zèle et dévouement, d'appeler à nouveau leur attention sur les difficultés de la mission qui leur a été confiée.

Comment procède un médecin qui est appelé à délivrer un certificat à un postulant de l'assistance?... C'est là une question à laquelle le médecin qui délivre le certificat pourrait seul faire une réponse véritablement utile. Cette réponse, cependant, il importerait que les membres de la commission du bureau d'assistance en eussent connaissance, car plus d'une fois elle pourrait influer sur leurs décisions.

La méthode que peut suivre le médecin, en effet, n'est pas une.

En face d'un postulant infirme ou incurable, le médecin, après examen, peut, se plaçant au point de vue théorique et sans s'inquiéter d'autre chose, comparer l'état du postulant à l'état d'un homme pleinement valide et sain et conclure que ce postulant est atteint d'une incapacité de 40, 50, 80 et même 100 %... Ce sera là, évidemment, une indication pour le bureau d'assistance, mais cette indication sera forcément sujette à caution, c'est-à-dire qu'en réalité le degré d'incapacité ne cadrera pas le moins du monde avec les résultats donnés par l'enquête.

Le médecin, au contraire, après examen de l'infirme ou de l'incu-

Ce certificat, devenu *obligatoire* par décret du 3 août 1909, est exempt de timbre et peut être rédigé sur une feuille blanche quelconque.

Dans la pratique, la plupart des départements ont fait imprimer le libellé du certificat soit sur les demandes mêmes d'admission à l'assistance, qu'on transmet au médecin avant qu'ait lieu la visite; soit sur des feuilles spéciales qui sont transmises au médecin-examinateur par la mairie ou apportées par le sujet lui-même. Le médecin n'a plus qu'à remplir les « blancs » et rayer les mentions inutiles après avoir examiné le postulant. Nous donnons à titre de spécimens, page 336 un libellé de certificat avec pourcentage (Loire) et page 332 un libellé sans pourcentage (Nièvre). Mais dans certains départements où le service médical relatif à l'assistance aux vieillards est encore à l'état embryonnaire, il n'existe aucun imprimé et les médecins rédigent leurs certificats sur des feuilles quelconques ou sur les feuilles des carnets de l'A. M. G., les deux services étant, à tort, confondus.

Il est intéressant, au moment de rédiger le certificat et d'évaluer le quantum d'incapacité, de s'inspirer des commentaires que donnent les C. M., particulièrement celle du 6 mars 1910; il ne faut pas oublier que le rôle d'expert attribué au médecin-examinateur comporte non seulement le devoir strict de respecter les droits

---

rable, peut se renseigner si son infirmité ou son incurabilité est ancienne ou si elle est récente; si elle est ancienne, une adaptation se sera, selon toute vraisemblance, produite, le degré d'incapacité sera moindre; si elle est récente, pas d'adaptation, le degré d'incapacité sera plus élevé. L'âge du postulant doit aussi produire son effet, comme également sa capacité intellectuelle, comme encore sa profession ou son genre de vie... Bref, dans cette seconde hypothèse ou plus exactement avec cette seconde méthode, qui me paraît la seule sérieuse et la seule efficace, le bureau aura un certificat médical plus précis, plus exact, plus conforme aux résultats qu'apportera l'enquête... »

DÉPARTEMENT

DE LA LOIRE

—

COMMUNE

à ....

ASSISTANCE OBLIGATOIRE

AUX VIEILLARDS, INFIRMES ET INCURABLES

PRIVÉS DE RESSOURCES

———

CERTIFICAT MÉDICAL

Le Médecin soussigné, certifie que la personne ci-dessus désignée :

atteinte de ....

....

....

ou par suite de son état de vieillesse

.... est .... d'une *manière permanente et définitive,* dans l'impossibilité de subvenir par le travail aux nécessités de l'existence.

Le médecin évalue à .... % l'incapacité qui frappe cette personne.

Il est d'avis que son état de santé (1) :

permet de l'assister utilement à domicile.

nécessite son placement chez un particulier moyennant pension.

exige son admission dans un établissement hospitalier spécialement affecté aux vieillards, aux infirmes et aux incurables.

....................................., le.........................19 .

(Signature)

OBSERVATIONS DU MÉDECIN

(S'il y a lieu)

....

....

(1) Rayer les mentions inutiles.

du postulant, mais aussi de défendre la collectivité contre les faux incurables et les simulateurs.

C'est afin de simplifier ce rôle que nous faisons plus loin une revue rapide des principales infirmités et maladies incurables, en rappelant succinctement pour chacune d'elles les caractères principaux de diagnostic, les conditions d'incurabilité, le taux approximatif d'invalidité des cas moyens et, aussi, les procédés employés pour dépister les simulateurs, ce qui rentre complètement dans les attributions du médecin chargé d'examiner les postulants.

Un conseil encore, à propos de la rédaction du certificat : ne pas rédiger le diagnostic d'un mot et surtout ne pas dire : *Troubles digestifs, troubles nerveux,* comme il est fréquent de le voir ; il est bon de donner quelques détails et le plus de précision possible, surtout s'il s'agit d'un incurable à lésions complexes et multiples ; encore plus, lorsqu'on conclut au rejet de la demande. Dans certains cas (pour les maladies aiguës ou même chroniques, non incurables, par exemple), il est utile même de motiver cette conclusion. On ajoute, suivant le cas, après le diagnostic, une de ces mentions : *affection qui n'est pas incurable,* ou *cas du ressort de l'assistance médicale gratuite,* ou *du bureau de bienfaisance ;* ou *cette affection pourrait être améliorée par une opération,* etc.; cela permet à la commission d'assistance et, au besoin, à la commission cantonale d'appel, de juger en toute connaissance de cause.

Car les conclusions du certificat médical n'ont aucun caractère obligatoire ; elles sont une indication, le plus souvent suivie, mais dont les commissions peuvent ne pas tenir compte, ainsi d'ailleurs, qu'en justice, les expertises. Ce point ressort nettement de la C. M. du 6 mars 1910 : « Par exemple, après avoir certifié que telle personne est affectée d'un pied bot, d'une

RÉPUBLIQUE FRANÇAISE

, le........................19 .

DÉPARTEMENT

d ....

BUREAU D'ASSISTANCE

d ....

NOTE DU BUREAU D'ASSISTANCE

à M. le Docteur..

En raison d'une réclamation formée par (1) { le postulant ou sa famille / le bureau d'assistance / la commission cantonale ou départementale

il y a lieu de soumettre à un nouvel examen médical le nommé..

à l'effet de constater son état actuel et de vérifier

si (1) { l'admission à l'assistance s'impose. / son état s'est aggravé ou amélioré. / l'hospitalisation s'impose.

Ci-joints le dossier du postulant et le premier certificat médical.

(1) Rayer les mentions inutiles.

OBSERVATIONS
DU MÉDECIN
(*S'il y a lieu*)

....

....

....

....

....

....

....

CERTIFICAT MÉDICAL

Le Médecin soussigné, certifie que la personne ci-dessus désignée,

{ atteinte d..
....
{ *ou* par suite de son état de vieillesse,

est   , d'une *manière permanente et définitive*, dans l'impossibilité de subvenir par le travail aux nécessités de l'existence.

Le Médecin évalue à .... °/o l'incapacité qui frappe cette personne.

Il est d'avis que son état personnel { permet de l'assister utilement à domicile. / nécessite son placement chez un particulier moyennant pension. / exige son admission dans un établissement hospitalier, spécialement affecté aux vieillards, aux infirmes et aux incurables.

, le..19 .

hernie, le praticien ajoute que cette infirmité la rend incapable de tout travail; on ne doit pas s'arrêter à une telle conclusion. » C'est évident; mais bien rares sont les médecins qui se laissent aller à formuler de telles conclusions dont le ridicule ne peut que rejaillir sur eux.

Revision. — La loi dit formellement que la pension accordée n'a pas un caractère définitif : si l'état du sujet vient à s'améliorer, la pension peut lui être retirée ou diminuée; si son état s'aggrave, la pension peut être augmentée, ou le mode d'assistance changé. D'où la possibilité d'un second examen, sur la demande de l'administration ou du sujet lui-même, afin de déterminer si l'état de santé du pensionné a réellement varié, et dans la pratique, c'est un cas qui se présente très fréquemment.

D'autres fois, le nouvel examen médical d'un postulant a lieu à la suite d'une réclamation faite pour cause de rejet comme non invalide. Enfin, le bureau d'assistance ou la commission cantonale ou départementale peuvent exiger une contre-visite, s'ils le jugent nécessaire.

Il va sans dire que ce nouvel examen médical doit se faire sans tenir aucun compte des conclusions du premier et avec l'impartialité la plus complète. C'est une contre-expertise en quelque sorte, qui peut être d'ailleurs confiée au même médecin; mais elle doit présenter toutes les garanties qu'en attendent la collectivité et aussi le postulant.

Le médecin reçoit une *note du bureau d'assistance,* manuscrite ou imprimée dont nous donnons un modèle, page 338, qui lui explique les motifs du nouvel examen; à cette note est joint dans certains départements le dossier complet de l'assisté, ou tout au moins le certificat primitif qu'il est indispensable de connaître.

IX — LE MÉDECIN EXAMINATEUR — HONORAIRES

Le médecin examinateur. — Quels sont les médecins qui peuvent délivrer le certificat dont nous venons de parler?

En principe, tous les médecins français, puisque la C. M. du 16 avril 1906, dit : « Les frais de visite auxquels donnera lieu la délivrance d'un certificat que le requérant aura spontanément réclamé à un médecin *de son choix,* pour appuyer sa demande d'assistance, incombent au requérant, non aux collectivités; c'est l'affaire propre du requérant. »

En pratique, surtout depuis le décret du 3 août 1909, cette intervention est à peu près exclusivement du ressort des médecins des hôpitaux et, surtout, des médecins désignés par l'administration préfectorale — en l'espèce ceux qui sont déjà titulaires des services départementaux d'assistance et d'inspection; ce qui n'empêche pas tous les médecins de pouvoir, à titre *officieux,* délivrer un certificat d'invalidité, s'il y a lieu, aux postulants qui le leur demandent. Mais nous n'osons garantir qu'il soit pris en considération.

On ne peut nier, en effet, que l'administration (à tort certainement), ne rende en partie responsable de la progression énorme du nombre des assistés, la facilité avec laquelle certaines infirmités problématiques ont été attestées par des médecins. Alors que les prévisions, avant l'application de la loi, étaient que 293.000 personnes bénéficieraient de la loi, le chiffre de 600.000 est actuellement dépassé et il est à présumer que la progression ne sera pas de sitôt décroissante. M. l'inspecteur général Constantin, dans son rapport (1),

––––––––––

(1) *Journal officiel,* 2 août 1909.

après en avoir rejeté la cause d'abord sur la politique, ensuite sur les bureaux d'assistance qui ne font pas toujours avec le soin qui conviendrait, les enquêtes sur la situation des personnes qui sollicitent leur inscription sur les listes; dit : « La facilité avec laquelle certains médecins délivrent des certificats d'infirmité ou d'incurabilité est encore la cause de nombreuses inscriptions non justifiées. Cette constatation a été faite par l'inspection dans la plupart des départements. Un médecin a déclaré qu'il lui paraissait inutile de refuser un certificat puisque la personne à qui il ne le donnait pas finissait par trouver un de ses confrères qui le lui délivrait.

« Dans un département du Midi, les médecins ont reconnu que les certificats délivrés par eux étaient d'une rigueur scientifique contestable mais qu'ils s'en remettaient à l'administration du soin d'en faire l'emploi le plus judicieux, étant quant à eux, à raison de leurs attaches politiques, amicales ou de famille, dans l'impossibilité de refuser un certificat d'incapacité de travail à qui venait le leur demander. »

C'est ce qui a, peut-être, amené l'administration à n'accepter que les certificats délivrés par les médecins de son choix. Mais nous pensons que d'autres raisons ont fait désigner des médecins chargés officiellement de cette mission? Sans suspecter le moins du monde l'intégrité et l'indépendance des médecins en général, n'est-il pas de règle que, dans une expertise quelle qu'elle soit, l'expert ne soit pas rétribué directement par l'expertisé; d'autre part, peut-on dénier à l'administration responsable, qui paie les pensions, le droit de désigner les médecins qu'elle connaît déjà et en qui elle a confiance, pour défendre les intérêts de la collectivité; ceux aussi à qui elle peut donner des indications quant à la façon d'interpréter la loi? Et la

C. M. du 6 mars 1910 précise bien le caractère de cette nomination : « La conséquence est qu'il vous appartient, monsieur le Préfet, de désigner les praticiens qualifiés pour attester l'état physique des impétrants. Avant de les investir de cette qualité, vous vous assurerez qu'ils sont dans une situation assez indépendante pour que leur dire soit accepté sans hésitation. Ils devront rappeler sur le certificat le mandat dont votre confiance les aura investis. »

Le médecin-examinateur qui aurait l'habitude de fournir des certificats incomplets, insuffisants ou par trop complaisants, risquerait de se voir rappeler à l'ordre par la préfecture (C. M. du 6 mars 1910) et peut être de se voir supprimer les fonctions de médecin-examinateur si la proposition de M. l'inspecteur général Constantin (1) était adoptée :

« Des mesures doivent être prises également pour mettre fin aux abus auxquels donnent lieu les certificats médicaux. Il serait désirable que le préfet désignât dans chaque arrondissement quelques médecins, en très petit nombre, qui seuls devraient être appelés à fournir les certificats en vue de l'admission à l'assistance...

« Il y aurait lieu d'exiger que ces certificats fussent aussi détaillés et aussi précis que possible : ils indiqueraient la nature exacte et les effets de l'infirmité ou de l'affection incurable, notamment au point de vue de l'incapacité de travail partielle ou absolue. »

Honoraires (1). — Le conseil général, dans chaque département, fixe le tarif des honoraires auxquels les

----

(1) « Enfin, une observation dernière au sujet du certificat médical :
« Vous avez été comme moi frappés à diverses reprises du laconisme des certificats médicaux. En un, deux, trois, quatre ou cinq mots l'infirmité ou l'incurabilité est décrite et si, comme cela arrive

médecins du service de l'assistance obligatoire ont droit pour l'examen des postulants et le certificat qu'ils délivrent; de là des différences marquées dans les honoraires, pour chaque département dont quelques-uns ont purement et simplement adopté le tarif de l'A. M. G. en ajoutant parfois aux honoraires pour l'examen du sujet, une rémunération spéciale pour la rédaction du certificat.

Nous ne pouvons citer tous les départements, mais nous donnons quelques chiffres que nous tenons de

----

parfois, ce mot ou ces mots empruntent à la terminologie médicale une de ces significations spéciales que le vulgaire ne comprend pas, le vulgaire, c'est-à-dire, en la circonstance, les membres du bureau d'assistance sont dans l'obligation de s'incliner, d'admettre, par conséquent, que le postulant est infirme ou incurable, sans savoir même très exactement quel est le genre d'infirmité ou d'incurabilité dont il est atteint.

En outre, et même quand les certificats sont écrits en termes qui sont à la portée de tous, nous avons fréquemment regretté leur laconisme. Désireux d'accomplir avec conscience notre mission, nous avons émis l'idée que souvent il y aurait intérêt à ce que les certificats fussent rédigés plus longuement, avec plus d'explications, plus d'indications, plus de précision, de manière à ce que le bureau fût complètement renseigné sur le terrain médical. Des observations du docteur expliquant avec quelque détail l'infirmité ou l'incurabilité, indiquant les raisons pour lesquelles cette infirmité ou cette incurabilité est de peu d'importance, ou, au contraire, revêt un caractère de gravité spéciale, — bref, des renseignements à l'appui du chiffre d'incapacité accordé nous ont paru chose éminemment souhaitable, et nous avons tous applaudi lorsqu'il est arrivé maintes fois à l'un des médecins de l'assistance de nous fournir des renseignements détaillés à ce sujet.

Mais, hélas! il faut le reconnaître, les honoraires alloués aux médecins de l'assistance ne me paraissent pas de nature à permettre d'exiger de ces médecins un certificat bien détaillé ou susceptibles de les amener à donner régulièrement et d'eux-mêmes ces détails.

...Calculez le temps nécessaire pour que le postulant se déshabille, soit examiné, reprenne ses vêtements, — réfléchissez aux locaux que cela nécessite lorsque, comme cela arrive souvent, plusieurs postulants se présentent ensemble à la visite, — ajoutez-y le temps nécessaire pour rédiger le certificat, et vous ne serez pas autrement surpris de la brièveté de ce dernier quand vous vous souviendrez que le médecin reçoit en tout pour la visite et la rédaction du certificat une somme de 2 francs!

Il y aurait donc lieu, selon moi, à ce que les honoraires alloués aux médecins rédacteurs de certificats fussent augmentés et que, comme dans nombre de départements, ils fussent rémunérés suffisamment pour qu'on pût être en état d'exiger d'eux un certificat détaillé et explicatif...» (P. PONCETTON, 4 févr. 1911. Rapport.)

l'amabilité de fonctionnaires amis ou de médecins chargés du service.

DÉPARTEMENTS	EXAMEN DU POSTULANT		RÉDAC-TION du certificat
	au cabinet du médecin	à son domicile	
	francs	francs	francs
Ain.	1,00	1,00	»
Aisne.	»	»	3 à 5
Ardèche.	1,00	1,00	2,00
Ardennes	A. M. G.	»	»
Aude.	A. M. G.	»	»
Calvados	»	»	2,00
Charente-Inférieure.	»	1,00	»
Côtes-du-Nord. . .	»	1,00	»
Dordogne.	0,75	1,00	1,00
Eure-et-Loir. . . .	0,50	1,00	2,00
Gard	»	2,00	»
Hautes-Alpes . . .	1,00	2,00	2,00
Jura	Tarif Dubief		
Loire.	1,00	1,50	1,00
Lozère	0,50	1,00	»
Marne.	1,00	1,00	»
Orne	0,50	1,00	3,00
Puy-de-Dôme . . .	»	»	1,50
Rhône	1,00	1,50	3,00
Savoie	1,00	1,50	»
Seine-Inférieure . .	1,00	1,50	»
Vienne	»	1,00	»
etc.			

Il faut compter, en outre, une indemnité kilométrique qui donne lieu à de multiples combinaisons et restrictions sur les premiers kilomètres, dans certains départements. Elle est, d'une façon générale, la même que pour le service de l'A. M. G.

Nous ne pouvons nous empêcher de remarquer combien la plupart des départements se montrent peu généreux envers les médecins examinateurs qui défendent les intérêts de la collectivité contre les nombreux simulateurs qu'ils démasquent. Il s'agit cependant d'une véritable expertise, avec diagnostic et évaluation du taux d'incapacité de travail tout comme pour une expertise médicale judiciaire; le rapport est, il est vrai, moins long à rédiger, l'examen moins minutieux, mais aussi quelle différence entre les honoraires : quelquefois *rien*, le plus souvent 1 ou 2 francs, parfois 3 francs, très rarement 4 francs, dans l'assistance obligatoire, indemnité de parcours non comprise; et combien plus dans les expertises judiciaires sans que ce chiffre soit exagéré, d'ailleurs.

Sans réclamer les mêmes honoraires il nous paraît équitable de demander pour la rédaction du certificat un minimum de 3 francs; l'examen du postulant étant payé, en plus du certificat : 1 franc au cabinet du médecin, 1ʳ 50 au domicile du postulant, plus l'indemnité kilométrique de 50 centimes par kilomètre (aller et retour). L'administration pourrait exiger un examen plus complet et le certificat détaillé dont parle M. Constantin : un vrai petit rapport avec description succincte des lésions, qui permettrait aux commissions d'assistance et cantonale d'avoir des bases d'appréciation plus précises qu'actuellement. Ce supplément d'honoraires ne serait pas perdu pour la collectivité.

Il n'est pas admissible en tout cas qu'un grand nombre de départements refusent toute rémunération pour la rédaction du certificat qui entraîne nécessairement un certain travail cérébral et des responsabilités; et l'administration n'est pas en droit de se plaindre lorsque, dans ces départements, elle se trouve en présence de certificats mal rédigés ou à conclusions anormales. Tout ce que nous avons dit, page **292**, au sujet du certificat d'aptitude physique des enfants s'applique ici. Il est du devoir des syndicats médicaux de ces départements de reprendre cette question et de faire le nécessaire auprès de l'administration et des conseils généraux pour obtenir une rémunération équitable de l'intervention médicale et une organisation moins primitive du service, au point de vue médical, en tenant compte de ce qui se fait dans la plupart des autres départements.

Mémoire. — Le mémoire des honoraires dus au médecin-examinateur doit être adressé *en double* exemplaire, sans timbre, à la préfecture ou à la sous-préfecture, tous les trimestres ou semestres ou même une seule fois par an si l'on préfère — dans la quinzaine qui suit l'expiration du trimestre ou du semestre, celui de fin d'année devant être produit avant le 10 janvier au plus tard. Les mémoires non produits à cette date ne pourraient être mandatés qu'après le vote d'un nouveau crédit par le conseil général, en septembre suivant.

Les mémoires doivent porter très exactement les noms et prénoms des personnes visitées (les femmes étant dénommées par leur propre nom), la commune de leur résidence, la date de l'examen, les interventions faites (consultation ou visite, certificat), l'indemnité kilométrique s'il y a lieu. Des feuilles, dont nous donnons un spécimen page **349**, fournies sur demande à la préfecture, à la sous-préfecture ou à la mairie, servent à établir ces mémoires qui, contrairement à ce qui se passe, par exemple, pour l'A. M. G., n'ont pas besoin d'être établis séparément pour chaque commune : un double mémoire pour chaque médecin suffit. Dans certains départements, le médecin doit joindre, à titre de justification, les bons de visite

(Voir p. 332) ou les réquisitions de la mairie qui ont accompagné chaque examen.

V — REVUE DES PRINCIPALES INFIRMITÉS
ET MALADIES INCURABLES

Dans cette dernière partie nous nous proposons de passer en revue rapidement les infirmités et maladies incurables qui se présentent le plus fréquemment à l'examen, en rappelant, afin de permettre un diagnostic rapide des maladies incurables, leurs principaux symptômes et surtout les signes qui témoignent ou non de leur incurabilité. Tenant compte de ce que le nombre de départements qui demandent au médecin de fixer le *quantum* de l'invalidité, tend à augmenter, nous indiquerons également, pour les *cas moyens* (tant par la lésion que par les conditions qui l'accompagnent) le taux approximatif de l'incapacité de travail de chaque infirmité ou affection incurable, autant qu'il est possible de le faire. Nous rappelons une fois encore qu'au-dessus de soixante ans, ou en cas de maladie chronique concomittante, les chiffres que nous donnons doivent être équitablement majorés d'au moins *un quart ;* et que la profession, l'intelligence du sujet, l'époque où est apparue l'infirmité, sont autant de facteurs dont il faut tenir compte dans la fixation du degré d'incapacité de travail qui le touche : le *chiffre de 50 %* ET AU-DESSOUS *signifiant que l'invalidité n'est pas telle qu'elle empêche le sujet de subvenir à ses besoins par son travail,* c'est-à-dire : REJET DE LA DEMANDE.

Nous examinerons d'abord les maladies générales qui peuvent entraîner des infirmités ou des lésions incurables ; puis nous passerons successivement en revue, topographiquement, ces lésions, en commençant par le système nerveux central qui est le siège d'un grand nombre de ces affections, puis les organes des sens, les membres, etc.

Ces pages pouvant parfois être consultées par des membres de bureaux d'assistance en quête de renseignements sur le taux ordinaire d'une infirmité bien définie, nous avons cru devoir entrer, sur quelques points, en des détails qui sembleront puérils aux médecins ; ils nous excuseront en raison du but poursuivi : être utile à tous ceux qui s'intéressent à la question de l'assistance aux vieillards.

Maladies générales

L'ATHÉROME et l'ARTÉRIO-SCLÉROSE, lésions presque normales de la vieillesse, et qui se rencontrent très fréquemment dans la soixantaine et au-dessous, n'entraînent souvent aucune invalidité. Si l'on constate, outre l'hypertension, de la *presclérose* (dypnée d'effort ou palpitations, anxiété précordiale, doigt mort, etc.) : I. P. P. de 33 à 66 %, et plus s'il y a des localisations organiques (néphrite, myocardite, coronarite, aortite, nujelites, prostatite chroniques, etc.) avec troubles sérieux.

La TUBERCULOSE dans ses manifestations multiples est, en l'état de notre thérapeutique, le plus souvent incurable, en ce sens que la *restitutio ad integrum* de l'organe atteint et guéri est assez rare. Nous verrons pour chacun des organes l'I. P. P. qui résulte des lésions tuberculeuses cicatrisées ou non : tumeurs blanches, tuberculose pulmonaire, etc. En ce qui concerne le *rhumatisme tuberculeux* de Poucet, les défor-

DÉPARTEMENT
d..   RÉPUBLIQUE FRANÇAISE   Pièce exemptée du timbre par l'art. 38 de la loi du 14 juillet 1905

ASSISTANCE OBLIGATOIRE
aux vieillards, aux infirmes et aux incurables

MÉMOIRE

Des sommes dues à M. le Docteur..,

médecin à..,

pour certificats médicaux délivrés pendant le.................

..........mestre de l'année 19............ .

NUMÉRO D'ORDRE sur le présent mémoire	DATE des certificats médicaux	NOMS ET PRÉNOMS des vieillards, des infirmes ou des incurables qui ont subi l'examen médical (pour les femmes mariées ou veuves, indiquer en premier lieu leur propre nom et ensuite celui de leur mari)	COMMUNE où résident les personnes qui ont subi l'examen médical	HONORAIRES		
				pour certificat médical	pour examen au cabinet du médecin	pour examen au domicile du postulant
1	2	3	4	5	6	7
			Report. . .			
			Total (ou à reporter).			

INDEMNITÉ DE DÉPLACEMENT due seulement lorsque l'intéressé se trouve dans l'impossibilité absolue de se rendre au cabinet du médecin				SOMME TOTALE due par personne examinée	COLONNES RÉSERVÉES POUR LA PRÉFECTURE — DOMICILE DE SECOURS		
Distance kilométrique	Somme due	Hameau où a eu lieu la visite			Domicile communal	Domicile départemental	Sans domicile
		Dans la commune habitée par le médecin	Dans une autre commune				
8	9	10	11	12	13	14	15

CERTIFICATION DU MÉMOIRE

—

Certifié par le soussigné le présent mémoire, s'élevant en totalité à la somme de (1)..
....................................francs..centimes.

A........................., le........................19 .

SIGNATURE DU MÉDECIN,

(1) En toutes lettres.

VISA DU PRÉFET

—

Vu :

Pour le Préfet,

Le Conseiller de Préfecture, délégué,

Renvoyé à M...
....
....
....

A........................., le........................19 .

Le...........Préfet,

mations qu'il provoque sont sensiblement les mêmes que dans les autres formes de rhumatisme chronique, donc même I. P. P. que pour le rhumatisme. La tuberculose des viscères (foie, rate, etc.) ne crée pas un type clinique bien différent, au point de vue du diagnostic et du pronostic, des autres inflammations chroniques de ces organes, nous n'y reviendrons pas spécialement : l'invalidité qui en résulte est celle que nous indiquerons à chacun des organes.

La SYPHILIS n'est incurable qu'à la période tertiaire, encore les lésions qu'elle provoque à cette époque peuvent-elles être fort améliorées par un traitement continu. Elle peut s'attaquer à tous les organes et causer les troubles moteurs, sensoriels, sensitifs, psychiques, nutritifs, osseux, organiques, etc., les plus variés. Pour les affections nettement différenciées (tabès, paralysie générale, etc.) nous les examinerons à part ; pour les autres, qui n'ont pas un caractère bien spécial (syphilis du poumon, du foie, des os, etc.) le taux de l'I. P. P. sera, de même que pour la tuberculose, celui que nous indiquons pour les scléroses vulgaires de ces organes, en tenant compte des troubles fonctionnels, attitudes, déformations, état général, etc.

Le RACHITISME, maladie de la première enfance, laisse subsister des déformations qui se retrouvent, définitives, chez l'adulte : gonflement des épiphyses (nouures), incurvation des diaphyses, etc. Le plus souvent ces déformations n'empêchent pas un travail moyen ; mais s'il y a un *genu valgum* accentué ou le *thorax en carêne*, une *scoliose* du 3e degré avec ou sans troubles cardiaques et pulmonaires, l'I. P. P. peut dépasser 50 % : nous y reviendrons pour chacune de ces lésions.

L'ACROMÉGALIE (hypertrophie et déformation des extrémités, cyphose dorsale, gigantisme) est incurable d'emblée. Elle n'est pas incompatible avec un travail utile pendant plusieurs années car elle procède par poussées aiguës suivies de longues périodes de calme. Dès qu'il y a de l'asthénie, des troubles visuels, de la torpeur intellectuelle, etc., l'I. P. P. est sérieuse : 50 à 75 %.

L'ACHONDROPLASTIE (tête énorme, membres trop courts et peu déformés) due à la calcification prématurée du cartilage de conjugaison, est incurable. Elle provoque le *nanisme* avec conservation de la force. L'I. P. P., si elle existe, vient autant de la difficulté de trouver du travail que d'une invalidité réelle; I. P. P. : 33 à 66 %, selon l'état des facultés intellectuelles, souvent normales.

L'OSTÉOMALACIE (ramollissement du tissu osseux décalcifié survenant le plus souvent chez la femme à l'occasion de la grossesse ou de la sénilité) est presque toujours incurable. Les déformations osseuses qui en résultent consistent dans l'exagération de la courbure normale des os : aplatissement transversal du bassin, incurvation du rachis, etc., d'où I. P. P. toujours importante qui peut même atteindre l'I. P. T. s'il y a des troubles de stase pulmonaire, des paralysies par compression de la moelle ou des nerfs rachidiens, ou la cachexie qui est l'aboutissant de cette affection.

L'OSTÉO-ARTHROPATHIE HYPERTROPHIANTE PNEUMIQUE qui coexiste avec les affections pleuro-pulmonaires et consiste surtout en une hypertrophie des phalangettes des mains et des pieds, l'épaississement des chevilles, une cyphose dorsale qui raccourcit la taille — n'entraîne par elle-même qu'une I. P. P. de 25 à 33 %, mais ce taux vient s'ajouter à celui déterminé par l'affection pulmonaire primitive.

Le RHUMATISME CHRONIQUE est l'affection qui se présente le plus fréquemment à notre examen, car après quarante ans, tout rhumatisme récidivant évolue presque fatalement vers la chronicité et l'incurabilité, ce qui ne veut pas dire toujours : invalidité. L'origine du rhumatisme (arthritisme, tuberculose, etc.) importe peu à notre point de vue, ce qu'il convient d'examiner c'est l'importance des lésions articulaires, osseuses et musculaires, des déformations, des attitudes plus ou moins vicieuses des membres, c'est l'état du cœur et l'état général. Plusieurs formes cliniques peuvent se présenter :

a) Le *rhumatisme subaigu* articulaire ou musculaire, avec poussées plus ou moins douloureuses qui empêchent, pendant la mauvaise saison, en général, le sujet de.travailler, mais qui n'est pas incurable « de sa nature » si le sujet n'est pas trop âgé et s'il n'existe pas de déformations. Cette forme n'entraîne que de l'incapacité provisoire, il n'y a pas lieu à pension; elle est du ressort de l'A. M. G. ou du bureau de bienfaisance.

b) Le *rhumatisme chronique simple*, suite de rhumatisme articulaire aigu, atteint surtout les grandes articulations (épaule, coude, poignet, genou, etc.) qui sont un peu douloureuses, raides avec des craquements (arthrite sèche), de la tuméfaction et sujettes à des poussées subaiguës et de l'endocardite chronique, I. P. P. variable suivant les jointures prises et le degré de raideur, d'après les chiffres que nous donnons plus loin;

c) Le *rhumatisme noueux* (polyarthrite déformante progressive) est le plus fréquent : doigts et orteils déformés en Z, main fléchie et déviée sur l'avant-bras, coude également fléchi, atrophie musculaire; l'I. P. P. va de 50 à 80 %. Si on trouve, en outre, les cou-de-pieds et les genoux déformés et raides, la colonne vertébrale touchée, l'impotence est complète : I. P. T.

d) Le *rhumatisme chronique partiel,* en général chronique d'emblée et particulier à la vieillesse, ne touche le plus souvent qu'une grande articulation qui est ankylosée, déformée, avec atrophie des muscles voisins ; nous y reviendrons à propos de chacune des articulations intéressées : épaule, hanche, etc.

Ces chiffres que nous donnons sont très approximatifs car la plupart des rhumatisants chroniques présentent, outre les lésions du système moteur que nous venons d'envisager, des troubles organiques variés sous la dépendance de l'arthritisme, de la tuberculose ou de l'artério-sclérose, qui viennent augmenter l'I. P. P.

La GOUTTE CHRONIQUE, si elle ne se manifeste que par des poussées douloureuses plus ou moins fréquentes, n'est pas incurable et ne provoque que de l'incapacité temporaire. Mais si elle a causé des déformations tophacées articulaires des mains, des pieds, des genoux, avec attitudes vicieuses, rappelant celles du rhumatisme noueux, il y a là une vraie infirmité, entraînant une I. P. P. de même taux que pour cette affection.

Le DIABÈTE, s'il est seul, sans complication sérieuse, n'entraîne qu'une I. P. P. légère, bien qu'il soit incurable le plus souvent. Associé ou compliqué de névrites (gangrène des orteils, sciatiques tenaces, paralysies des membres inférieurs, pseudo-tabès, etc.), de troubles oculaires (cataracte, amblyopie, etc.), d'amnésie, néphrite, tuberculose pulmonaire, etc., le pronostic ordinaire de ces affections est sérieusement aggravé et leur taux d'I. P. P. augmenté.

Le MYXŒDÈME par atrophie ou ablation du corps thyroïde, chez l'adulte, ne peut être considéré comme incurable chez un adolescent qu'après un traitement suivi à base de thyroïdine. Si, malgré la thérapeutique, il persiste de la torpeur physique et intellectuelle, il

y a I. P. P. de 50 à 75 % ; s'il y a *idiotie* complète :
I. P. T.

La MALADIE BRONZÉE D'ADDISON est généralement
incurable à l'époque où l'on peut établir le diagnostic.
Si le sujet ne présente, outre la mélanodermie, que de
l'asthénie et l'amaigrissement, il peut encore faire un
travail léger; I. P. P. : 50 à 75 %. S'il y a en plus des
troubles gastriques (vomissements, diarrhée, etc.), des
douleurs lombaires vives, c'est l'I. P. T. et le dénoue-
ment est proche.

Le PALUDISME CHRONIQUE ou *cachexie palustre* (chez
les habitants des Dombes, de la Sologne, etc. ou chez
d'anciens coloniaux) avec anémie, apathie, foie et rate
gros, troubles gastriques, etc., est incurable; I. P. P. :
66 à 100 % selon l'état général.

L'ALCOOLISME CHRONIQUE se manifeste par diverses
affections déterminées dont les principales : gastrite
chronique, cirrhose, névrite, pseudo-tabès (steppage),
pseudo-paralysie générale, troubles mentaux, aortite
chronique, cœur graisseux, néphrite chronique, etc.,
comportent l'incurabilité et une I. P. P. que nous
discuterons à propos de chacune de ces maladies.
Lorsqu'il n'y a que de la pituite, tremblement matu-
tinal des mains, troubles légers de la sensibilité, hallucinations légères, etc., sans localisation encore bien
nette, l'intoxication n'est peut-être pas incurable et le
sujet doit être renvoyé au bureau de bienfaisance ou
à l'A. M. G. pour traiter ces troubles qui peuvent
s'amender.

La LYMPHADÉNIE est longtemps compatible avec
un travail modéré; mais lorsque l'hypertrophie splé-
nique et ganglionnaire devient importante avec amaigrissement et hémorragies répétées, l'I. P. P. dépasse
66 %, et peut atteindre l'I. P. T.

Un ANÉVRYSME des membres exige, par crainte de

rupture, une intervention chirurgicale, l'extirpation du sac le plus souvent, et n'entraîne que de l'incapacité temporaire, en général. Si l'opération ne peut être pratiquée, le sujet (s'il est âgé et hors d'état de trouver une profession tranquille) peut présenter une I. P. P. de 50 à 75 % et plus, selon l'importance de l'anévrysme et sa situation.

Le CANCER, incurable en l'état de nos connaissances, entraîne rapidement l'impossibilité de travailler, *quel que soit l'organe touché ;* dès que le diagnostic peut être établi, on peut affirmer l'I. P. T.

La DÉGÉNÉRESCENCE AMYLOIDE coexiste avec les suppurations prolongées, fistules anciennes, bronchites chroniques, tertiarisme, etc. Elle est en général incurable et comporte l'I. P. T. Le diagnostic se fait par la constatation de l'hypertrophie de la rate, du foie et des reins, l'albuminerie abondante, les œdèmes, la cachexie.

La DÉBILITÉ SÉNILE peut exister avant soixante-dix ans, bien que rarement. Elle est incurable et comporte avec l'impotence physique un affaiblissement des facultés intellectuelles qui entraîne l'I. P. T.

Système nerveux central

L'HÉMIPLÉGIE (paralysie motrice de la moitié du corps : face et membres du même côté) peut être sujette à regression et même à guérison si les faisceaux moteurs ne sont pas détruits mais simplement comprimés. Ce n'est guère que deux à trois mois après l'ictus apoplectique qu'on peut admettre la « consolidation » des lésions et affirmer l'incurabilité de la paralysie, *flasque* au début. La présence des phénomènes *spasmodiques* (exagération des réflexes, trépidation épileptoïde,

extension du gros orteil, tremblement; contractures
et rigidité musculaires qui provoquent à la longue des
attitudes vicieuses) permet d'affirmer d'emblée l'incurabilité des troubles.

Si l'hémiplégie est *complète,* il y a I. P. T.; d'autant
mieux que la paralysie motrice, outre les contractures,
est, en général, compliquée d'affaiblissement musculaire du côté en apparence sain, de troubles divers et
de gâtisme plus ou moins précoce. Si la paralysie est
partielle (hémiparésie ou *monoplégie* le plus souvent
brachiale) avec contractures, l'I. P. P. va de 50 à 75 % ;
mais s'il y a en outre des troubles intellectuels : diminution de l'attention et de la mémoire, divagation
habituelle, qui annoncent un gâtisme prochain, l'I. P.
P. est de 75 à 100 %.

Il y a cependant un diagnostic important à faire,
c'est celui de l'hémiplégie organique d'avec l'*hémiplégie
hystérique* qui a un pronostic moins sombre. Cette dernière s'accompagne d'emblée de contracture ou peut
rester indéfiniment flasque : le malade traîne sa jambe
derrière lui comme un corps inerte, mais ne « fauche »
pas; souvent la face est respectée et il y a coexistence
d'hémianesthésie sensitivo-sensorielle, mais les réflexes cutanés ou tendineux ne sont pas modifiés, alors
qu'ils sont exagérés dans l'hémiplégie organique avec
contractures, sauf le réflexe crémastérien qui est aboli.
Le signe de Babinski (1) n'existe pas dans les hémi-
plégies hystériques et ne fait presque jamais défaut
dans l'hémiplégie organique; enfin il y a les stigmates
d'hystérie. Nous avons un peu insisté sur ce diagnostic
car dans l'hémiplégie hystérique la curabilité est tou-

---

(1) *Le signe de Babinski* caractérisé par l'*extension* du gros orteil
à la suite d'une excitation de la plante des pieds n'existe que dans
les affections avec lésions organiques.

jours possible et il ne faut admettre ces malades au bénéfice de la loi de 1905, que si la thérapeutique a échoué.

La PARAPLÉGIE (syndrome qui comporte la paralysie motrice, avec anesthésie cutanée parfois, des deux membres inférieurs et des sphincters, par lésion médullaire) se présente sous deux formes : flasque ou spasmodique et s'accompagne de troubles divers.

Flasque, souvent avant d'être spasmodique, elle peut néanmoins conserver sa flaccidité et présenter en outre de l'atrophie musculaire et des rétractions tendineuses (paralysie infantile) ou ne pas toucher les sphincters (polynévrite) ou se présenter sous forme d'une paralysie sensitivo-motrice complète avec troubles trophiques graves (traumatisme médullaire grave) etc. Dans tous ces cas c'est l'I. P. T.

Le plus souvent *spasmodique* (par dégénération du faisceau pyramidal) elle est caractérisée par les signes de contracture que nous avons signalés pour l'hémiplégie, par l'atrophie musculaire, et l'attitude spasmodique : adduction et rotation en dedans des membres inférieurs; avec, en plus, les troubles dus à l'affection causale : méningo-myélite syphilitique, mal de Pott, traumatisme vertébral, tumeur vertébrale, sclérose en plaques, sclérose latérale amyotrophique, syringomyélie, syndrome de Little, état lacunaire de l'encéphale, etc. Flasque ou spasmodique, simple ou compliquée, la paraplégie complète entraîne l'I. P. T.

L'incurabilité est certaine sauf s'il s'agit de *paraplégie hystérique* dont le diagnostic se fait comme pour l'hémiplégie par l'intégrité relative des réflexes et des sphincters, l'absence du Babinski, l'anesthésie souvent totale se limitant exactement à la racine des deux membres, la présence des stigmates, etc.

La paralysie est parfois *incomplète* et permet la marche (démarche steppante, spasmodique, sautillante, traînante flaccide, etc.) avec des cannes ou des béquilles ; si les membres supérieurs et l'intelligence sont intacts, I. P. P. : 50 à 75 %.

Le TREMBLEMENT des extrémités ou généralisé ne constitue pas une maladie, mais c'est un trouble des plus gênants au point de vue du travail possible, dans les professions « manuelles ». S'il n'est pas trop accentué et ne s'accompagne pas d'autres phénomènes sérieux, il provoque une I. P. P. de 33 à 66 % selon la profession et les aptitudes du sujet. Le tremblement intense — comme celui de la sclérose en plaques qui augmente lors des mouvements volontaires, ou celui de la paralysie agitante avancée — est à lui seul un obstacle presque complet à tout travail : I. P. T.

L'HÉMIANESTHÉSIE, abolition de la sensibilité dans la moitié du corps, est un syndrome qui coexiste ou non avec l'hémiplégie. Si elle est partielle, c'est-à-dire n'intéresse qu'un ou plusieurs modes de la sensibilité (tact, douleur, température, etc.) elle n'entraîne, par elle-même, qu'une I. P. P. insignifiante ; si elle est *totale*, elle touche même les organes des sens, c'est le plus souvent de l'*hémianesthésie hystérique* qui coexiste parfois avec l'hémiplégie de même nature. Il y a une incapacité de travail importante, sinon totale, mais sujette à guérison ou à amélioration ; le certificat doit le signaler.

L'APHASIE, perte totale ou partielle de la faculté de parler, parfois d'écrire, accompagne généralement l'hémiplégie droite causée par le ramollissement cérébral ; mais elle rétrocède fréquemment et peut disparaître complètement. L'incurabilité ne peut donc être affirmée que trois mois, au moins, après le début des phénomènes. Si l'aphasie est complète, chez un sujet à profession « intellectuelle », s'il y a en outre des troubles psychiques, ce qui est la règle à la suite du ramollissement cérébral par thrombose des vieillards, c'est l'I. P. T. même sans troubles moteurs graves. Si l'aphasie est légère, sans troubles moteurs ni psychiques sérieux, chez un sujet peu âgé qui a une profession pouvant s'exercer machinalement, l'I. P. P. est réduite: 25 à 50 %. Entre ces deux extrêmes toutes les situations intermédiaires peuvent se rencontrer.

L'AMNÉSIE, perte plus ou moins complète de la mémoire, a pu s'établir progressivement (dans la paralysie générale, la démence sénile, l'alcoolisme chronique et autres intoxications chroniques) ou brusquement (dans l'épilepsie, l'hystérie, les traumatismes, la mélancolie, etc.). Lorsqu'elle date de plus d'un an, surtout si elle a été progressive, on peut admettre son incurabilité. Si elle est partielle et sans autre trouble grave, I. P. P. : 25 à 50 % ; totale : 66 à 100 % selon la profession et les troubles concomittants.

Le VERTIGE augmente l'I. P. P. s'il est associé à une autre infirmité, ce qui est le cas le plus fréquent, et s'il ne cède pas au traitement. Mais il ne faut en certifier l'existence qu'avec circonspection, car on ne peut la vérifier.

Le TABÈS ou *ataxie locomotrice*, à la période des douleurs fulgurantes et des crises douloureuses viscérales, au début même de la période d'incoordination, peut s'améliorer sous l'influence de la thérapeutique, il y a donc lieu à incapacité temporaire plus ou moins longue, c'est-à-dire à l'intervention de l'A. M. G., du bureau de bienfaisance ou de l'hôpital, mais non de la loi de 1905. A la période d'ataxie confirmée avec incoordination sérieuse, maladresse des mouvements, diminution de la vision, etc., l'I. P. P. est de 50 à 75 % et plus même s'il y a des arthropathies ou cécité prochaine. A la phase paralytique (hémiplégie ou paraplégie avec troubles psychiques) c'est l'I. P. T.

La MALADIE DE LITTLE, paraplégie spasmodique congénitale d'enfants prématurés (due au défaut de développement des faisceaux pyramidaux) est fatalement incurable avec I. P. T. à l'âge où l'on examine ces sujets. La rigidité et l'atrophie musculaires peuvent même atteindre les membres supérieurs.

La PARALYSIE INFANTILE n'est pas incurable d'emblée car, au bout de quelques semaines, un certain nombre de muscles paralysés reprennent chez l'enfant leur contractilité, successivement; mais au moment où l'on examine cette affection en vue de la pension, l'incurabilité est acquise. C'est une paralysie flasque, rarement totale, avec atrophie musculaire qui atteint, le plus souvent, un membre inférieur ou les deux. Lorsqu'il n'y a, d'un seul côté, qu'une simple claudication réduite par le port d'un soulier orthopédique : I. P. P. de 10 à 15 %; s'il y a un pied-bot paralytique avec atrophie légère : 25 à 33 %; s'il y a perte fonctionnelle complète de la jambe avec atrophie musculaire intense : 45 à 60 %, selon la profession, l'état général, etc., en tenant compte de l'*adaptation*, c'est-à-dire de ce que le sujet, infirme dès l'enfance, a dû orienter son éducation professionnelle de façon à n'être que peu gêné par sa paralysie — ce qui réduit sensiblement l'invalidité.

L'ATROPHIE MUSCULAIRE PROGRESSIVE peut, dès le début des troubles, être considérée comme incurable. Dans le *type Aran-Duchenne*, si une seule main est atrophiée et prise (main en griffe), I. P. P. de 50 à 60 %; si l'atrophie et la paralysie atteignent tout un membre supérieur : I. P. P. de 50 à 70 %; si les deux bras pendent inertes, c'est l'I. P. T. Entre ces états tous les degrés se rencontrent.

Dans le type *Charcot-Marie* l'atrophie et la paralysie envahissent progressivement les membres inférieurs par les extrémités; elle se rencontre souvent dans une même famille. I. P. P. : 75 à 100 selon l'état des mouvements qui persistent dans les membres inférieurs.

Les MYOPATHIES PRIMITIVES sont également incurables et sont héréditaires. Selon le type, l'atrophie musculaire (sans contractions fibrillaires) a débuté par les jambes ou la face et les bras, et peu à peu la généralisation s'est faite : les épaules tombantes, les membres supérieurs inertes avec les mains souvent indemnes, l'insellure lombaire très marquée, la démarche de canard, la difficulté extrême de se relever étant étendu à terre, etc., font faire le diagnostic. Assez tôt ces malades sont incapables de faire un travail utile, sauf si les mains sont valides : I. P. P. de 66 à 100.

Les MYÉLITES DIFFUSES par compression médullaire ou à la suite de myélite aiguë, provoquent des troubles qui varient selon le niveau où commencent les lésions. Nous en reparlerons plus loin, à propos des maladies de la colonne vertébrale.

La SCLÉROSE EN PLAQUES, incurable d'emblée, entraîne aussi d'emblée l'I. P. T. par le tremblement intense dans les mouvements volontaires, la paralysie avec contractures, la démarche titubante et spasmodique, etc., qu'elle provoque.

La SYRINGOMYÉLIE est incurable; à la période de début lorsqu'elle ne présente que de l'atrophie musculaire des membres supérieurs avec phénomènes anesthésiques (dissociation de la sensibilité cutanée) et troubles trophiques (glossy skin) mutilant les extrémités des doigts, I. P. P. : 66 à 80. Mais s'il y a des paralysies, des contractures jointes à l'amyotrophie simulant le tabès ou l'atrophie musculaire progressive, c'est l'I. P. T.

La PARALYSIE LABIO-GLOSSO-LARYNGÉE PROGRESSIVE est, dès le début, définitive et grave; il y a parfois des rémissions courtes, mais la marche est progressive, en deux ou trois ans, vers la mort. Il y a successivement paralysie et atrophie de la langue (impossibilité de siffler et de prononcer les linguales : *i, r, l*), des lèvres (faciès pleurard, difficulté de retenir la salive, très abondante, dans la bouche, et de prononcer *o, u, f, b, p...*), du voile du palais (voix nasonnée et monotone, troubles de la déglutition), du larynx (aphonie), des muscles masticateurs. De bonne heure l'état général est mauvais et comporte l'I. P. T., d'autant plus que cette paralysie bulbaire est fréquemment associée à l'atrophie musculaire progressive ou à la sclérose latérale amyotrophique.

Les TUMEURS CÉRÉBRALES et la SYPHILIS CÉRÉBRALE ont des manifestations très multiples, généralement incurables, qui constituent des syndromes pour lesquels nous indiquons spécialement l'I. P. P. lorsque nous les étudions.

La PARALYSIE GÉNÉRALE, dès qu'il est possible d'en faire le diagnostic, peut être considérée comme incurable; mais si l'on tient compte de ce qu'il se produit fréquemment des rémissions prolongées de plusieurs mois, l'invalidité est assez rare à la période initiale, malgré les symptômes d'épuisement intellectuel (travail difficile, amnésie légère, vertiges, idées bizarres) et les troubles moteurs (tremblement léger et maladresse des doigts, parole hésitante, etc.); il n'y a pas lieu d'attribuer la pension.

Mais dès que les troubles psychiques sont sérieux (délire ambitieux ou de persécution, hallucinations) et que les troubles moteurs sont accentués (asthénie, incoordination, démarche incertaine, tremblement rapide des doigts; écriture irrégulière et tremblée, émaillée de ratures, de fautes, d'omissions; inégalité pupillaire, etc.), le sujet ne peut plus faire un travail utile permanent; en tenant compte des rémissions qui peuvent se produire, l'I. P. P. va de 50 à 90 %. Mais la démence est proche, en même temps qu'une déchéance physique complète, et c'est l'internement dans un asile qui finit par s'imposer. La durée totale de la maladie est de trois à quatre ans, parfois moins.

La **CHORÉE D'HUNTINGTON**, d'emblée chronique et incurable, présente les mêmes troubles moteurs que la chorée vulgaire (plus lents peut-être, avec ce caractère qu'ils peuvent s'arrêter un court instant sous l'influence de la volonté) avec un affaiblissement graduel des facultés intellectuelles qui aboutit en quelques mois à la démence. Dès le début I. P. P. allant de 66 à 100 %.

Les **MYOCLONIES** ou *chorées électriques* se présentent sous différents types caractérisés cliniquement par de petites contractions musculaires brusques, incoordonnées, rythmiques ou arythmiques, avec ou sans déplacement du corps. Ces contractions, qui n'ont pas l'amplitude des mouvements choréiques, provoquent des attitudes, continuellement modifiées, de la face et des membres. De nature hystérique, les myoclonies peuvent guérir ou s'améliorer, par l'électrothérapie en particulier. Si l'affection date de plus d'un an sans amélioration sérieuse, on peut admettre une I. P. P. variant de 66 à 100 % selon l'importance des contractions.

L'**ATHÉTOSE DOUBLE**, qu'on reconnaît aux petits mouvements involontaires, irréguliers et illogiques de tout le corps, mais surtout des extrémités et de la face, avec rigidité des membres, démarche spasmodique et dandinante quand elle est possible; parole et écriture difficiles et enfin troubles intellectuels fréquents — est incurable et peut durer de nombreuses années; I. P. P. : 66 à 100 %.

La **PARALYSIE AGITANTE** est incurable d'emblée en

l'état de nos connaissances; mais ce n'est qu'à sa période d'état, alors qu'il y a du tremblement généralisé avec grande difficulté pour écrire, et de la rigidité musculaire généralisée, qu'elle devient une entrave sérieuse au travail : I. P. P. de 50 à 75 % selon l'importance du tremblement et la profession. Si l'affection date de quelques années, elle comporte l'I. P. T. par suite de l'extrême rigidité des muscles (aspect soudé), des déformations noueuses digitales, de l'affaiblissement musculaire et intellectuel marqué. A plus forte raison lorsque c'est la période de cachexie avec escharres et gâtisme.

Le GOITRE EXOPHTALMIQUE est susceptible de guérir assez fréquemment par l'électrothérapie ou par le traitement chirurgical; il ne faut donc pas se presser de conclure à l'incurabilité, non plus qu'à une I. P. P. sérieuse, car, dans les cas ordinaires, le tremblement est minime, l'exophtalmie ne diminue que peu l'acuité visuelle, le goitre et la tachycardie sont peu gênants. Cependant, s'il y a plus de cent quarante pulsations ou s'il y a des phénomènes asystoliques; s'il y a des troubles moteurs sérieux (tremblement intense, paralysie des membres inférieurs, etc.); s'il y a des troubles psychiques, dus parfois à une association avec l'épilepsie, le tabès, etc., il faut admettre une I. P. P. allant de 50 à 75 % et plus.

L'HYSTÉRIE, « la grande simulatrice », aux manifestations si multiples, peut assez fréquemment être en question puisque : hémiplégie, paraplégie, monoplégies, paralysies systématisées, troubles de la coordination, anesthésies, troubles sensoriels, troubles mentaux, crises convulsives, etc., peuvent être sous sa dépendance, et par conséquent être fort discutables au point de vue de l'incurabilité. Le diagnostic se fait par les caractères particuliers à chacun de ces syndromes et par les stigmates qu'il faut toujours rechercher, bien que leur présence ne soit pas pathognomonique : boule hystérique, ovarie ou hypéresthésie du testicule, insensibilité de la cornée et du pharynx, rétrécissement du champ visuel, anesthésies cutanées segmentaires, zones hypéresthésiques, absence du signe de Babinski, etc.

D'une façon générale le pronostic est meilleur que celui de l'affection « simulée », mais on ne peut pas absolument affirmer la curabilité ou l'incurabilité de telle contracture ou paralysie qu'on a diagnostiquée de nature hystérique, même si elle dure depuis des mois ou des années. Si le trouble en question est déjà ancien et affecte une allure chronique, on peut admettre la même I. P. P. que pour l'affection organique correspondante, en signalant la *possibilité* d'une amélioration dans un avenir indéterminé et la nécessité d'une *revision* au bout d'un an ou deux.

L'ÉPILEPSIE ESSENTIELLE, ou plutôt le syndrome épileptique, est, pour le moment du moins, le type de la maladie incurable à accès. Si les crises sont peu rapprochées ou si elles ne consistent qu'en accès de *petit mal* (vertiges, absences...), elles n'entraînent que de l'incapacité temporaire de travail et n'empêchent pas le sujet, de gagner sa vie. Si les crises sont, pour le moins, mensuelles, elles provoquent une immobilisation fréquente et longue et gênent pour faire certains travaux par crainte de chute dangereuse; il y a une I. P. P. qui va de 50 à 70 % selon la fréquence des crises. Si, en outre des crises rapprochées, il y a de l'affaiblissement intellectuel, ou des absences, c'est l'I. P. T.; s'il y a du délire impulsif ou de la démence, c'est l'internement. L'hospitalisation s'impose fréquemment avant cette période, et il existe des hospices spéciaux pour les épileptiques.

Ici se pose une question intéressante pour le médecin examinateur : étant bien rarement témoin de la crise d'épilepsie qu'on lui signale, comment peut-il vérifier les dires du postulant? Il recherchera, d'abord, s'il existe des traces physiques laissées par une crise : morsures de la langue, ecchymoses palpébrales, plaies ou contusions diverses. Puis, à titre de probabilité, il recherchera ensuite, si le sujet présente des *stigmates de dégénérescence :* malformations ou anomalies de développement : bec de lièvre, malformation des oreilles, hypospadias, hermaphrodisme, cryptorchidie, vices de prononciation, asymétrie faciale ou cranienne, voûte palatine ogivale; syndactylie, polydactylie, etc. Enfin, s'il y a des doutes sérieux de simulation, le médecin pourra demander la mise en observation du sujet dans un hôpital, avant de lui reconnaître une affection incurable qui n'existe peut-être pas.

L'ÉPILEPSIE PARTIELLE OU JACKSONIENNE (types facial, brachial ou crural) — due à l'irritation de la substance grise de la zone motrice rolandique, par une tumeur (tubercule, gomme, etc.), une exostose, une esquille provenant d'une ancienne fracture du crâne, etc. — ne peut être, *théoriquement,* considérée comme incurable qu'après un traitement antisyphilitique ou une intervention visant la suppression de la lésion locale irritative. En réalité, la thérapeutique n'amène le plus souvent qu'une amélioration légère et passagère, et le retour des crises est la règle. L'I. P. P. est donc sensiblement la même que pour l'épilepsie essentielle.

L'ALIÉNATION MENTALE, quelle que soit sa forme, n'entre pas dans les maladies que vise la loi de 1905 (art. 40); cependant certains cas de DÉMENCE SÉNILE, sans phénomènes d'excitation, pourront, par exception, être admis avec I. P. T.

L'IDIOTIE, qu'elle soit *complète* (arrêt total de développement des facultés sensorielles, intellectuelles, morales ou affectives; le sujet est gâteux, il ne fait que des mouvements automatiques, est insensible à la douleur, n'entend rien, ne voit rien; il n'éprouve aucun besoin : n'a ni faim ni soif, etc.) ou *incomplète* ou du *deuxième degré* (le sujet, malgré son gâtisme, éprouve quelques sensations, quelques désirs; il a un peu de mémoire et perçoit la douleur; il marche, parle quelque peu, a faim et soif; il peut être dangereux mais on peut l'éduquer et l'améliorer sensiblement) — l'idiotie comporte l'I. P. T. et souvent l'hospitalisation, si le sujet fait courir des dangers à son entourage.

Il importe de ne pas se laisser tromper par une simulation assez facile, surtout pour les degrés atténués de l'idiotie. Dans l'*idiotie congénitale* il existe toujours des signes de dégénérescence : malformations de la taille et des membres, des organes génitaux, de la face et du crâne, que nous avons citées à propos de l'épilepsie; en outre, un faciès hideux, le crâne petit et asymétrique, le front fuyant et bas, etc., qui commandent le diagnostic. L'*idiot par lésion acquise* pendant l'enfance (méningite, maladie infectieuse, épilepsie, tumeur intra-cranienne, traumatisme, etc.) est indemne souvent de ces signes de dégénérescence et peut avoir un faciès normal, mais il présente parfois du rachitisme, une paralysie, des crises d'épilepsie, etc., avec exagération des réflexes rotuliens. Contrairement à ce qu'il semble, l'idiotie congénitale est plus fréquemment susceptible d'amélioration que l'idiotie acquise; et l'*idiotie myxœdémateuse,* grâce au traitement thyroïdien précoce, est celle qui s'améliore le mieux.

Entre l'idiotie et l'intelligence normale on rencontre une série d'états intermédiaires, sans gâtisme et qui entraînent une certaine incapacité de travail, plus ou moins importante selon le degré de développement des sens, du langage, de la mémoire, du raisonnement et aussi des sentiments et du sens moral. L'interrogatoire sur des choses familières et simples fixera rapidement dans lequel des trois états suivants on peut classer le sujet : l'*imbécillité*, la *demi-imbécillité* ou *arriération intellectuelle*, la *débilité mentale.*

L'IMBÉCILLITÉ se rapproche de l'idiotie du deuxième degré, sans gâtisme. Le sujet présente des malformations physiques moins importantes que l'idiot. Il est assez fréquemment atteint de petitesse du crâne, asymétrie faciale, prognathisme, vices de prononciation, malformations des oreilles, développement anormal des organes génitaux, etc. Il possède un peu de toutes les facultés; mais, rusé, menteur, querelleur, il est incapable de raisonner; son langage est puéril quoique formé de phrases; il peut apprendre à lire, écrire, compter, mais non à faire la plus petite opération de calcul. Il est susceptible d'être éduqué, mais il agit machinalement; on peut l'employer aux champs et même lui apprendre un métier facile. L'I. P. P. dont il est atteint va de 66 à 100 %.

L'ARRIÉRATION ou *demi-imbécillité* comporte surtout des lacunes intellectuelles et morales; le sujet est parfois doué d'imagination et d'une mémoire extraordinaire, mais le raisonnement et la volonté sont faibles, les instincts pervers et cruels. C'est le type de l'ancien bouffon. Si son développement physique ne comporte pas de tare sérieuse il peut faire un travail facile, d'autant plus qu'une loi récente prévoit des écoles spéciales destinées à l'instruction pratique des arriérés et anormaux (p. 268); il n'y a donc que rarement lieu d'admettre ces sujets au bénéfice de la loi de 1905, s'ils ne sont pas infirmes. I. P. P. : 20 à 50 %.

La DÉBILITÉ MENTALE s'accompagne souvent de

débilité physique et d'*infantilisme* avec faciès inintelligent et stigmates cranio-faciaux. De conversation puérile, de jugement borné, sans énergie, ces sujets sont impulsifs, indisciplinés et malfaisants : ils peuplent les maisons de correction, mais ils sont capables de travailler, par routine, s'ils ne présentent pas de malformations physiques sérieuses.

Le CRÉTINISME, comme le myxœdème, est une forme de l'insuffisance thyroïdienne, associée, en général, au goitre. De taille petite avec sa tête énorme et son faciès inintelligent, le *crétin complet* est semblable à l'idiot complet : incapable de mouvement, indifférent à tout ce qui l'entoure et sans besoins; le *demi-crétin*, comme l'idiot du deuxième degré, peut acquérir quelques notions sur son entourage, le temps, sa nourriture, etc., mais il n'est pas capable de faire un travail utile. Tous deux présentent de l'I. P. T.

Le *crétineux* (imbécile avec goitre) peut être employé à des travaux agricoles ou à quelque profession purement manuelle et facile; I. P. P. : 33 à 66 %. Il peut se marier et avoir des enfants qui sont goitreux et crétineux à leur tour; on en retrouve ainsi des colonies dans certaines régions du Valais, de la Maurienne, des Pyrénées, etc., où l'affection est endémique.

Yeux

L'examen des organes des sens, yeux et oreilles surtout, est très souvent nécessaire chez les postulants qui demandent l'assistance, car les troubles de la vision et de l'audition sont fréquemment invoqués à titre d'infirmité. Il n'est pas nécessaire en général d'examiner le fond de l'œil pour répondre aux questions que comporte le certificat, mais il faut mesurer le degré d'acuité visuelle ou auditive de tous les postulants qui accusent des troubles de ce sens et s'assurer qu'on n'a pas à faire à un simulateur. C'est sur ces deux points que nous insisterons le plus (1).

Mesure de l'acuité visuelle.— Pour mesurer l'acuité visuelle on se sert d'une *échelle optométrique* de Monoyer, de De Wecker ou de Galezowski. Toutes sont basées sur le même principe : des caractères d'imprimerie noirs sur fond blanc ou blancs sur fond noir, sont disposés sur un tableau par groupes de lignes, chaque groupe ou chaque ligne étant formé de caractères de plus en plus gros. Dans l'échelle de Monoyer ou de De Wecker tout sujet qui, placé à la distance de 5 mètres du tableau, ne peut pas lire les plus petits caractères, a une vision inférieure à la normale. On examine alors chaque œil séparément en obturant l'autre et en faisant lire successivement les caractères plus gros, à côté desquels est indiquée la distance (10, 15, 20 mètres, etc.) à laquelle ces caractères seraient lus par un œil normal. L'acuité visuelle, pour chaque œil, s'exprime par une fraction ayant pour numérateur le chiffre exprimant la distance à laquelle est placé le sujet; le dénominateur, le chiffre indiquant la distance, portée sur le tableau, à laquelle est lue, par un œil normal, la ligne que peut lire l'examiné. Si le sujet, placé à 5 mètres du tableau, ne peut lire que les caractères qu'un œil normal lirait à 15 mètres, l'acuité visuelle V est exprimée par la fraction

$$V = \frac{5}{15} \text{ ou } \frac{1}{3} \text{ ou } 0,3 \text{ environ.}$$

(1) Nous nous sommes inspiré dans la rédaction de ce chapitre des conseils éclairés de M. le Dr Moreau, ophtalmologiste des hôpitaux de Saint-Étienne à qui nous adressons à nouveau nos meilleurs remerciements.

La plupart des tableaux d'échelle optométrique portent, à côté de chaque ligne de caractères, un chiffre ou un numéro d'ordre, exprimant par une fraction ou un nombre décimal le degré d'acuité visuelle qui correspond à la lecture de cette ligne pour une distance donnée. On n'a pas à faire le calcul. C'est le degré d'acuité visuelle qui seul doit déterminer le taux de l'I. P. P. et l'invalidité, à condition évidemment qu'on soit en présence d'une maladie incurable.

La CÉCITÉ D'UN ŒIL par perte de la vision de cet œil ou par énucléation de l'œil entraîne une I. P. P. de 20 à 33 % selon la profession du sujet. Les professions où la vue n'intervient que comme facteur ordinaire (chez un agriculteur, une ménagère, un terrassier, un forgeron, etc., par exemple), ne sont que peu gênées par la perte d'un œil; on leur attribuera un taux de 20 % environ. Par contre le dommage est bien plus sensible dans les professions qui exigent une acuité visuelle supérieure : tisseur, ouvrier d'art, mécanicien, etc., chez qui la perte d'un œil pourra être tarifée jusqu'à 33 % — ce qui d'ailleurs ne suffit pas pour être admis, nous le rappelons, au bénéfice de la loi de 1905 s'il n'existe pas d'autre infirmité.

L'abaissement de l'acuité visuelle à un dixième (0,1) pour un œil peut être considéré, en pratique, comme équivalent à la perte complète de la vision pour cet œil; on attribuera les mêmes taux.

La perte d'un œil et l'abaissement de l'acuité visuelle de l'autre à 0,3 comporte une I. P. P. de 50 à 70 %.

Abaissement de l'acuité visuelle pour les deux yeux à 0,3 : I. P. P. de 45 à 60 %.

La CÉCITÉ COMPLÈTE ou *l'abaissement de l'acuité visuelle pour les deux yeux à 0,1* entraînent en principe l'I. P. T., bien que dans la pratique il faille distinguer : 1° les cas où la cécité est congénitale ou survenue dans l'enfance, ce qui a permis au sujet d'apprendre une profession : accordeur de pianos, brossier, etc., auxquels cas l'invalidité est question d'espèce; 2º les cas où la cécité, survenue tard, entraîne fatalement l'I. P. T.

La PRESBYOPIE ou *presbytie* — qu'on rencontre très fréquemment chez les postulants, parce qu'elle est physiologique chez les vieillards — est l'état de l'œil qui accommodant mal ne voit plus nettement à 25 centimètres et voit bien à une plus grande distance. Cette infirmité, fort gênante dans certaines professions, se corrige aisément par des verres appropriés, elle ne peut donc entraîner *seule* l'invalidité et ne comporte qu'une I. P. P. de 10 à 15 %, qui s'ajoute souvent au taux d'autres infirmités; mais elle se complique fréquemment d'autres troubles oculaires et c'est la mesure de l'acuité visuelle qui permet, seule, de fixer le taux de l'I. P. P., selon les chiffres donnés plus haut.

La MYOPIE ordinaire, suffisamment corrigée par des verres, ne peut entraîner aucune I. P. P. sérieuse. La *myopie maligne* ou *forte* a un pronostic bien plus grave en raison de la présence de lésions du fond d'œil : scléro-choroïdite avec mouches volantes, déformations des objets, scotomes scintillants, décollement de la rétine, etc. Lorsque l'acuité visuelle, après correction par des verres appropriés, n'est que de 0,3 pour les deux yeux, I. P. P. : 45 à 60 %; si elle n'est que 0,1 ou moins, c'est l'I. P. T.

Si un postulant se présente atteint de forte myopie ou de forte presbytie, sans verres correcteurs et sans en avoir jamais porté — ce qui est rare pour la myopie mais non pour la presbytie — il doit être renvoyé à l'A. M. G. car il est susceptible d'amélioration.

Le TRACHOME ou *conjonctivite granuleuse*, bien que

peu guérissable il faut l'avouer, en ce sens qu'il est
sujet à rechutes, mais peut rester silencieux pendant
des mois, ne peut entraîner par lui-même une I. P. P.
bien sérieuse. S'il y a des complications cornéennes
l'invalidité peut exister.

Les TAIES DE LA CORNÉE un peu anciennes sont
incurables médicalement mais peuvent être améliorées
par l'iridectomie, dans certains cas. L'acuité visuelle
est très diversement influencée selon le siège, l'épaisseur et l'étendue des opacités. Le *leucome*, cicatrice
de plaie cornéenne ou d'ophtalmie purulente, est épais,
nacré et opaque; s'il est central et un peu large il entraîne la cécité complète de l'œil atteint, mais il peut
être opéré avec de grandes chances de succès (iridectomie). S'il est total la cécité est définitive, de même
que pour l'*albugo* aboutissant fréquent de la kératite
interstitielle, et qui, bien que plus diffus et moins
épais, entraîne fréquemment la perte complète de la
vision pour l'œil. L'astigmatisme irrégulier, qui existe
dans presque toutes les taies cornéennes peut être
quelquefois amélioré par le port de verres et le sujet
ressort de l'A. M. G. Dans tous les cas l'appréciation
du dommage visuel ne peut être formulé exactement
que par la mesure de l'acuité visuelle : I. P. P. selon
le degré d'acuité restante.

Le STAPHYLOME unilatéral entraîne une assez forte
diminution de l'acuité visuelle de l'œil atteint. I. P. P.
de 20 à 30 % selon le degré d'acuité restante. Bilatéral
la vision est presque complètement perdue : I. P. P.,
75 à 90 %.

La CATARACTE est incurable en ce sens que, même
après l'extraction du cristallin opacifié (opération qui
n'est pas autant exempte d'aléas qu'on le croit communément), la vision ne redevient pas normale. Pendant la *période de maturité*, s'il n'y a qu'un seul œil

atteint, I. P. P. de 20 à 30 % qui ne comporte pas l'invalidité ; si les deux yeux sont atteints, l'un est, en général, moins avancé que l'autre et permet une vision longtemps compatible avec un travail suffisant. La mesure de l'acuité visuelle dit le taux de l'I. P. P. selon les chiffres que nous avons donnés plus haut. *Après l'opération*, même très bien réussie : pour un seul œil, il y a cécité fonctionnelle, donc I. P. P. 20 à 33 % ; pour les deux yeux, I. P. P. selon le degré d'acuité visuelle restante après correction par des verres appropriés.

L'AMBLYOPIE et l'AMAUROSE, perte partielle ou totale de la vision d'un œil ou des deux yeux, sans lésion apparente ou par lésion du nerf optique ou des membranes profondes — est susceptible dans certains cas d'une amélioration, telle l'amblyopie d'origine nicotino-alcoolique (bilatérale) ou hystérique (unilatérale avec grand rétrécissement du champ visuel et achromatopsie). La mesure de l'acuité visuelle restante donnera le taux de l'I. P. P. ; mais il y a assez rarement amaurose et cécité définitives s'il n'y a pas atrophie des nerfs optiques. Rappelons que parfois, à la suite de fortes hémorragies il se produit une amaurose définitive : I. P. T.

L'HÉMIANOPSIE, forme d'amblyopie, est la perte de la moitié du champ visuel : le sujet, en fixant un objet, n'en voit que la moitié gauche ou droite : I. P. P. 40 à 50 %. L'avenir cérébral est, le plus souvent, très engagé et il se joint à l'altération visuelle, des troubles généraux qui peuvent comporter une I. P. P. bien plus élevée.

Les OPHTALMOPLÉGIES, paralysies oculaires chroniques, qui appartiennent au cadre symptomatique de nombreuses affections nerveuses ou générales (diabète, syphilis, tabès, atrophie musculaire progressive, etc.), ne constituent pas des infirmités isolées, mais associées à d'autres troubles souvent plus graves. Elles gênent surtout le malade par la *diplopie* (double image des objets) qu'elles provoquent, le strabisme parfois très marqué et les vertiges. La pupille ne réagit pas à la lumière; l'accommodation ne se fait pas, d'où vision peu nette des objets proches, difficulté de lire, etc. La diplopie à elle seule comporte une I. P. P. de 30 à 40 % environ; mais ce taux s'augmente souvent par les autres troubles visuels et surtout par les phénomènes présentés par la maladie primitive.

La SIMULATION DES TROUBLES OCULAIRES, parce qu'elle est aisée, se rencontre fréquemment chez des malheureux que l'appât d'une pension attire; il importe de savoir la dépister.

A) Il s'agit rarement d'une cécité complète, difficile à simuler; mais plutôt d'un *affaiblissement marqué (amblyopie) ou de la perte complète (amaurose) de la vue d'un seul côté*, l'autre œil étant reconnu assez bon par le sujet lui-même. Plusieurs moyens, dans ce cas, sont à la portée de tous les praticiens :

1º *Rechercher la contractilité de la pupille :* si la pupille de l'œil présumé malade ne réagit pas à la lumière, l'œil sain étant obturé; et si elle réagit en même temps que celle de l'œil sain exposé à la lumière, il y a amaurose vraie : vision nulle d'un œil;

2º *Examiner la direction des axes visuels des deux yeux*, en commandant à l'œil sain de suivre un objet, le doigt par exemple; s'il se produit du strabisme plus ou moins marqué, c'est que l'autre œil est bien amblyope;

3º Employer la *boîte de Chauvel* ou l'*échelle visuelle de Terson* si on les possède.

B) Si le sujet se plaint d'*y voir mal des deux yeux (amblyopie double)*, au point de ne pouvoir lire les lettres de moyenne grosseur ou de pouvoir se conduire à peine, Roth propose les deux procédés suivants :

1º Vous faites écrire au sujet son nom; dès qu'il a commencé vous l'interrompez par une question quelconque, puis vous le laissez continuer : si, à la reprise, il place sa plume exactement au point où il s'était arrêté, son acuité visuelle est supérieure à 0,1;

2º Vous tracez un trait vertical ou horizontal de la grosseur des *pleins* de l'écriture du sujet, et vous priez celui-ci de prolonger ce trait. S'il prétend ne pouvoir le faire, c'est un simulateur.

C) Si le sujet se déclare *totalement aveugle*, examiner son attitude : le simulateur n'a pas, en général, l'attitude de l'aveugle par lésion du nerf optique (visage levé au ciel) ou celle du photophobe qui rabat son chapeau. Mais, surtout, l'aveugle vrai n'a pas perdu le *sens musculaire :* si on lui dit d'écrire son nom, de se toucher le bout du nez, de choquer ses index l'un contre l'autre, d'allumer une cigarette à ses lèvres en lui mettant entre les doigts l'allumette enflammée, de fixer sa main; de boucher une bouteille tenant le bouchon dans une main, le goulot de la bouteille dans l'autre, etc., il le fait sans hésiter; alors que le simulateur se croit, en général, obligé de faire plusieurs tentatives maladroites. Enfin, un autre procédé de surprise, consiste à simuler silencieusement une cautérisation ignée, sans aller jusqu'à la faire : il est rare que le faux aveugle ne se dévoile pas au moment où l'on va le toucher.

Oreilles

Mesure de l'acuité auditive. — Plusieurs procédés peuvent être employés, aucun n'a une précision absolue et nous conseillons de mesurer l'acuité auditive à l'aide, simplement, d'une montre et d'un ruban métrique.

Un seul sujet est présent et le silence est complet dans la salle d'examen. On détermine une fois pour toutes la distance normale à laquelle est perçu le tic tac de la montre par une personne dont l'ouïe est bonne; mettons, par exemple, 2 mètres.

Le sujet est assis, de profil, les yeux fermés; il tient bouchée l'oreille opposée au médecin qui, la montre tenue à la main à la hauteur de la personne, à une distance de $2^m 50$ environ, s'approche lentement de l'oreille examinée. Dès que le sujet perçoit le tic tac il fait un signe et l'on mesure la distance de la montre à l'oreille. De même pour l'autre oreille, après que le sujet s'est déplacé. L'acuité auditive pour chaque oreille est représentée par la fraction ayant pour numérateur la distance que l'on vient de noter, en centimètres, et pour dénominateur, la distance déterminée une fois pour toutes pour l'ouïe normale. Si, par exemple, un postulant a entendu le tic tac à 2 mètres, l'acuité auditive est de $\frac{200}{200} = 1$; s'il n'a entendu qu'à 1 mètre, l'acuité auditive est de $\frac{100}{200}$, c'est-à-dire 1/2 ou 0,5.

La SURDITÉ D'UNE OREILLE ne diminue que peu la capacité de travail; I. P. P. : de 15 à 25 %.

La SURDITÉ COMPLÈTE restreint sérieusement les moyens de travail; mais elle n'empêche pas un cultivateur, une ménagère, etc., de faire leur travail habituel sans trop de gêne : I. P. P. : 50 à 66 % selon la profession.

La SURDI-MUTITÉ, survenue le plus souvent dans le jeune âge, n'entraîne parfois qu'une I. P. P. peu élevée, car le sourd-muet a pu apprendre une profession, relieur par exemple, et peut travailler en dépit de son infirmité. Mais si le sourd-muet n'a pu apprendre de profession, si une infirmité supplémentaire ou une maladie chronique vient l'empêcher de pratiquer son unique métier, l'I. P. P. est importante et va de 75 à 100 %, selon les petits travaux que le sujet peut encore faire à son domicile et selon son intelligence.

La SIMULATION DES TROUBLES AUDITIFS est non moins fréquente que celle des troubles visuels. Voici quelques moyens de la dépister ou de se convaincre de la bonne ou mauvaise foi du sujet.

A) Le *sujet prétend ne rien entendre d'une oreille.*

1º On obture avec un doigt le conduit auditif du côté *sain* et on parle à côté de cette oreille; si le sujet est de bonne foi, il déclare entendre quelque chose (perception cranienne); le simulateur affirme ne rien percevoir (Lucoé-Dennert);

2º On obstrue le côté *sain* avec un petit bouchon de liège plein, on parle, le sujet dit n'avoir rien entendu. On remplace alors le premier bouchon par un second, semblable, mais percé d'un petit tunnel; on parle. Comme le sujet croit que c'est toujours le même bouchon, s'il est de mauvaise foi, il déclare n'entendre toujours rien (Kœbel).

3º Faites raconter, par exemple, au sujet comment il est devenu sourd; dès qu'il parle, bouchez l'oreille *saine;* aussitôt, s'il est vraiment sourd, il élève instinctivement la voix (Lombard).

B) Le *sujet prétend être complètement sourd;* c'est le cas d'employer les procédés indiqués par Chavasse et Toubert et qu'on peut varier facilement :

1º Vous simulez un cathétérisme de la trompe d'Eustache; la sonde que vous introduisez profondément dans une narine provoque une sensation assez désagréable et un petit mouvement de défense du sujet à qui vous dites, aussitôt, à *voix peu élevée :* « ouvrez la bouche, la sonde passera sans douleur ». Il faut un simulateur bien averti pour qu'il n'obéisse pas de suite;

2° Vous bandez les yeux du sujet; puis, sans l'avertir, vous faites passer un léger courant de pile, d'une main à l'autre. Ensuite, sans élever la voix, mais en étudiant sa physionomie, vous lui dites que vous allez recommencer avec un courant plus fort et qu'il lui faudra avoir du courage, car c'est douloureux. S'il a entendu ce que vous avez dit, instinctivement ses muscles se contracteront, son cœur s'accélèrera, dans un mouvement de défense contre la douleur proche.

Face et Cou

La NÉVRALGIE FACIALE est le plus souvent une affection bénigne, au point de vue fonctionnel. Dans certains cas cependant, après quelques récidives, la névralgie du trijumeau s'installe et persiste en dépit de toute thérapeutique, même chirurgicale. L'I. P. P. qui en résulte est alors celle des complications (hypocondrie, neurasthénie, etc.) qui accompagnent cette affection passée à la chronicité : 50 à 75 %, avec réserves pour l'avenir, car la guérison de la névralgie faciale, même ancienne, est toujours possible.

Le CANCROÏDE DES LÈVRES OU DE LA FACE opéré de bonne heure donne 75 % environ de guérisons définitives. On n'affirmera donc son incurabilité que si la tumeur est très avancée ou récidivante; s'il y a de vives douleurs ou de la cachexie, I. P. P. : 75 à 100 %.

Le BEC DE LIÈVRE simple ou compliqué (*gueule de loup*) n'entraîne aucune I. P. P. sérieuse; d'autant plus qu'il peut s'opérer.

Le LUPUS est en général curable avec le temps, et. comme il siège, le plus souvent, à la face, il n'entraîne qu'une I. P. P. minime. Mais lorsqu'il provoque de hideuses déformations qui empêchent le sujet de trouver du travail, l'I. P. P. peut atteindre 75 % et nécessiter même l'admission dans un hospice. S'il y a en même temps de la tuberculose pulmonaire c'est l'I. P. T.

La NÉCROSE DU MAXILLAIRE des allumettiers par phosphorisme chronique peut guérir après élimination spontanée ou chirurgicale des séquestres. Si la nécrose est très étendue, la suppuration chronique s'accompagne à la longue d'anémie, néphrite ou de cachexie; I. P. P. : 75 à 100 %.

Le GOITRE, même volumineux, n'entraîne le plus souvent qu'une I. P. P. faible. S'il devient gênant par compression des organes situés à son voisinage (altération du timbre de la voix, dysphagie, dyspnée) il peut être opéré. Ce n'est qu'en cas de contre-indication spéciale à l'opération ou s'il s'agit d'une dégénérescence cancéreuse, qu'on peut admettre l'incurabilité et l'admission au bénéfice de la loi de 1905, I. P. P. : 66 à 100 %. S'il y a du *crétinisme*, voir plus haut.

Thorax

Le CARCINOME DU SEIN, pendant longtemps, n'empêche pas le travail plus qu'un *adéno-fibrome*, surtout si c'est le cancer dur, atrophique (*squirrhe*) qui peut durer plus de dix ans sans diminuer beaucoup la capacité de travail. Le cancer mou, hypertrophique (*encéphaloïde*) a une marche plus rapide; dès qu'il est ulcéré c'est l'I. P. T.

Les FRACTURES DE COTES ou de la CLAVICULE ne

laissent aucune I. P. P. sérieuse même si la consolidation s'est faite avec petit chevauchement des fragments, ce qui est la règle dans la fracture de la clavicule. S'il y a cependant une gêne respiratoire importante, l'I. P. P. peut atteindre 25 %.

La BRONCHITE CHRONIQUE, ainsi que le rhumatisme, est très souvent invoquée comme affection incurable par les personnes qui postulent l'assistance obligatoire. Chez un sujet qui a passé la quarantaine, toute bronchite chronique datant de quatre à cinq ans peut être considérée comme incurable — ce qui ne veut pas dire qu'elle empêche celui qui en est atteint de subvenir à ses besoins, car non compliquée, la bronchite chronique n'entraîne que de l'incapacité temporaire ou une I. P. P. légère.

Associée à l'EMPHYSÈME qui l'a précédée ou suivie, l'I. P. P. qui en résulte est plus sérieuse; si aucun travail n'est possible pendant la mauvaise saison : I. P. P. de 33 à 66 % selon la profession et le nombre de mois pendant lesquels dure, habituellement, la crise. Même taux pour le *catarrhe bronchique permanent avec dyspnée continuelle* pendant la mauvaise saison, qui est la terminaison fréquente de l'asthme ancien mal soigné. La *fétidité* de l'expectoration indique un état plus grave. S'il y a des signes de défaillance cardiaque, de *dilatation du cœur* (pouls veineux des jugulaires, etc.) : I. P. P. de 75 à 100 %.

La DILATATION DES BRONCHES, si elle est limitée et sans complication, n'entraîne, comme la bronchite chronique, qu'une légère incapacité. L'I. P. P. va de 50 à 75 %, s'il y a eu des hémoptysies, s'il y a de l'emphysème, de la fétidité, etc.; de 75 à 100 % s'il y a de la tuberculose pulmonaire ou de l'insuffisance cardiaque, si l'état général est mauvais, s'il y a de la dégénérescence amyloïde des viscères, etc.

L'ASTHME ordinaire, avec crises plus ou moins fréquentes, n'entraîne par lui-même que de l'incapacité provisoire et peut parfaitement guérir ou s'améliorer; il est justiciable de l'A. M. G. L'asthme ancien, associé à l'emphysème définitif, ne présente plus de crises nettes, il est devenu un catarrhe bronchique permanent pendant l'hiver et qui s'accompagne d'une dyspnée persistante : I. P. P. de 33 à 66 % selon la durée habituelle de la crise; et plus, s'il y a des lésions cardiaques sérieuses.

La TUBERCULOSE PULMONAIRE n'est pas, nous l'avons déjà dit, une maladie « incurable de sa nature », puisqu'il arrive fréquemment de la guérir; et il semble bien, d'après la C. M. du 6 mars 1910, que ces malades doivent être rejetés : ils sont justiciables de l'A. M. G., ou du bureau de bienfaisance. Dans certains cas, on pourra, peut-être, admettre ces malheureux au bénéfice de la loi de 1905, mais pas avant la période de ramollissement, car jusque-là on peut espérer la guérison par un traitement approprié, et, de plus, le malade n'est pas invalide. A peine l'est-il à la seconde période : 33 à 66 %. Dès qu'il y a des cavernes on peut, en principe, admettre l'I. P. T.; mais cette admission est en contradiction avec la C. M. (§ 20, p. 304).

Les SCLÉROSES PULMONAIRES comportent la même I. P. P. que la tuberculose pulmonaire à laquelle elles ressemblent par leur évaluation clinique.

L'ENDOCARDITE CHRONIQUE et les LÉSIONS VALVULAIRES GAUCHES (*mitrales* ou *aortiques*) datant de plus d'un an peuvent être considérées comme incurables; mais tant qu'il y a *compensation* : I. P. P. inférieure à 50 %; l'incapacité de travail est surtout temporaire; le malade doit être renvoyé à l'A. M. G. ou au bureau de bienfaisance.

S'il y a *hyposystolie* (dyspnée d'effort, œdèmes fugaces, etc.), la capacité de travail est fortement réduite : I. P. P. de 50 à 75 %. En présence de la *dilatation du cœur* avec *insuffisance tricuspide* (pouls veineux des jugulaires, œdèmes, dyspnée, foie cardiaque, etc.), I. P. P. de 75 à 100 %. S'il y a eu, antérieurement à l'examen, une ou plusieurs crises d'*asystolie* : I. P. T. d'emblée.

L'ANGINE DE POITRINE n'est pas incurable si elle n'est pas accompagnée de lésions organiques (athérome, artériel, lésions valvulaires aortiques, myocardite, etc.). En présence d'une de ces lésions et s'il y a eu déjà des crises d'angor : I. P. P. de 75 à 100 %, selon l'état du cœur, la fréquence des crises, la profession, etc.

La PÉRICARDITE CHRONIQUE, la MYOCARDITE CHRONIQUE, la CARDIO-SCLÉROSE n'entraînent une I. P. P. sérieuse que s'il y a de l'angor pectoris ou des signes de défaillance cardiaque (hyposystolie ou dilatation). Dans ce cas, I. P. P. comme pour ces affections, aggravée par le danger de mort subite.

La MALADIE DE STOKES-ADAMS (pouls lent permanent avec crises syncopales ou apoplectiformes rapprochées) peut s'améliorer sérieusement s'il n'y a pas de lésion cardiaque vraie. Si elle date de plus de six mois avec accès fréquents : I. P. P. de 75 à 100 %, avec danger de mort subite.

L'AORTITE CHRONIQUE, malgré la dyspnée d'effort et un peu d'angoisse précordiale, n'empêche pas, pendant plusieurs années, de faire un travail moyen. S'il y a de l'angor pectoris, insuffisance aortique mal compensée ou myocardite : I. P. P. comme pour ces affections.

L'ANÉVRYSME DE LA CROSSE AORTIQUE, bien confirmé, impose absolument la cessation de tout travail un peu pénible : I. P. P. de 75 à 100 %.

Abdomen

Le RÉTRÉCISSEMENT DE L'ŒSOPHAGE *organique* ne peut être considéré comme incurable que si la dilatation répétée et progressive a été faite pendant deux à trois mois, au moins, sans résultat sérieux, ce qui est rare. Si l'état général est mauvais : I. P. P. de 75 à 100 %. *Cancéreux,* c'est l'I. P. T. dès le diagnostic certain.

La GASTRITE CHRONIQUE et la MALADIE DE REICHMANN (hypersécrétion continue avec stase alimentaire marquée) lorsqu'elles datent d'au moins un an et réapparaissent malgré le traitement, peuvent être considérées comme incurables, bien qu'elles ne le soient pas « de leur nature » — mais avec des rémissions longues. Pendant les périodes d'intolérance gastrique, avec état général mauvais, tout travail est impossible; dans l'intervalle, le travail utile est diminué : I. P. P. de 33 à 66 % selon la fréquence des crises et l'état général.

L'ULCÈRE DE L'ESTOMAC OU du DUODÉNUM ne peut être considéré comme incurable que s'il y a eu une ou deux récidives des phénomènes aigus (gastralgie, hémorragie, etc.), malgré un traitement sérieux suivi depuis plus d'un an. L'I. P. P. est de 45 à 75 %, plus grande que pour les autres affections gastriques, à égalité de durée et de fréquence des crises, en raison de la perpétuelle menace de perforation qui limite les travaux auxquels peut se livrer ce malade, dans l'intervalle des crises. On peut espérer voir supprimer, un jour, cette affection du cadre des maladies incurables, grâce au traitement chirurgical.

La STÉNOSE DU PYLORE *non cancéreuse* est passible d'une guérison presque complète par une intervention chirurgicale : la pyloroplastie, qui élargit et reconstitue le pylore. Il peut cependant subsister comme après toute laparotomie une I. P. P. de 10 à 20 %. *Cancéreuse* c'est l'I. P. T.

L'ENTÉRO-COLITE MUCO-MEMBRANEUSE, si fréquente, ne peut être considérée comme une maladie incurable; mais comme elle demande deux à trois ans de traitement bien suivi pour aboutir à une amélioration durable ou à la guérison, il arrive fréquemment que le malade, désespérant de guérir, se considère comme « incurable » alors qu'il n'est qu'un « chronique ». Associée à une autre infirmité ou maladie incurable, elle augmente le taux d'invalidité de 15 à 25 % et plus s'il y a de l'entéroptose, ce qui est fréquent.

La CIRRHOSE ATROPHIQUE DU FOIE (foie petit, rate grosse, ascite, circulation abdominale complémentaire, pas d'ictère, etc.) est incurable dès que l'ascite a fait son apparition; dès lors, aussi, c'est l'I. P. T. En général la maladie évolue en un ou deux ans vers la mort.

La CIRRHOSE ALCOOLIQUE HYPERTROPHIQUE (foie et rate gros, ascite légère, circulation complémentaire, peu d'ictère, décoloration des fèces, etc.) contrairement à la plupart des autres cirrhoses peut guérir ou s'améliorer notablement par la thérapeutique; assez, en général, pour permettre un travail léger. En présence de cette cirrhose il n'y a pas lieu d'admettre d'emblée celui qui en est atteint à l'assistance obligatoire, c'est l'A. M. G. ou l'hôpital qui lui sont nécessaires. Si les habitudes alcooliques reprennent, il peut y avoir rechute, apparition d'ascite abondante, alors c'est l'I. P. T.

La CIRRHOSE HYPERTROPHIQUE BILIAIRE DE HANOT (foie et rate gros, ictère définitif sans décoloration des fèces) est incurable, mais peut durer cinq à dix ans. D'ailleurs, l'état général restant longtemps bon, cette affection n'empêche pas le malade de faire un travail léger pendant plusieurs mois encore, après le début de l'affection, sauf pendant les poussées aiguës qui se produisent de temps en temps. L'I. P. P. ne devient sérieuse : 66 % et plus, que lorsque l'état général est atteint. S'il y a de la diarrhée continue ou si le cœur se laisse forcer c'est l'I. P. T.

La MALADIE DE BANTI (grosse rate avec anémie) n'est pas incurable dans les premiers mois, car la splénectomie a donné de véritables guérisons dans les trois quarts des cas opérés. Si l'affection est ancienne, avec ascite et mauvais état général ou s'il y a impossibilité d'opérer : I. P. T.

La LITHIASE BILIAIRE et la LITHIASE RÉNALE ne sont pas des maladies incurables; leurs nombreuses manifestations peuvent entraîner parfois de l'incapacité provisoire, une émaciation profonde, nécessiter une intervention chirurgicale même, mais il n'y a pas d'I. P. P. sérieuse. Cependant, surajoutées à une autre maladie incurable, ces affections en augmentent l'I. P. P.; mais on ne doit pas oublier que chez le vieillard les coliques hépatiques sont très atténuées et les coliques néphrétiques très rares.

La FISTULE BILIAIRE CUTANÉE, située, le plus souvent, au-dessous des fausses côtes ou dans la région ombilicale, n'est curable, spontanément ou chirurgicalement, que si elle n'est pas trop ancienne, si des calculs ne s'éliminent plus par son trajet et si ce trajet n'est pas trop compliqué et sans clapiers profonds. Dans le cas contraire la fistule persiste indéfiniment et la perte continuelle de bile ayant entraîné un mauvais état général, c'est une I. P. P. de 50 à 75 %; et même l'I. P. T. s'il y a des troubles gastriques sérieux et une émaciation profonde.

Les CANCERS DU TUBE DIGESTIF et des autres organes,

quel que soit l'organe atteint, entraînent l'I. P. T. dès le diagnostic établi.

L'HYDRONÉPHROSE, unilatérale le plus souvent, conséquence du rein flottant ou de la lithiase rénale, peut être intermittente ou permanente, et n'entraîner pendant longtemps qu'une I. P. P. peu importante, car il suffit qu'un seul rein fonctionne pour assurer les éliminations nécessaires. Si les crises sont trop fréquentes, l'intervention devient nécessaire et plus encore, si l'hydronéphrose est double, ou s'il y a une lésion sérieuse de l'autre rein. Mais en aucun cas, l'hydronéphrose ne peut, par elle-même, donner une I. P. P. suffisante pour entraîner la pension ; elle peut augmenter l'I. P. P. de 15 à 25 % s'il y a une autre infirmité.

Les SUPPURATIONS RÉNALES ne constituent pas des maladies incurables, et n'entraînent que de l'incapacité temporaire de travail.

La NÉPHRECTOMIE, unilatérale, bien entendu, laisse subsister un léger degré d'I. P. P. : 10 à 20 %.

Le MAL DE BRIGHT ou *néphrite chronique* peut être classé comme incurable — nous ne disons pas l'*albuminurie*, même chronique, car certaines peuvent se prolonger pendant plusieurs mois et se terminer par la guérison, alors que la sclérose rénale qui constitue le brightisme et évolue sourdement pendant des mois et des années, ne se démasque, le plus souvent, qu'à une époque où la lésion est devenue irréparable. Mais pendant longtemps cette affection n'entrave que légèrement les occupations et l'I. P. P. est inférieure à 33 % et du ressort de l'A. M. G. uniquement.

Il faut qu'il y ait *insuffisance rénale relative* avec hypertension, hypertrophie cardiaque, galop, dyspnée d'effort, petits signes de Dieulafoy, etc., pour qu'il existe une I. P. P. de 50 à 75 %, encore que cette phase soit coupée de longues rémissions et que le malade puisse fournir, dans certaines professions, un bon travail. A la phase d'*insuffisance rénale vraie* avec anasarque, dilatation du cœur droit, etc., l'I. P. P. va de 75 à 100 %; et s'il y a eu déjà crise d'*urémie* ou si elle est proche : I. P. T. d'emblée.

Le REIN MOBILE aussi rare chez l'homme que fréquent chez la femme et à droite, affecte divers degrés : l'*abaissement* léger qui n'est pas incurable et n'entraîne aucune I. P. P.; le *rein flottant* (tumeur lisse, ovoïde, mobile au-dessous du rebord costal ou dans la fosse iliaque) qui provoque des crises plus ou moins douloureuses, souvent menstruelles, avec troubles gastriques et nerveux légers. La sangle suffit, souvent, à tout faire rentrer dans l'ordre, le sujet doit être renvoyé à l'A. M. G.; parfois non : I. P. P. de 15 à 30 %.

Enfin on peut voir le *rein mobile compliqué*, qui comporte, en plus du déplacement rénal : entéroptose, éventration, dilatation d'estomac, neurasthénie, mélancolie, etc., c'est une véritable dystrophie caractérisée par une mauvaise qualité des tissus et l'atonie nerveuse et une intervention est parfois inévitable; I. P. P. : 33 à 66 %.

L'ÉVENTRATION, spontanée ou post-opératoire, n'entraîne, en général, que des troubles légers que le port d'une ceinture supprime : I. P. P. de 10 à 20 %. Mais, parfois, la sangle abdominale est complètement rompue : le ventre retombe en besace et entraîne les viscères, c'est l'*entéroptose* avec douleurs, troubles gastro-intestinaux et nerveux qu'une sangle orthopédique peut soulager : I. P. P. de 33 à 50 %.

Les HERNIES constituent toutes une « infirmité doublée d'un danger » qui, dans tous les cas, entraîne une certaine I. P. P. Bien maintenue par un bandage, la *hernie inguinale* simple entraîne une I. P. P. de

10 à 12 %; double : 14 à 16 %; les hernies douloureuses par adhérences péritonéales, les hernies qui ne peuvent être maintenues par un bandage ordinaire et qui rendent l'effort impossible : 33 à 50 %; les hernies scrotales volumineuses : 40 à 50 %. Ces taux ne peuvent faire admettre l'invalidité si la hernie n'est pas accompagnée d'autres infirmités.

La *hernie crurale* comporte une I. P. P. plus importante que l'inguinale, attendu que le rôle du bandage est presque illusoire et que les chances d'étranglement sont plus grandes; simple : 12 à 15 %; double : 15 à 20 %.

Les *hernies épigastrique* ou *ombilicale* entraînent également une I. P. P. plus grande que l'inguinale, car elles sont souvent douloureuses et difficilement maintenues; dans les cas ordinaires : I. P. P. de 12 à 15 %. Dans les hernies volumineuses ou douloureuses, I. P. P. de 33 à 50 %.

Enfin, même bien *opérée,* une hernie quel que soit son siège entraîne une I. P. P. de 2 à 5 %.

Le FIBROME DE LA PAROI ABDOMINALE est bénin et s'il est douloureux ou gênant par son volume, l'intervention est nécessaire; mais il n'entraîne aucune I. P. P. sérieuse.

L'ANUS CONTRE NATURE, spontané ou chirurgical, constitue une infirmité repoussante qu'il ne peut être question de fermer, dans certains cas : l'occlusion intestinale cancéreuse, par exemple; c'est l'I. P. T. Mais si l'obstruction intestinale a disparu, dans une hernie par exemple, l'anus contre nature peut se fermer spontanément ou chirurgicalement; I. P. P. : 15 à 20 %. Les *fistules stercorales* peuvent guérir après quelques mois de cautérisation ou par une intervention; si aucune intervention n'a été faite, le sujet doit être renvoyé à l'A. M. G. ou à l'hôpital. Si le traitement n'a pas supprimé l'infirmité : I. P. P. de 40 à 66 % selon l'état général.

La LAPAROTOMIE, quelle que soit l'opération qui l'accompagne, laisse toujours subsister un certain degré d'incapacité de travail, 10 à 20 % environ, même si l'intervention a bien réussi et s'il ne subsiste aucune éventration; ce n'est pas suffisant pour obtenir la pension, mais cette I. P. P. intervient s'il existe une autre infirmité.

Les HÉMORROÏDES affectent souvent un caractère incurable, soit qu'il soit nuisible de les faire disparaître, soit qu'elles reparaissent après une intervention; même en tenant compte des troubles céphaliques et digestifs qui peuvent les accompagner, elles n'entraînent qu'une I. P. P. légère, qui peut aller jusqu'à 25 % dans les cas les plus sérieux.

Le VARICOCÈLE est curable chirurgicalement et doit être opéré s'il y a une gêne trop sérieuse; dans les cas ordinaires : I. P. P. de 8 à 12 %.

L'HYDROCÈLE VAGINALE n'est pas incurable, mais peut récidiver. Volumineuse, elle est gênante : I. P. P. de 10 à 20 %.

Le RÉTRÉCISSEMENT DE L'URÈTHRE n'entraîne une I. P. P. que s'il y a de l'incontinence d'urine par regorgement ou de l'infectior vésico-rénale.

Les FISTULES URÉTHRO-CUTANÉES ou autres sont très gênantes et augmentent de 10 à 15 % l'I. P. P. en cas d'autre infirmité.

L'HYPERTROPHIE DE LA PROSTATE, une des infirmités les plus fréquentes passé la soixantaine, ne peut être, quant à présent, considérée comme curable, malgré les résultats encourageants du traitement chirurgical. Elle n'entraîne une I. P. P. sérieuse que s'il y a incontinence d'urine, hémorragies ou poussées aiguës fréquentes; dans ce cas : I. P. P. de 30 à 50 %.

L'INCONTINENCE D'URINE n'est importante que dans les cas de **rétrécissement de l'urèthre, hypertrophie de la prostate, ulcérations tuberculeuses** ou autres du sphincter vésical, lésions médullaires, etc.; des appareils orthopédiques diminuent la gêne qui résulte de cette infirmité, néanmoins il y a une I. P. P. de 30 à 50 % et plus, même, si l'état général est mauvais ou s'il y a d'autres troubles concomittants, tuberculeux, médullaires ou autres.

Les CALCULS DE LA VESSIE n'entraînent que de l'incapacité temporaire et nécessitent une intervention chirurgicale.

L'EXTROPHIE DE LA VESSIE, fort gênante et difficilement curable, entraîne une I. P. P. de 33 à 66 %, et plus s'il y a d'autres troubles associés.

La CYSTITE ANCIENNE est parfois incurable, et c'est alors une infirmité fort pénible qui entraîne une I. P. P. de 30 à 50 % selon la fréquence des mictions et l'état général.

La MÉTRITE CHRONIQUE, avec ou sans *annexite*, et datant de quelques années, peut être considérée comme incurable; par les douleurs constantes qu'elle entraîne, par la crainte permanente d'une suppuration pelvienne, elle constitue une entrave sérieuse au travail : I. P. P. de 20 à 40 % et plus s'il y a des troubles nerveux surajoutés.

Le FIBROME UTÉRIN est curable le plus souvent, médicalement ou chirurgicalement. S'il y a contre-indication opératoire, avec hémorragies fréquentes et douleurs, I. P. P. de 33 à 66 %, selon l'état général.

Les DÉVIATIONS UTÉRINES anciennes, avec adhérences nombreuses, et principalement la *rétroversion* et la *rétroflexion,* sont irréductibles; par les troubles généraux et les douleurs qu'elles entraînent, elles comportent une I. P. P. de 20 à 40 % chez les femmes âgées.

Le PROLAPSUS UTÉRIN léger, peut être maintenu par un pessaire et n'entraîne qu'une I. P. P. de 10 à 12 %. Lorsque le prolapsus est complet et s'accompagne de rectocèle et de cystocèle, aucun pessaire ne peut suffire et c'est une infirmité fort pénible : 20 à 40 %.

Le KYSTE DE L'OVAIRE est ordinairement curable par l'ovariotomie; et la seule I. P. P. qui puisse subsister est celle provenant de la laparotomie : 10 à 20 %.

L'HYSTÉRECTOMIE laisse subsister le plus fréquemment des troubles de l'état général qui comportent une incapacité de travail plus importante que celle provenant d'une laparotomie : I. P. P. de 15 à 25 %.

La SYMPHYSÉOTOMIE, pratiquée dans un accouchement pour agrandir le bassin osseux, se termine par la consolidation fibreuse interpubienne qui laisse subsister un écartement mais n'entraîne aucune gêne fonctionnelle sérieuse : I. P. P. de 10 % maximum.

Membres — Généralités

Les VICES DE CONFORMATION des membres affectent diverses modalités qu'on peut réunir sous trois chefs principaux : la *phocomélie,* où les mains ou les pieds s'attachent directement au tronc ou à peu près, les segments intermédiaires étant absents ou fort atrophiés; l'*hémimélie* dans laquelle un ou plusieurs membres se terminent par un moignon ou par une main ou un pied atrophié et incomplet; l'*ectromélie,* plus fréquente, qui se caractérise par l'absence congénitale d'un ou plusieurs membres, le plus souvent symétriquement : les deux bras ou les deux jambes. Ces vices de conformation, même lorsqu'ils portent sur deux membres, n'entraînent pas fatalement l'invalidité, les sujets qui en sont atteints, ayant pu, dans certains cas, grâce à l'adaptation comme les aveugles ou les sourds-muets de naissance, choisir une profession dans laquelle leur infirmité ne les entrave qu'en partie. Mais c'est une question d'espèce.

Les FRACTURES ne sont pas, par elles-mêmes, visées par la loi de 1905, puisqu'elles sont curables d'une façon générale; mais leurs suites peuvent faire l'objet d'une demande de pension, car aussi bien consolidée et réduite que possible, toute fracture diminue quelque peu la souplesse, la force, l'aptitude au travail du membre touché. Bien consolidée une *ancienne fracture* comporte donc une I. P. P. légère; mais accompagnée de cal vicieux, de raccourcissement, raideurs, névrites, œdèmes, troubles trophiques, etc., il en résulte une I. P. P. importante, à plus forte raison s'il y a une ankylose concomittante, néarthrose ou pseudarthrose; nous indiquerons plus loin le taux de ces incapacités diverses pour chaque membre.

Les CALS VICIEUX (angulaire, chevauchant, exubérant, douloureux, etc.) peuvent quelquefois être réformés par une opération et chez un sujet jeune, l'invalidité ne doit pas être admise, si une intervention chirurgicale peut améliorer sérieusement l'état du postulant. Si le cal ne peut être réformé, il en résulte une I. P. P. plus ou moins sérieuse selon l'os atteint, et selon le degré de raccourcissement, de déviation, les compressions nerveuses (névralgies, paralysies) etc.; ce taux se déduira des chiffres que nous donnons plus loin, pour chaque membre.

Les PSEUDARTHROSES (absence de consolidation entre les fragments d'un os fracturé, avec atrophie musculaire consécutive) passé un an, peuvent être considérées comme incurables sauf intervention chirurgicale assez aléatoire. La *pseudarthrose flottante* est la plus grave et, aux membres inférieurs, elle entraîne

la perte complète fonctionnelle du segment de membre
sous-jacent, alors que les appareils prothétiques permettent d'utiliser quelque peu les membres supérieurs.
Il est équitable néanmoins de considérer l'I. P. P. qui
en résulte comme équivalente, à peu près, à celle due
à la perte réelle du membre ou du fragment de membre.
La *pseudarthrose fibreuse* (*pseudo-synarthrose*), sorte
d'articulation serrée formée au niveau de la pseudarthrose, permet un certain nombre de mouvements et
n'entraîne qu'une perte fonctionnelle partielle du
membre sous-jacent et il sera bon de porter comme
taux d'I. P. P. celui qui est indiqué pour l'ankylose
complète de l'articulation la plus voisine. Il en est de
même pour la NÉARTHROSE, articulation nouvelle qui
se forme dans les cas de résection ou de luxation non
réduite.

Les ANKYLOSES sont *fibreuses* ou *osseuses* selon que
des rétractions musculaires, des brides cicatricielles,
des adhérences fibreuses (*ankylose incomplète*) ou des
soudures osseuses (*ankylose complète*) en sont cause.
Les ankyloses fibreuses de date récente ne seront
reconnues incurables que si la mobilisation lente ou
brusque a échoué, ou si le sujet est âgé. Les ankyloses
complètes, qui sont parfois recherchées par la thérapeutique, sont incurables; en effet, on doit les respecter si le membre est en bonne position (ankyloses
du coude ou du cou-de-pied à angle droit; ankyloses
du poignet, de la hanche et du genou, en position rectiligne) et alors l'I. P. P. est relativement peu importante. Si le membre est en mauvaise position, il en
résulte une invalidité plus sérieuse et si le sujet est peu
âgé, s'il n'existe pas de contre-indication, il peut y
avoir intérêt à lui conseiller une intervention : rupture
forcée de l'ankylose, ostéotomie ou résection suivie
de l'établissement d'une néarthrose — ce qui ne sup-

prime pas l'infirmité, mais peut en réduire le taux,
que nous donnons plus loin pour chaque articulation.

Les LUXATIONS ANCIENNES ou *irréductibles* (luxations pathologiques ou traumatiques non réduites dans
les jours qui ont suivi leur production), au delà de
deux mois, peuvent être considérées toujours comme
incurables, car les moyens ordinaires, pas plus que
l'arthrotomie, n'arrivent à rompre les adhérences et
néoformations fibreuses ou osseuses produites et à
réduire ces luxations. Il est préférable, même, s'il n'y
a pas de douleurs, de ne pas y toucher, car on se trouve
le plus souvent en présence d'une *néarthrose* avec retour
de mouvements plus ou moins étendus. Si l'articulation
est douloureuse une intervention est nécessaire (arthrotomie ou mieux résection) qui permet d'obtenir
quelques mouvements. Dans tous les cas il est équitable de compter l'I. P. P. au même taux que s'il y
avait ankylose de l'articulation.

Les TUMEURS BLANCHES, quelle que soit leur forme,
sont en général incurables, en ce sens que la guérison
complète, la *restitutio ad integrum* n'est presque jamais
obtenue. Néanmoins, dans la période de traitement
et d'immobilisation, alors que la terminaison est encore
incertaine, alors qu'il n'y a pas « consolidation » de la
lésion, et qu'on ne peut fixer le taux de l'I. P. P., il
sera bon de dire, par exemple, « tumeur blanche de.....,
en traitement, avec possibilité d'infirmité plus tard,
qu'on ne peut préciser actuellement ». S'il y a ankylose
de l'articulation, avec ou sans résection — ce qui est
un excellent résultat, il ne faut pas l'oublier, si le
membre est en bonne position — l'I. P. P. est celle
que nous indiquons plus loin pour chaque membre,
mais varie quelque peu en raison de l'attitude, du
raccourcissement, de l'atrophie musculaire du membre

et de l'état général. S'il y a des abcès, fistules, mauvais état général ou tuberculose pulmonaire, c'est l'I. P. T.

L'HYGROMA CHRONIQUE du genou, coude, épaule, pied, etc., n'entraîne jamais une I. P. P. bien grande et s'opère si facilement qu'il ne peut être question de son incurabilité. Surajouté à une autre infirmité il peut en augmenter légèrement le taux.

Les OSTÉO-ARTHROPATHIES NERVEUSES (luxations ou fractures avec énorme gonflement *indolore* des articulations touchées, atrophie musculaire voisine), d'origine tabétique ou syringomyélique sont en général incurables. Dans la *syringomyélie* elles peuvent même exister comme phénomène primitif, sans autre trouble sérieux et touchent plutôt l'épaule, le coude, le poignet. Dans le *tabès* ce sont surtout les articulations des membres inférieurs (genou, hanche) qui sont prises. L'I. P. P. est celle des pseudarthroses ou des néarthroses de ces diverses articulations. Si l'affection primitive est très prononcée, c'est l'I. P. T.

Les TUMEURS OSSEUSES, qu'elles soient bénignes (*extoses* ou *chondromes*) ou malignes (*ostéo-sarcomes*), entraînent toujours un certain degré d'I. P. P. Les membres atteints d'ostéo-sarcome seront considérés, au point de vue du taux, comme fonctionnellement perdus.

Les CICATRICES VICIEUSES, par leurs propriétés rétractiles, peuvent provoquer une certaine infirmité et réduire la capacité de travail en limitant les mouvements d'une articulation ou en provoquant l'atrésie d'un orifice, l'adhérence de deux parties voisines (doigts, bras et thorax, etc.) ou encore la rétraction, en flexion forcée, des doigts. On déduira l'I. P. P. des chiffres donnés plus loin.

Les MONOPLÉGIES, paralysies d'un seul membre, relèvent souvent de l'*hystéro-traumatisme* : quelques jours après un traumatisme, parfois léger, s'est installée petit à petit, une paralysie plus ou moins complète d'un membre, il y a eu une espèce d'incubation. La paralysie s'accompagne d'anesthésie du membre, sans Babinsky, avec réflexes cutanés et tendineux normaux : c'est de l'hystérie qui réclame un traitement, non une pension. D'autrefois, il s'agit bien d'une paralysie organique, l'I. P. P. en est indiquée dans ce qui suit.

Les NÉVRITES d'origine traumatique ou plus souvent d'origine toxique (diabète, alcool, plomb, arsenic, etc.) ou microbienne (diphtérie, typhoïde, etc.) sont en général curables, si elles sont traitées assez tôt; mais chez les vieillards ou lorsqu'elles remontent à plus d'un an, on peut admettre leur incurabilité. Elles se manifestent par des paralysies en général bilatérales, avec atrophie musculaire rapide, abolition ou diminution des réflexes, troubles de la sensibilité et troubles trophiques. Elles entraînent une I. P. P. qui ressort des chiffres que nous indiquons plus loin.

Membres supérieurs

Ces généralités posées, nous allons donner, pour les membres supérieurs, d'abord, pour les membres inférieurs, ensuite, le TAUX DES PRINCIPALES INFIRMITÉS qui les touchent.

Les membres ou portions de membres peuvent être atteints d'impotence complète par *perte réelle* (amputation) ou par *perte fonctionnelle* (pseudarthrose flottante, paralysie complète, atrophie musculaire grave, déformation considérable, etc.), le taux en est le même, c'est ce que nous désignerons sous ce terme de : « *Perte de...* ». Les paralysies partielles, ankyloses, pseudarthroses fibreuses, néarthroses, cals vicieux, raccourcissements, déformations simples, cicatrices vicieuses, etc., n'entraînent qu'une impotence relative du membre ou du segment de membre en question; le taux de l'I. P. P. sera donc un peu inférieur, pour chacune de ces infirmités, au chiffre donné pour la perte du membre. Les chiffres que nous indiquons, pour les membres supérieurs, s'entendent pour le *côté droit*, de valeur fonctionnelle plus grande; pour les lésions du *côté gauche*, on les réduira de un dixième environ, sauf si on a affaire à un gaucher.

Enfin, dans les deux chiffres extrêmes que nous indiquons, les chiffres sont donnés pour des sujets dont la profession nécessite l'usage, au premier chef, du membre intéressé; les chiffres faibles pour ceux qui ne se servent pas de façon spéciale de ce membre. Il va sans dire qu'un charretier même âgé, par exemple, qui a perdu un bras ne sera pas privé de 60 % de ses moyens d'existence et ne devra pas être noté comme invalide, alors qu'un mécanicien âgé le sera, nous avons déjà discuté autre part cette question. Rappelons que nous considérons l'invalidité comme étant acquise au-dessus de 50 % d'I. P. P.; et qu'à partir de soixante ans, les chiffres indiqués doivent être augmentés du quart, coefficient de sénilité.

Perte du membre supérieur : 50 à 70 %.
Ankylose complète de l'épaule : 40 à 55 %.
Raideur ou ankylose incomplète de l'épaule : 10 à 33 %.
Perte de l'avant-bras : 50 à 66 %.
Ankylose du coude en flexion : 35 à 40 %.
Ankylose du coude en extension : 40 à 50 %.
Raideur ou ankylose incomplète du coude : 10 à 33 %
Ankylose complète du poignet : 25 à 33 %.
Perte de la main : 50 à 66 %.
Perte des doigts :
  Pouce : 20 à 25 %.

Index : 10 à 15 %.
Un des trois derniers doigts : 8 à 12 % ;
Pouce et index ensemble : 33 à 40 % ;
Trois premiers doigts : 40 à 50 % ;
Trois derniers doigts : 22 à 35 % ;
Quatre derniers doigts : 40 à 50 % ;
Cinq doigts : 50 à 66 %.

L'*ankylose rectiligne des doigts* peut s'évaluer un peu au-dessous de ces chiffres.

L'*ankylose en flexion des doigts* équivaut à la perte complète, au moins.

La maladie de duplay (ankylose de l'épaule avec atrophie du deltoïde), forme du rhumatisme chronique partiel des vieillards, est incurable : I. P. P. de 40 à 60 %.

Les paralysies radiculaires du plexus brachial, dues en général à un traumatisme, sont de types variables ; leur pronostic est celui des névrites, c'est-à-dire : guérison ou amélioration le plus souvent, si la lésion n'est pas trop ancienne. La *paralysie totale* intéresse tous les muscles du membre supérieur, même ceux de l'épaule : le bras ne peut s'élever spontanément, si on le soulève il retombe inerte en rotation interne ; l'avant-bras ne peut se fléchir ni les doigts remuer ; l'anesthésie est complète seulement à l'avant-bras et à la main ; l'atrophie musculaire est précoce ainsi que les troubles trophiques cutanés habituels aux névrites : peau mince et lisse, rouge (*glossy-skin*) ou bien épaissie et indurée, altérations des poils et des ongles, éruptions, etc. : I. P. P. : 50 à 70 %.

Mais assez souvent les muscles inférieurs retrouvent leurs fonctions, et on est en présence de la *paralysie brachiale supérieure* qui n'intéresse que l'épaule ; l'élévation du bras et la flexion de l'avant-bras sont spontanément impossibles ou simplement gênés, s'il n'y a que de la parésie; l'anesthésie et les troubles trophiques sont constants et précoces et n'impliquent pas fatalement l'incurabilité : I. P. P. de 20 à 50 % selon les mouvements possibles; mais dans l'un ou l'autre type, on ne se pressera pas de conclure à l'incurabilité si la paralysie date de moins de six mois.

La PARALYSIE DU RADIAL (par compression prolongée ou par intoxication saturnine avancée) touche les muscles extenseurs de l'avant-bras, d'où l'attitude caractéristique due à l'action des antagonistes : si le sujet soulève le bras, la main reste pendante, fléchie et en adduction, les doigts fléchis; la sensibilité est intacte. La guérison est la règle. Si la paralysie est ancienne, l'incurabilité est acquise : il y a de l'atrophie des muscles et, fréquemment, une petite tumeur de la synoviale au dos du poignet. I. P. P. : 45 à 55 %.

Chez les *saturnins*, il y a *paralysie radiale bilatérale* avec prédominance habituelle à droite, mais le long supinateur n'est pas touché. La névrite saturnine est en général longue à guérir, mais finit par rétrograder et par disparaître complètement, si elle est soignée de bonne heure, sauf à récidiver et à marcher vers l'amyotrophie, si le malade s'intoxique à nouveau; I. P. P. : 75 à 90 %. Mais la paralysie radiale, saturnine ou non, ne devra être admise comme incurable que si elle date de plus d'un an.

La PARALYSIE DU CUBITAL touche les muscles de l'éminence hypothénar, l'adducteur du pouce et surtout les interosseux, ce qui provoque un trouble assez caractéristique : les mouvements d'écartement et de rapprochement des doigts deviennent impossibles et la main présente l'apparence d'une *griffe* prononcée surtout pour les trois derniers doigts : extension exagérée de la première phalange, flexion des deux autres.

La guérison est fréquente. Si la paralysie est ancienne, il y a atrophie musculaire et I. P. P. de 45 à 55 %.

Dans l'*intoxication chronique arsenicale* il y a une paralysie qui touche les petits muscles des mains et des pieds, mais surtou ltes interosseux, d'où cette attitude particulière : les deux mains sont en griffe et la plante des pieds est voûtée exagérément. Le pronostic est celui des névrites ; un peu ancienne c'est l'incurabilité : I. P. P. : 66 à 90 %. Les cas graves s'accompagnent parfois de plaques verruqueuses de la paume des mains et du talon qui peuvent aboutir à un épithélioma ulcéré très sérieux : I. P. T.

La PARALYSIE DU MÉDIAN se reconnaît à ce que le poignet est en extension et abduction, la flexion de la main se fait sans énergie ; les mouvements du pouce sont à peu près perdus : collé à l'index il ne peut se fléchir ni s'opposer aux autres doigts dont la flexion est également difficile et réduite. L'incurabilité n'est certaine que si la paralysie est ancienne ; I. P. P. : 33 à 40 %.

L'HYDRARGYRISME CHRONIQUE, professionnel en général, provoque un tremblement des mains, puis de tout le corps, avec, parfois, contracture des extrémités, et d'autres fois paralysie flasque des extenseurs des membres supérieurs. Le plus souvent ces troubles sont curables, mais s'il y a récidive ou s'ils datent de plus d'un an : I. P. P. de 75 % au moins ; s'il y a cachexie ou troubles psychiques : I. P. T.

Les CRAMPES PROFESSIONNELLES, spasmodiques ou paralytiques, qui atteignent les écrivains, pianistes, violonistes, télégraphistes, tailleurs, cordonniers, forgerons, etc., à l'occasion de leur travail habituel, sont parfois rebelles à tout traitement ; même dans ce cas, l'incurabilité n'est que relative puisque le sujet peut, en changeant d'occupation, retrouver sa capacité normale de travail; cependant s'il est déjà d'un certain âge, on peut admettre une I. P. P. de 33 % maximum.

La TUMEUR BLANCHE DU POIGNET a ceci de particulier que les tendons voisins ont pu perdre leur mobilité ou même disparaître au milieu des masses fongueuses, et l'on constate alors la perte complète des fonctions de la main : I. P. P. de 50 à 66 %. S'il n'y a que de l'ankylose rectiligne du poignet : 25 à 33 %.

Le CHONDROME DE LA MAIN (tubérosités des phalanges et des métacarpiens) entraîne la perte fonctionnelle à peu près complète de la main dont il peut même nécessiter l'amputation; l'I. P. P. est de 50 à 66 % s'il est unilatéral et atteint tous les doigts.

La MAIN BOTTE (fléchie et inclinée sur le bord radial, avec absence congénitale du radius, le plus souvent) est privée de la plupart des mouvements actifs; unilatérale : I. P. P. de 33 à 50 %; bilatérale, 66 à 90 %.

La RÉTRACTION DE L'ARCADE PALMAIRE avec flexion forcée de tous les doigts dans la paume de la main, cicatricielle ou due au rhumatisme fibreux (*maladie de Dupuytren*), entraîne une I. P. P. de 50 à 66 %. Elle peut parfois céder au traitement chirurgical. Lorsqu'un seul doigt est touché, les autres peuvent suivre à la longue.

Les VICES DE CONFORMATION DE LA MAIN, par arrêt ou excès de développement, sont l'*ectrodactylie,* absence d'un ou plusieurs doigts; la *brachydactylie,* atrophie d'un ou plusieurs doigts; la *clinodactylie,* déviation marquée de certains doigts; la *syndactylie,* plus fréquente, qui consiste en l'adhérence de deux ou plusieurs doigts par une membrane souple (main palmée) ou directement, intimement. La syndactylie trop gênante, peut être opérée; sauf s'il y a adhérence osseuse; dans ce cas il y a une véritable I. P. P. de

50 à 66 % si la syndactylie est totale et bilatérale ; 33 à 40 %, unilatérale. La *polydactylie* est le trop grand nombre de doigts ; elle s'opère bien. Les taux d'I. P. P. de ces divers vices de conformation ressortent des chiffres donnés plus haut.

La GANGRÈNE SYMÉTRIQUE DES EXTRÉMITÉS (*maladie de Raynaud*), affection à marche lente et progressive, pourra être vue à chacune de ses phases. A la période d'*asphyxie locale* des doigts et des orteils, ou même s'il existe des eschares superficielles plus ou moins étendues, on ne peut conclure à l'incurabilité : les lésions ne sont pas « consolidées », cela regarde l'A. M. G. Si la cicatrisation des eschares a abouti à des déformations sérieuses des extrémités des doigts et des orteils, qui sont devenus coniques, blanchâtres, lisses, momifiés ou même comme amputés avec une cicatrice déformée, l'I. P. P. est de 33 à 66 %.

La SCLÉRODERMIE PROGRESSIVE (induration et rétraction du derme aminci et collé aux os) débute souvent par les extrémités et donne des déformations des doigts (*sclérodactylie*) qui se présentent effilés, momifiés, rétractés et disposés en griffe : I. P. P. de 33 à 50 % s'il n'y a qu'une main ; 50 à 66 % s'il y a les deux mains. Si la momification atteint aussi la face, les membres, avec atrophie musculaire et rétractions tendineuses : I. P. T.

Rachis et membres inférieurs

L'ARTHRITE VERTÉBRALE, avec ankylose déformante du rachis et souvent vives douleurs par compression des racines nerveuses, est rapidement incurable comme toutes les formes de rhumatisme chronique partiel des vieillards : I. P. P. de 40 à 66 %. Si elle s'accompagne d'ankylose de la hanche, c'est la *spondylose rhizomélique* : il y a aplatissement antéro-postérieur du thorax et immobilité des côtés par ankylose; le sujet marche les genoux fléchis, le thorax et la tête portés en avant : I. P. P. de 60 à 75 %.

Les DÉVIATIONS DE LA COLONNE VERTÉBRALE (*scoliose, lordose, cyphose*) à l'âge où elles se présentent en vue de la pension ne sont plus guérissables; mais à moins que d'être très accentuées elles permettent un travail peu fatigant. Très accentuées, avec déformation thoracique importante (thorax en carêne), elles comportent une I. P. P. de 40 à 66 %. S'il y a en même temps des lésions pulmonaires ou cardiaques : I. P. P. de 66 à 100 %; s'il y a des troubles de compression médullaire de même.

Le MAL DE POTT, même guéri, laisse subsister un certain degré d'impotence qui fait que l'on peut dire cette affection incurable. Le traitement bien conduit dure trois à quatre ans environ, dont deux ans au moins d'immobilisation; pendant ce temps le malade est justiciable de l'A. M. G., non de l'assistance obligatoire. Si l'ostéite vertébrale guérit sans grosse gibbosité ni complication, I. P. P. : 10 à 20 %. S'il y a une *gibbosité* (bosse) assez volumineuse, sans autre complication : 33 à 60 %. S'il y a persistance d'abcès ou de fistules, malgré un traitement rationnel, c'est l'I. P. T.; de même s'il y a des phénomènes de compression médullaire un peu anciens.

La FRACTURE OU LA LUXATION DE LA COLONNE VERTÉBRALE affectent une gravité particulière par le voisinage de la moelle épinière. Lorsqu'il y a plus de deux mois que l'accident s'est produit, avec persistance des troubles, on peut presque affirmer leur incurabilité : s'il y a seulement de la raideur vertébrale avec scoliose ou cyphose légères, sans lésion médullaire, I. P. P. : 30 à 50 %. S'il y a paraplégie avec contractures, troubles sphinctériens, etc., c'est l'I. P. T. avec une petite réserve pour une amélioration possible.

La COMPRESSION DE LA MOELLE ÉPINIÈRE provoquée par une tumeur ou une déviation vertébrales, un traumatisme violent du rachis, un mal de Pott, etc. se diagnostique par de vives douleurs rachidiennes et une paralysie plus ou moins complète : parésie ou paralysie des membres inférieurs et des sphincters si la compression siège au-dessous de la dixième dorsale; des membres supérieurs et parfois des quatre membres, si elle siège au niveau des vertèbres cervicales. S'il n'y a que des troubles de la démarche avec un peu de rétention d'urine et de l'anesthésie, la compression est légère et l'I. P. P. peu sérieuse : 25 à 40 %. S'il y a de la *paraplégie* flasque c'est que la compression, tout en étant sérieuse, ne date pas de vieux et l'incurabilité n'est pas acquise, en général. S'il y a des contractures, exagération des réflexes, etc., cela indique la dégénération des faisceaux pyramidaux, c'est l'impotence au lit et l'I. P. T. Cependant, à la différence des autres paraplégies, il n'est pas rare, dans les cas de simple compression, de voir survenir la guérison, même dans des cas en apparence graves, et non seulement si la paralysie est flasque, mais encore s'il y a des contractures datant de plusieurs mois, lorsque la compression s'est modifiée spontanément ou par une intervention. Si la paralysie atteint les membres supérieurs et est complète, c'est l'I. P. T.

Enfin, si l'on est en présence du *syndrôme de Brown-Séquart* (paralysie motrice d'un seul membre inférieur, le plus souvent du côté de la lésion, avec anesthésie de l'autre membre inférieur) par compression de la moitié latérale de la moelle, il y a I. P. P. de 50 à 70 %, si la guérison ne peut être obtenue ou si les lésions sont anciennes.

Le TAUX DES PRINCIPALES INFIRMITÉS DES MEMBRES INFÉRIEURS est le même à gauche ou à droite, nous l'indiquons pour un seul membre et ne reviendrons pas sur ce que nous avons dit de l'évaluation en général, à propos des membres supérieurs.

Lésions du bassin ou des membres inférieurs qui ne permettent pas de marcher sans *cannes, béquille ou appareil prothétique :* 50 à 80 %.

Perte d'un membre inférieur : 50 à 70 %.

Ankylose complète de la hanche : 33 à 50 %.

Perte de la jambe : 50 à 66 %.

Ankylose complète rectiligne du genou : 35 à 45 %.

Ankylose à angle droit du genou : 50 à 60 %.

Genou ballant (maintenu par un appareil) : 40 à 50 %.

Ankylose incomplète ou raideur du genou : 10 à 30 %.

Perte d'un pied : 40 à 50 %.

Grand raccourcissement de la jambe ou *déformation importante et atrophie musculaire :* 33 à 50 %.

Raccourcissement de moins de 5 centimètres : jusqu'à 25 %.

Ankylose tibio-tarsienne : 20 à 30 %.

Perte du gros orteil : 8 à 10 %.

Le MORBUS COXÆ SENILIS, arthrite chronique de la hanche, chez les vieux rhumatisants, accompagnée souvent d'une sciatique tenace, est en général incurable et donne une I. P. P. de 50 % au moins.

La COXALGIE, dès que le diagnostic est posé, peut être considérée comme incurable, puisque le retour à l'état normal ne peut être obtenu. Mais le principe de la pension n'est admis qu'après la fin du traitement. Alors, s'il y a ankylose de la hanche avec léger raccourcissement (ce qui est un excellent résultat), si le poumon est sain et l'état général bon, c'est une I. P. P. de 33 à 40 % car un travail utile est le plus souvent possible. S'il y a de l'atrophie musculaire prononcée avec grand raccourcissement et attitude vicieuse, la marche ne peut se faire qu'avec des béquilles : I. P. P. de 60 à 75 % ; s'il y a de la tuberculose pulmonaire ou des abcès, des fistules, etc., c'est l'I. P. T.

La COXA VARA ou *hanche botte* (incurvation en bas et en arrière du col fémoral) présente l'allure et l'I. P. P. de la luxation congénitale de la hanche avec laquelle il est parfois difficile, sans radiographie, de la distinguer.

La FRACTURE DU COL DU FÉMUR, *intracapsulaire*, si fréquente chez le vieillard, est le plus souvent incurable pour cause de cal fibreux : le sujet est obligé de traîner sa jambe à l'aide de béquilles ou de rester au lit ; c'est dans les deux cas l'I. P. T., étant donné qu'on a affaire à un vieillard. Chez l'adulte cette fracture est, en général, *extracapsulaire* avec cal osseux et n'entraîne une I. P. P. sérieuse que s'il y a un grand raccourcissement ou une ankylose plus ou moins complète, dont nous avons donné le taux.

La LUXATION CONGÉNITALE DE LA HANCHE, simple ou double, est incurable à l'âge où se présentent les sujets qui en sont atteints. Si la *luxation est appuyée* et la déviation du rachis peu grave, le sujet peut marcher et vaquer à son travail malgré une claudication parfois importante : I. P. P. de 20 à 30 %. S'il y a concomittance de scoliose ou de lordose très accentuée, ou de pied bot, I. P. P. de 40 à 60 %. Si l'*articulation est ballante*, il y a souvent de l'arthrite coxo-fémorale et des douleurs dans la marche, d'où nécessité de se servir de béquilles ou d'un appareil orthopédique, que la luxation soit simple ou double : I. P. P. de 66 à 80 %.

La SCIATIQUE dont se plaignent souvent les postulants, n'est parfois que de la névralgie tenace, mais ordinairement curable, qui regarde l'A. M. G. Si c'est de la *sciatique-névrite* de forme grave et tenace (atrophie rapide du membre, continuité de la douleur, anesthésie cutanée en large nappe, troubles trophiques cutanés, etc.) on ne peut dire incurabilité que si l'affection date d'un an, au moins, malgré un traitement actif; encore faut-il faire des réserves pour l'avenir. S'il y a atrophie musculaire et impotence du membre, I. P. P. de 40 à 60 %. Mais le plus souvent l'I. P. P. est plus faible.

La NÉVRITE ALCOOLIQUE datant de plus d'un an peut-être considérée comme incurable; elle a pour siège de prédilection les membres inférieurs bien qu'elle puisse s'étendre aux membres supérieurs. Le plus souvent elle se présente sous forme de troubles de la sensibilité (douleurs lancinantes ou fulgurantes; anesthésie plantaire qui provoque en partie l'incertitude de la marche et la titubation) associés à des troubles moteurs : impossibilité de mouvoir les orteils, de fléchir le pied qui est ballant, d'où nécessité de lever haut le genou en marchant (*steppage*). L'atrophie musculaire et l'abolition des réflexes rotuliens, parfois les troubles psychiques achèvent la ressemblance avec le tabès, c'est le *pseudo-tabès alcoolique*. L'I. P. P. est de 75 à 100 %.

Le GENU VALGUM, si le sujet n'est pas trop vieux, doit être opéré, car le résultat de l'intervention est excellent et d'autre part l'I. P. P. qui résulte de cette infirmité est importante si on la respecte : 40 à 66 %. On devra donc signaler dans le certificat, s'il y a lieu, la nécessité de l'opération à tous les points de vue.

La FRACTURE DE LA ROTULE se consolide le plus souvent par un cal fibreux; si le cal est fibreux, épais et ne dépasse pas 2 à 3 centimètres, les mouvements du genou sont redevenus à peu près normaux, l'I. P. P. est légère; si le cal est fibreux, rigide ou osseux, s'il dépasse 4 à 5 centimètres, il fait attelle et gêne les mouvements de flexion, on constate de l'atrophie musculaire rapide et de l'ankylose plus ou moins complète du genou : I. P. P. selon les chiffres donnés plus haut.

Les VARICES des membres inférieurs, souvent présentées au médecin-examinateur, entraînent toujours, même peu apparentes, une gêne plus ou moins sérieuse dont on doit tenir compte, à côté des autres infirmités s'il en existe. Lorsqu'il y a d'énormes paquets variqueux avec douleurs et œdème, malgré les bas élastiques, l'I. P. P. va jusqu'à 33 % si une seule jambe est prise; 40 à 55 % pour les deux jambes. Si l'impotence est par trop grande par suite d'hémorragies fréquentes ou de poussées de phlébite, il y a avantage à conseiller l'intervention chirurgicale qui réduira sérieusement l'I. P. P. Si elle n'est pas possible : I. P. P. de 50 à 75 % et plus.

L'ULCÈRE VARIQUEUX chez les personnes jeunes et s'il n'est pas trop étendu, guérit parfaitement avec du repos, c'est l'affaire de l'A. M. G. ou du bureau de bienfaisance. Chez les personnes âgées ou s'il y a eu des récidives fréquentes ou encore si l'ulcère est par trop étendu, il y a bien incurabilité relative entraînant une I. P. P. de 33 à 55 % si une seule jambe est prise; plus, si l'autre jambe est fortement variqueuse ou si elle présente aussi un ulcère ancien ou étendu.

La PHLÉBITE CHRONIQUE, reliquat d'une phlébite aiguë, datant de plusieurs mois, entraîne une I. P. P. de 33 à 66 % selon l'importance des troubles circulatoires, l'œdème, la difficulté de la marche, etc.

Le PIED PLAT VALGUS DOULOUREUX (*tarsalgie des adolescents*) est une affection de l'adolescence, mais la marche peut rester gênée par la suite. Si la gêne est trop grande, avec grosse déformation et contracture des muscles péroniers latéraux, extenseurs et autres, le traitement orthopédique ou chirurgical est indiqué; s'il y a persistance de ces troubles, I. P. P. comme dans le pied bot congénital.

Le PIED BOT CONGÉNITAL, quelle que soit sa variété, peut être guéri ou très amélioré par l'intervention chirurgicale et le port de chaussures orthopédiques si le sujet est jeune. Simple, il entraîne une I. P. P. de 20 à 25 %; double : 30 à 40 %. Le *pied bot paralytique ballant*, même maintenu par un soulier orthopédique, entraîne une I. P. P. supérieure; simple : 33 à 50 %; double : 66 à 75 %.

Le MAL PERFORANT PLANTAIRE, trouble trophique atone, sans grande tendance à la guérison spontanée, peut guérir par un traitement sérieux; mais sujet aux rechutes, il augmente l'I. P. P. des affections avec lesquels on le rencontre : névrites, tabès, diabète, etc.

La GANGRÈNE SÉNILE SÈCHE peut toucher un ou plusieurs orteils; si un pied est sphacelé, l'amputation s'impose; l'I. P. P. de 75 à 100 % peut être attribuée, dès le diagnostic posé, étant donné la sénilité.

L'ORTEIL EN MARTEAU (le deuxième ou le troisième en général), s'il y a une saillie anguleuse accentuée et existence d'une bourse séreuse, apporte une gêne assez sérieuse à la marche, mais peut disparaître par l'intervention chirurgicale; I. P. P. : 10 à 20 %.

L'EXOSTOSE SOUS-UNGUÉALE (du gros orteil, le plus souvent) si elle atteint le volume d'une noisette, I. P. P. : 8 à 12 %.

Peau

Le LICHEN PLAN, et particulièrement le type corné qui se localise aux jambes (où il forme une surface rugueuse, squameuse et sillonnée de plis entrecroisés, avec prurit intense) affecte une tenacité qui confine à l'incurabilité et entraîne une I. P. P. de 15 à 25 %.

Le PRURIT SÉNILE, sans lésion sérieuse de la peau, résiste parfois à toute médication et vient augmenter légèrement l'I. P. P. des autres infirmités, s'il en est.

L'ECZÉMA CHRONIQUE n'est pas une affection incurable, mais il affecte parfois comme le lichen plan, une ténacité excessive qui, chez les vieillards, peut être prise pour de l'incurabilité, et augmente de 10 à 20 % l'I. P. P. des autres infirmités.

Le ZONA, qui se présente le plus souvent associé à une névralgie, intercostale ou autre, guérit en général assez rapidement. Cependant chez le vieillard il peut laisser subsister des séquelles douloureuses qui, sans provoquer une I. P. P. importante, augmentent le taux de celle résultant d'une autre infirmité ou maladie incurable.

TABLE DU TAUX DES INFIRMITÉS

Cette table est un résumé par ordre alphabétique du précédent chapitre. Elle ne donne que des chiffres moyens, *inférieurs* le plus souvent aux chiffres acceptés communément en matière d'accidents du travail pour les infirmités correspondantes, nous avons dit, page 324, pourquoi, et elle demande à être complétée dans chaque cas par la lecture de ce qui se rapporte à la lésion. Nous rappelons que les chiffres que nous donnons doivent être augmentés d'un quart environ si le sujet est âgé de plus de soixante ans; que pour les lésions des membres supérieurs, les chiffres donnés se rapportent au côté droit, pour le côté gauche, il faut diminuer le chiffre de un dixième environ; enfin, que toute infirmité ou maladie incurable, qui n'entraîne pas une I. P. P. de plus de 50 %, ne comporte pas l'invalidité, si l'on accepte notre manière d'envisager cette question.

Acuité visuelle (Voir Œil).		
Achondroplastie.	33 à	66 %
Anévrysme aortique.	75 à	100
Angine de poitrine.	75 à	100
Anus contre nature (*sans cancer*).	40 à	66
Arcade palmaire (Rétraction totale de l').	50 à	66
Arriération intellectuelle.	20 à	50
Arthrite vertébrale.	40 à	66
Asthme avec catarrhe bronchique permanent.	33 à	66
Ataxie.		100
Athétose double.	66 à	100
Atrophie musculaire progressive.	50 à	100

Avant-bras (Perte de l') . . . .   50 à   66 %

Bassin (Lésion du bassin nécessitant le port
  de béquilles ou d'un appareil orthopédique)   50 à   80
Brachiale (Paralysie totale) . . . .   50 à   70
Brachiale (Paralysie partielle) . . . .   20 à   50
Bronchite chronique avec emphysème . . .   33 à   66

Cachexie quelconque.   100
Cancer quelconque.   100
Cataracte unilatérale (*opérée ou non*). . . .   20 à   33
Cataracte double (selon l'acuité visuelle res-
  tante) [Voir *Œil*] . . . .   »
Cirrhoses du foie.   100
Chorées chroniques. . . . .   66 à 100
Côtes (Fracture de côtes avec gêne respira-
  toire). . . . .   20 à   30
Coude (Raideur ou ankylose incomplète). .   10 à   33
Coude (Ankylose en flexion) . . . .   35 à   40
Coude (Ankylose en extension) . . . . . .   40 à   50
Coxalgie consolidée (*selon le raccourcissement
  et l'atrophie*) . . . .   33 à   75
Coxalgie avec fistules   100
Cubital (Paralysie du) . . . .   45 à   55
Cystite ancienne. . . . .   30 à   50

Dégénérescence amyloïde   100
Dilatation du cœur . . . .   75 à 100
Diplopie . . . .   30 à   40
Doigts (Perte d'*un* des trois derniers) . . .   8 à   12
Doigts (Perte ensemble des trois derniers). .   22 à   35
Doigts (Perte ensemble des quatre derniers).   40 à   50

Endocardite chronique compensée . . . . .   10 à   50
Endocardite chronique non compensée (*selon
  les troubles*). . . . .   50 à 100
Épaule (raideur ou ankylose incomplète). .   10 à   33
Épaule (ankylose complète). . . . .   40 à   55
Épilepsie (*selon la fréquence des crises*) . . .   33 à 100
Éventration simple. . . . .   10 à   20
Éventration avec enteroptose. . . . .   33 à   50
Exostose sous-unguéale . . . .   10 à   20

Fémur (fracture du col)   100

Fibrome utérin inopérable . . . .   33 à 66 %
Fistule biliaire cutanée. . . . .   50 à 100
Fistule stercorale. . . . .   40 à 66
Fistule uréthro-cutanée. . . . .   10 à 25

Genou (Raideur ou ankylose incomplète du).   10 à 30
Genou (Ankylose complète rectiligne du). .   33 à 45
Genou (Ankylose à angle droit du). . . . .   50 à 60
Genou ballant maintenu par un appareil . .   40 à 50
Genu valgum . . . .   40 à 66
Gibbosité (bosse) volumineuse. . . . . . .   33 à 50

Hanche (Ankylose complète de la). . . . .   33 à 50
Hanche (Luxation congénitale simple ou dou-
    ble, *appuyée* de la). . . . .   20 à 30
Hanche (luxation *ballante* de la hanche avec
    appareil ou béquilles) . . . .   66 à 80
Hémianopsie. . . . .   40 à 50
Hémiparésie. . . . .   50 à 100
Hémiplégie   100
Hémorroïdes. . . . .   10 à 25
Hernie simple . . . .   10 à 15
Hernie double. . . . .   15 à 20
Hernie scrotale volumineuse ou hernie dou-
    loureuse. . . . .   33 à 50
Hydrocèle vaginale. . . . .   10 à 20
Hypertrophie de la prostate (*selon les troubles*)   18 à 50
Hysterectomie. . . . .   15 à 25

Idiotie   100
Imbécillité . . . .   66 à 100
Incontinence d'urine . . . .   33 à 66
Index (Perte de l'). . . . .   10 à 15

Jambe (Perte d'une). . . . .   50 à 66
Jambe (Raccourcissement de moins de 5 cen-
    timètres et atrophie légère). . . . . . .   15 à 25
Jambe (Raccourcissement de plus de 5 cen-
    timètres ou déformation importante et
    atrophie musculaire) . . . .   33 à 50

Laparotomie ancienne . . . .   10 à 20
Lichen plan incurable . . . .   15 à 25

Main-botte unilatérale	33 à	50 %
Main-botte bilatérale.	66 à	90
Main (Perte de la).	50 à	66
Maladie de Duplay.	40 à	60
Maladie de Little		100
Mal de Bright (*selon la période*)	50 à	100
Mal de Pott avec abcès ou paraplégie		100
Médian (Paralysie du)	33 à	40
Membre inférieur (Perte d'un).	50 à	70
Membre supérieur droit (Perte du)	50 à	70
Membre supérieur gauche (Perte du).	50 à	60
Métrite chronique	20 à	40
Myopathies primitives	66 à	100
Nanisme	33 à	66
Néphrectomie	10 à	20
Néphrite chronique avec insuffisance rénale.	50 à	100
Œil (Perte d'un).	20 à	33
— (Perte des deux yeux).		100
— (Perte d'un œil et diminution de l'acuité de l'autre à 0,3).	50 à	70
Œil (Diminution de l'acuité visuelle des deux yeux à 0,3)	45 à	60
Orteil en marteau.	10 à	20
Orteil (Perte du gros)	8 à	10
Ovaire (Kyste de l').	10 à	20
Paralysie agitante (*selon la période*)	50 à	100
Paralysie générale (selon la période)	33 à	100
Paraplégie.		100
Phlébite chronique ancienne	33 à	66
Pied (Perte d'un)	40 à	50
Pied-bot congénital simple	20 à	25
Pied-bot congénital double	30 à	40
Pied-bot paralytique ballant simple	33 à	50
Pied-bot paralytique ballant double	66 à	75
Poignet (Ankylose complète du).	25 à	33
Pouce (Perte du)	20 à	25
Pouce et index (Perte ensemble du)	33 à	40
Pouce, index et médius (Perte ensemble du).	40 à	50
Prolapsus utérin (*selon le degré*)	10 à	40
Presbyopie (*corrigée par des verres*).	10 à	15
Paralysie radiale unilatérale	45 à	55

Paralysie radiale bilatérale. . . . .   75 à 90 %

Rein mobile simple . . . .   15 à 30

Sclérose en plaques   100
Spondylose rhizomélique . . . .   66 à 75
Surdité d'une oreille . . . .   15 à 25
Surdité complète. . . . .   40 à 66
Symphyséotomie. . . . .   10 à 15
Syringomyélie . . . .   66 à 100

Tabès (*selon la période*). . . . .   50 à 100
Tibio-tarsienne unilatérale (Ankylose) . .   20 à 33
Tuberculose pulmonaire (*selon la période*). .   33 à 100
Tumeurs cérébrales.   100

Ulcère de l'estomac . . . .   45 à 75
Ulcère variqueux, ancien ou étendu . . . .   33 à 55
Utérus (Déviation de l') . . . .   20 à 40

Varices énormes d'une jambe. . . . .   20 à 33
Varices énormes des deux jambes . . . . .   40 à 55
Varicocèle. . . . .   8 à 12
Vertébrale (Déviation très accentuée de la
    colonne) . . . .   40 à 66

TABLE DES MATIERES

CHAPITRE I

PROTECTION DES ENFANTS DU PREMIER AGE

Pages

CHAPITRE II

CONSULTATIONS DE NOURRISSONS

CHAPITRE III

ENFANTS ASSISTÉS

CHAPITRE IV

VACCINATIONS ET REVACCINATIONS PUBLIQUES

CHAPITRE V

INSPECTION MÉDICALE DES ÉCOLES

CHAPITRE VI

TRAVAIL DES ENFANTS DANS L'INDUSTRIE

CHAPITRE VII

ASSISTANCE OBLIGATOIRE AUX VIEILLARDS, AUX INFIRMES ET AUX INCURABLES

Nancy, imprimerie Berger-Levrault